神经外科
临床必备与护理

李　剑　韩惠青　景海忠　王志强　主编

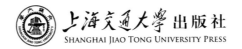
上海交通大学出版社
SHANGHAI JIAO TONG UNIVERSITY PRESS

内容提要

本书首先简要介绍了神经外科疾病的常见症状，警示读者神经外科疾病所表现的症状具有广泛性与相似性；然后较为详细地叙述了颅脑损伤、脑血管疾病、脊髓疾病和功能性神经疾病的外科诊疗方案；最后阐述了神经外科患者的护理。本书内容丰富，语言简洁，兼具科学性与专业性，适合广大神经外科医师与护士阅读使用。

图书在版编目（CIP）数据

神经外科临床必备与护理 / 李剑等主编. --上海 ：
上海交通大学出版社，2022.8
ISBN 978-7-313-26500-5

Ⅰ．①神… Ⅱ．①李… Ⅲ．①神经外科学－诊疗②神经外科学－护理 Ⅳ．①R651②R473.6

中国版本图书馆CIP数据核字（2022）第139944号

神经外科临床必备与护理
SHENJING WAIKE LINCHUANG BIBEI YU HULI

主　　编：李　剑　韩惠青　景海忠　王志强
出版发行：上海交通大学出版社　　　　　　　地　　　址：上海市番禺路951号
邮政编码：200030　　　　　　　　　　　　　电　　　话：021-64071208
印　　制：广东虎彩云印刷有限公司
开　　本：710mm×1000mm 1/16　　　　　经　　　销：全国新华书店
字　　数：224千字　　　　　　　　　　　　印　　　张：12.75
版　　次：2023年1月第1版　　　　　　　　　插　　　页：2
书　　号：ISBN 978-7-313-26500-5　　　　印　　　次：2023年1月第1次印刷
定　　价：198.00元

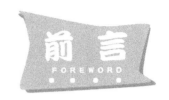

前言
FOREWORD

当今，随着社会老龄化，神经系统疾病已经成为导致人类死亡和残疾的主要原因之一。然而，由于目前研究水平和认识水平的限制，许多神经系统疾病的病因和确切的发病机制还不清楚，这极大地影响了诊断和治疗。加之，神经系统和肌肉组织的解剖构造都非常复杂，不同部位病变所表现的症状不同，如果病灶同时累及几个部位，临床症状就会互相重叠，给临床诊断和分析带来很大困难。因此，作为神经病学分支之一的神经外科学，还有许多问题和难点需要努力去解决，我们仍然任重而道远。

神经外科学的总体任务是：发展神经外科学，提高对疾病的认识水平，及时对疾病进行合理的诊断，同时尽可能针对病因进行合理的治疗与护理，提高治愈率，降低病死率和致残率。所以，临床神经外科的医护人员在学习方法上要注意结合神经系统的解剖、生理和病理，联系症状学和临床实际，学会使用整体观点综合分析问题；在临床实践中要仔细采集病史、选择合适的辅助检查、熟练运用神经外科诊疗与护理技术。由此，我们编写了《神经外科临床必备与护理》一书，希望能够提高广大神经外科医务工作者对神经外科疾病的诊疗与护理水平，更好地保障人们的身体健康。

本书从专业的角度对神经外科疾病诊疗与护理的知识进行了系统、条理的讲解。首先，简要介绍了神经外科疾病的常见症状，提示读者神经外科疾病所表现的症状具有广泛性与相似性；然后，较为详细地叙述了颅脑损伤、脑血管疾病、脊髓疾病和功能性神经疾病的外科诊疗方案，帮助读者形成完善的诊疗思路;最后,阐述了神经外科患者的护理,体现了诊治与护理并重的疾病治疗理念。本书内容丰富,讲解通俗易懂,适合广大神经外科医师与护士阅读使用。

　　由于我们编写时间仓促,学识水平及经验有限,且神经外科的诊疗技术也在不断地更新,书中难免出现疏漏甚至谬误,敬请使用本书的读者积极指正,以便日后及时修订。

《神经外科临床必备与护理》编委会

2021 年 10 月

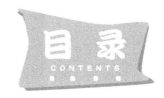

目 录
CONTENTS

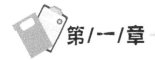

第一章

神经外科疾病的常见症状

第一节 头 痛

头痛一般是指眉以上至枕下部的头颅上半部的疼痛。大多数头痛是由头颅的疼痛感受器受到某种致痛因素(物理性或化学性)刺激,形成异常神经冲动,经痛觉传导通路传递到人脑皮质而产生痛觉。头部的致痛结构:颅外的有头皮、肌肉、帽状腱膜、骨膜、血管及末梢神经,其中以动脉、肌肉、末梢神经最敏感;颅内的有血管、硬脑膜、脑神经和 $C_1 \sim C_3$ 脊神经分支。

一、常见原因

(一)原发性头痛

偏头痛、丛集性头痛、紧张型头痛。

(二)继发性头痛

1.颅腔内疾病

(1)炎症性疾病:脑膜炎、脑炎、脑脓肿、蛛网膜炎。

(2)占位性病变:颅内肿瘤、寄生虫性囊肿及肉芽肿。

(3)脑血管疾病:脑血管意外、高血压脑病、动脉瘤、静脉窦血栓形成。

(4)头颅外伤:脑震荡、脑挫裂伤、硬脑膜外及硬脑膜内出血、脑震荡后综合征。

(5)颅内低压性头痛。

(6)头痛性癫痫、癫痫后头痛。

2.颅腔邻近结构的病变

(1)骨膜炎、骨髓炎。

（2）三叉神经、舌咽神经、枕大神经、枕小神经。

（3）青光眼、鼻咽癌、中耳炎及内耳炎、牙髓炎。

（4）颈椎病。

（5）颞动脉炎。

3.全身及躯体某些系统疾病

（1）传染病：流行性感冒、伤寒、肺炎、疟疾等。

（2）中毒：一氧化碳、乙醇、颠茄、鸦片、铅、汞等。

（3）内脏疾病：尿毒症、糖尿病、痛风、心脏病、肺气肿、高血压、贫血、更年期综合征、甲状腺功能亢进。

4.精神性因素

抑郁症、神经症。

二、诊断

头痛是临床上最常见的一种症状，涉及头痛的疾病很多，其病因及发病机制非常复杂。经详细收集病史资料，进行必要的检查，加以客观分析，大多数可获明确的诊断。

（一）病史

详细了解头痛发生的诱因和形式、部位、性质及伴随症状，可为进一步检查提供线索，有助于诊断。询问病史时必须注意下列几方面。

1.头痛的部位

由于病变刺激不同的神经而形成疼痛部位的差异。颅外组织的疼痛一般是局限性的，多在受刺激处或其神经支配的区域。颅内幕上敏感结构所致的疼痛由三叉神经传导，常出现在额、颞、顶区；幕下结构所致的疼痛由舌咽、迷走神经及 $C_1 \sim C_3$ 脊神经传导，出现于枕部、上颈部、耳部和咽喉部。

2.头痛的时间

各种原因头痛的发作时间各不相同。突然发生，持续时间极短，多为功能性疾病，神经痛可短至数秒或数十秒，频繁发作；偏头痛常持续数小时或 1～2 天；慢性持续性头痛以器质性病变多见，如头部邻近器官（眼、鼻、耳）的疾病，可持续多日；而持续性进行性头痛，则可见于颅内高压、占位性病变；但神经症的头痛可长年不断，波动性较大，随着情绪或体内外因素的变化而变化；早晨头痛加剧者，主要是颅内压增高所致，但也可见于炎性分泌物蓄积的额窦炎或筛窦炎；丛集性头痛多在每天睡眠中发生。

3.头痛的性质

一般不同原因的头痛各有特性。如电击样或刀割样的放射性疼痛多为神经痛;搏动性跳痛常见于血管性头痛,尤以偏头痛最为典型;眼、耳、鼻疾病所伴发者,大多数是胀痛或钝痛;抑郁症、神经症则是隐隐作痛,时轻时重。

4.头痛的程度

头痛严重程度不能直接反映病变的严重程度,但可受病变部位、对痛觉敏感结构的侵害情况、个体反应等因素的影响。通常剧烈头痛见于神经痛、偏头痛、脑膜炎、蛛网膜下腔出血等;中等度头痛主要出现于占位性病变;轻度头痛可见于神经症及某些邻近器官(耳、眼、鼻)病变。

5.头痛发生的速度及影响因素

急性突发性头痛多为脑出血、蛛网膜下腔出血等;亚急性发生的头痛可见于颅内感染;缓慢发生的头痛见于紧张型头痛;而呈进行性加重者,多为颅内占位性病变;反复发作的头痛多为血管性头痛。咳嗽、用力或头部转动时,常因颅内压增高而使头痛加剧;直立位可使紧张型头痛、低颅压性头痛等加重,而使丛集性头痛减轻;压迫颞、额部动脉或颈总动脉可使血管性头痛减轻。

6.伴随症状

头痛时伴恶心、呕吐、面色苍白、出汗、心悸等自主神经症状,主要见于偏头痛;头痛伴进行性加剧的恶心、呕吐,常为颅内高压的征兆;体位变化时出现头痛加重或意识障碍,见于脑室内肿瘤、后颅窝或高颈段病变;头痛发作时伴有视力障碍、复视,多为偏头痛;头痛伴眼底视盘水肿或出血,常为颅内高压症或高血压性脑病;头痛伴明显眩晕,多见于后颅窝病变;在头痛早期出现精神症状,如淡漠或欣快,可能为额叶病变。

7.其他病史

必须注意全身其他系统器官的病史,尚应该了解清楚家族史、用药史、外伤史、手术史、月经情况及烟酒嗜好等情况。

(二)体征

可以引起头痛的疾病甚多,临床检查比较复杂,通常必须包括下列几方面。

1.内科检查

许多内脏器官或系统的疾病可发生头痛,除了测量体温、血压、呼吸等一般项目外,应按系统详细检查。如高血压、感染性疾病的发热、中暑、缺氧(如一氧化碳中毒)、慢性肺部疾病的高碳酸血症、严重贫血或红细胞增多症等,均可因脑血流量增加而导致头痛;而内源性和外源性毒素作用、大量饮酒,则可因脑血管扩张而出现头痛。

2.五官检查

头部邻近器官的疾病也是引起头痛常见的原因,因此,对头痛患者应仔细检查五官的情况,以便及时查出有关的疾病。如在眼部的视神经炎、儿童的屈光不正、青光眼、眼部表浅炎症(结膜炎、角膜炎、睑板腺炎、泪囊炎等)及眶部组织的炎症;在耳鼻喉方面有鼻炎、鼻旁窦炎、咽炎、中耳炎或鼻咽部肿瘤;另外,颞颌关节病及严重的牙病也可反射性引起头痛。

3.神经系统检查

颅内许多疾病均可引起头痛,故全面的神经系统检查是非常重要的,必须逐项进行,其中头颈部及颅神经尤应仔细检查。通过对阳性体征的综合分析,大多可推断病变的部位,如颅内占位性病变、急性脑血管病、脑或脑膜的炎症等。

4.精神检查

有不少精神科疾病可伴有头痛。神经症是最常见的,头痛部位多变,疼痛的程度与心境的好坏密切相关;隐匿性抑郁症的情绪症状可被躯体症状所掩盖,常呈一些包括头痛在内的全身不典型的疼痛,有些患者拒绝探讨心理和情绪的问题,仅以头痛为唯一主诉。因此,在排除了器质性病变后还应考虑到某些精神因素,需经过仔细的精神检查才能发现其原因。

(三)辅助检查

为了彻底查明引起头痛的原因,必须进行有关的辅助检查,但应根据患者的具体情况和客观条件来选择性地应用。

1.颅脑方面

为排除或明确颅内病变,通常根据病情和医疗单位的条件来选择相应的检查,如颅脑X线摄片(包括颅底、内听道)、脑电图、经颅多普勒超声检查、脑血管造影、放射性核素脑扫描、计算机体层成像(computed tomography,CT)或磁共振成像检查等。必须指出,脑脊液检查对确定颅内炎症和出血(特别是蛛网膜下腔出血)有重要价值。但若怀疑肿瘤等占位性病变,特别是后颅窝的占位性病变,务必谨慎从事,防止导致脑疝。

2.内科方面

依据临床表现及体格检查所提供的线索,根据需要选择必要的检查,如血常规、尿常规、血糖、红细胞沉降率(简称血沉)、尿素氮、肝功能、血气分析、心电图及内分泌功能等检查。

3.五官方面

眼、耳、鼻、喉及口腔等专科检查可以检查出可能引起头痛的有关疾病。

三、鉴别诊断

头痛病因众多,多以病因结合发病机制来分类,诊断时首先要根据临床特点来判断。

(一)原发性头痛

1.偏头痛

青年女性多见,多有家族史,特征为突然发作性头部剧烈疼痛,可自行缓解或通过药物缓解,间歇期无症状,易复发。

(1)有先兆的偏头痛:临床较少见,多有家族史,常在青春期发病,呈周期性发作,发作过程分4期。①先兆期:在头痛发作前10~20分钟出现视觉先兆,如闪光、暗点、黑矇,少数可出现烦躁、眩晕、言语含糊、口唇或手指麻木等。②头痛前期:颅外动脉扩张引起的搏动性头痛,多位于一侧的前头部,也可为双侧或两侧交替。③头痛极期:头痛剧烈,范围可扩散,伴面色苍白、恶心、呕吐、畏光,症状持续数小时或1~2天,数天不缓解者,称偏头痛持续状态。④头痛后期:头痛渐减轻,多转为疲劳感、思睡,有时见兴奋、欣快,1~2天后消失。

(2)无先兆的偏头痛:临床最多见,先兆症状不明显,头痛程度较有先兆的偏头痛轻,持续时间较长,可持续数天。

(3)特殊类型偏头痛:临床上很少见。①基底动脉型偏头痛:常见于青年女性,与经期有密切关系,先兆症状累及脑干、小脑和枕叶,类似基底动脉缺血的表现,如视力障碍、眩晕、耳鸣、共济失调、构音障碍等,数分钟至半小时后出现枕部搏动性头痛,伴恶心、呕吐,甚至出现短暂意识障碍。②眼肌瘫痪型偏头痛:头痛以眼眶和球后部为主,头痛减轻后出现同侧眼肌瘫痪,常表现为动眼神经麻痹,数小时至数周内恢复。③偏瘫型偏头痛:头痛发作的同时或过后出现同侧或对侧肢体不同程度的瘫痪,并可持续一段时间,脑电图可见瘫痪对侧半球出现慢波。

2.丛集性头痛

丛集性头痛以青壮年男性多见,多无家族史。特征为无先兆的突然一侧头痛,起于眶周或球后,向同侧颅顶、颜面部扩散,伴同侧结膜充血、流泪、鼻塞、面红。多在夜间睡眠中突然发生,每次持续数十分钟至数小时;每天一至数次,并规律地在相同的部位和每天相同的时间出现,饮酒、精神紧张或服用血管扩张剂可诱发,丛集期持续3~6周。间隔数月或数年后再发。

3.紧张型头痛

紧张型头痛是慢性头痛中最常见的一种。主要是由于精神紧张或因特殊头位引起的头颈部肌肉的持久性收缩所致。可发生于枕部、双颞部、额顶部或全头部,有时还可扩散至颈、肩及背部,呈压迫、沉重、紧束样钝痛,颈前后屈伸可诱发,局部肌肉可有压痛和僵硬感。头痛虽然可影响日常生活,但很少因头痛而卧床不起。通常持续数天至数月,常伴紧张、焦虑、烦躁及失眠,很少有恶心、呕吐。

(二)继发性头痛

1.颅内压变动性头痛

由于颅内压改变,牵引颅内疼痛敏感结构(主要是血管)引起头痛。颅内高压性头痛大多为全头痛,在晨间和疲劳后加剧,咳嗽、喷嚏、低头、屏气用力时,促使头痛加重,幕上占位性病变常以额颞部头痛为多,幕下占位性病变以后枕部头痛为多。颅内低压性头痛常见于腰椎穿刺后,偶见于脱水、禁食、腹泻后,部分患者原因不明,为额部或枕部持续性胀痛、钝痛,直立时加剧,平卧后减轻或消失,卧床和补盐可使症状消失。

2.颅脑损伤性头痛

颅脑损伤性头痛多为受伤部位的头皮、脑膜神经受损或压迫所致,如颅骨骨折、继发性蛛网膜下腔出血、硬膜下血肿等。

3.感染引起的头痛

中枢神经系统或全身性感染性疾病均可出现头痛,多为枕部痛,后转为全头痛,性质为钝痛或搏动性,活动后加剧,下午和夜间较重,体温、血常规和病原学检查常可提供感染的证据。脑膜炎的头痛可因直立或屈颈而加剧,卧位时减轻,随炎症消退而缓解。

4.头部邻近器官组织病变的头痛

头部附近的器官病变也可引起头痛,常有扩散性疼痛,如眼部病变多在眶及额部疼痛,鼻、鼻窦及咽部所致的头痛多为额部或额颞部疼痛,严重牙痛也可扩散至同侧额颞部。

5.全身性疾病的头痛

发热、中毒、缺氧、高血压、高碳酸血症均可通过增加脑血流量,甚至扩张脑血管而引起头痛,同时具有全身各系统功能障碍的征象。常为持续性全头部搏动性疼痛,早晨较重,低头或屏气用力时加剧。

6.脑血管病变导致的头痛

脑血管病变导致的头痛见于脑出血、颅内动脉瘤、脑动脉炎、脑动脉粥样硬化、脑血管畸形,可伴有相应的定位体征。颞动脉炎常呈持续性和搏动性颞部疼痛,平卧位时加剧,常有视力损害,颞动脉明显扩张、隆起、压痛。

7.精神性头痛

神经症、抑郁症等,经常出现头痛,部位不定,性质多样,呈钝痛、胀痛,易受环境和情绪的影响,持续数周甚至数年,常伴记忆力、注意力及睡眠等精神方面的症状。

四、辨证论治

(一)风寒头痛

主证:头痛时作,痛连项背,恶风畏寒,遇风尤剧、常喜裹头,口不渴、苔薄白、脉浮。

治则:疏风散寒。

方药:川芎茶调散——川芎、荆芥、薄荷、羌活、细辛、白芷、防风、甘草。兼有寒邪侵犯厥阴,用吴茱萸汤去人参、大枣,加姜半夏、藁本、川芎等。

(二)风热头痛

主证:头痛面胀,甚则头痛如裂,发热恶风,面红目赤,口渴欲饮,便秘溲黄,舌质红苔黄,脉数。

治则:疏风清热。

方药:芎芷石膏汤——川芎、白芷、石膏、菊花、藁本、羌活。兼有热盛者加黄芩、薄荷、山栀;热盛伤津者加知母、石斛、天花粉;大便秘结、口鼻生疮者合用黄连上清丸加大黄、芒硝。

(三)风湿头痛

主证:头痛如裹,肢体困重,纳呆胸闷,小溲不利,大便或溏,苔白腻,脉濡。

治则:祛风胜湿。

方药:羌活胜湿汤——羌活、独活、川芎、蔓荆子、防风、甘草。若湿重纳呆,胸闷便溏者加苍术、厚朴、枳壳、陈皮。若恶心、呕吐,加半夏、生姜。头痛发于夏季,暑湿内侵,身热汗出,口渴胸闷者可用黄连香薷饮去扁豆加藿香、佩兰、蔓荆子、荷叶、竹茹、知母等。

(四)肝阳头痛

主证:头痛而眩,心烦易怒,夜眠不宁或兼胁痛,面红目赤,口苦舌红,苔薄黄,脉弦有力。

治则:平肝潜阳。

方药:天麻钩藤饮——天麻、钩藤、石决明、川牛膝、桑寄生、杜仲、山栀、黄芩、益母草、朱茯神、夜交藤。若肝肾阴虚加生地、何首乌、女贞子、枸杞子、旱莲草、石斛。肝火偏旺加龙胆草、山栀、夏枯草。

(五)肾虚头痛

主证:头痛且空,眩晕,腰痛酸软,神疲乏力,遗精带下,耳鸣,舌红少苔,脉细无力。

治则:养阴补肾。

方药:大补元煎——人参、炒山药、熟地、龟板、猪脊髓。兼有外感寒邪可用麻黄附子细辛汤。

(六)血虚头痛

主证:头痛头晕,心悸不宁,神疲乏力,面色苍白,舌淡苔薄白,脉细弱。

治则:滋阴养血。

方药:加味四物汤——当归、白芍、川芎、蔓荆子、菊花、黄芩、甘草。气虚明显者加黄芪、白术。肝血不足、肝阳上亢者加钩藤、石决明、牡蛎、女贞子。

(七)痰浊头痛

主证:头痛昏蒙,胸脘满闷,呕吐痰涎,舌苔白腻,脉滑或弦滑。

治则:化痰降逆。

方药:半夏白术天麻汤——半夏、白术、天麻、陈皮、茯苓、甘草、生姜、大枣。痰湿久郁化热去白术加黄芩、竹茹、枳实。

(八)淤血头痛

主证:头痛经久不愈,痛处固定不移,痛如椎刺,或有头部外伤史,舌质紫,脉细或细涩。

治则:活血化瘀。

方药:通窍活血汤——赤芍药、川芎、桃仁、麝香、老葱、鲜姜、大枣、酒。兼有寒邪加细辛、桂枝,以温经通络散寒。

五、其他疗法

(1)夏枯草30 g,水煎服,或用菊花6~10 g,决明子10 g,开水冲泡,每天代茶常饮,适用于肝阳上亢之头痛。

(2)川芎、蔓荆子各 10 g,水煎服,适用风邪上犯的头痛。

(3)制川草乌各 10 g,白芷、僵蚕各 6 g,生甘草 9 g,研细末,分成 6 包,每天 1 包,分 3 次用绿茶送服,适用于顽固性风寒头痛。

(4)全蝎、地龙、甘草各等分,研末,每次服 3 g,每天 3 次,适用于顽固性头痛。

(5)白凤仙一株捣烂,火酒浸,露七夕,去渣,饮酒,治寒湿性头痛。

(6)山羊角 15～30 g(锉成细末,先煎),白菊花 12 g,川芎 6 g,水煎服,治偏头痛。

(7)白附子 3 g,葱白 15 g,白附子研细末,与葱白捣成泥状,取如黄豆大1 粒,在纸上堆成小圆形,贴在痛侧太阳穴处,1 小时左右取下,治偏正头痛。

(8)蓖麻同乳香、食盐捣碎,贴在太阳穴上治气郁头痛。

(9)鹅不食草 30 g,白芷 15 g,冰片 1.5 g,共研细末备用,发作时用棉球蘸药粉少许塞鼻孔,适用于偏头痛。

(10)针灸:近取印堂、攒竹;远取合谷、内庭治前额痛;近取太阳、悬颅,远取外关、足临泣治侧头痛;近取天柱,远取后溪、申脉治后头痛;近取百会,远取太冲、内关、涌泉,治头顶痛;取风池、百会、太冲治肝阳头痛;取百会、气海、肝俞、脾俞、肾俞、合谷、足三里治气血不足之头痛。

(11)穴位注射法。①取穴:风池或压痛点。②方法:采用普鲁卡因和咖啡因混合液(25％普鲁卡因 3.5 mL,咖啡因 0.5 mL)注入风池,每穴 0.5～1.0 mL,或在压痛点内注入 0.1 mL。③疗程:隔 3～5 天 1 次,5 次为 1 个疗程。本法适用于顽固性头痛。

(12)耳针法。①取穴:枕、额、颞、皮质下、脑、神门。②方法:每次取 2～3 穴,留针 20～30 分钟,间隔 5 分钟行针 1 次,或埋针 3～7 天。顽固性头痛可在耳背静脉放血。③疗程:毫针隔 1～2 天 1 次,埋针 3～7 天 1 次。5～7 次为 1 个疗程。

六、预防调护

(1)平时生活应有规律,起居有常,参加体育锻炼,增强体质,避免精神刺激,保护情志舒畅。

(2)饮食有节,宜食清淡,以免过食肥甘,损伤脾胃,聚湿生痰。痰浊中阻,清阳不展,肝阳上亢者,禁食公鸡、猪头肉、螃蟹、虾等,以免动风,使病情加重。

(3)头痛剧烈者,宜卧床休息,环境要清静,光线不要过强。

第二节 眩 晕

眩晕是临床常见症状,多为自身或周围物体沿一定方向与平面旋转,或为摇晃浮沉感,属运动性或位置性幻觉,是一种人体空间定位平衡障碍。患者自觉自身或外界物体呈旋转感或升降、直线运动、倾斜、头重脚轻感,有时主诉头晕常缺乏自身或外界物体的旋转感,仅表现为步态不稳、头重脚轻感。正常情况下,机体在空间的平衡由视觉、本体感觉及前庭迷路感觉的相互协调与配合来实现,通过视觉认识并判断周围物体的方位及其与自身的关系,深感觉了解自身的姿势、位置、运动的范围及幅度,前庭系统辨别肢体运动的方向及所处的位置,并经相关大脑皮质及皮质下结构的整合不断调整偏差,平衡人体的空间定位。

一、发生机制

人体平衡与定向功能依赖于视觉、本体觉及前庭系统,以前庭系统对躯体平衡的维持最为重要。前庭系统包括内耳迷路末梢感受器(半规管中的壶腹嵴、椭圆囊和球囊中的位觉斑)、前庭神经、脑干中的前庭诸核、小脑蚓部、内侧纵束及前庭皮质代表区(颞叶)。前庭神经起源于内耳的前庭神经节的双极细胞,其周围突分布于3个半规管的壶腹嵴、椭圆囊斑和球囊斑,中枢突组成前庭神经,与耳蜗神经一起经内听道至脑桥尾部终止于4个前庭核。一小部分纤维直接进入小脑,止于顶核及绒球小结,前庭核通过前庭小脑束与小脑联系;前庭核又发出纤维形成前庭脊髓束参与内侧纵束,与眼球运动神经核、副神经核、网状结构及脊髓前角等联系。

前庭受到刺激时可产生眩晕、眼球震颤和平衡失调等症状。前庭系统中神经递质,如乙酰胆碱、谷氨酸、去甲肾上腺素和组胺等参与了眩晕的发生与缓解。正常时,前庭感觉器在连续高强频率兴奋时释放神经动作电位,并传递至脑干前庭核。单侧的前庭病变迅速干扰了一侧紧张性电位发放率,引起左右两侧前庭向脑干的动作电位传递不平衡,导致眩晕。

眩晕的临床表现、症状的轻重及持续时间的长短与起病的快慢,单侧或双侧前庭损害,是否具备良好的前庭代偿功能等因素有关。起病急骤,自身的前庭代偿功能来不及建立,患者眩晕重,视物旋转感明显,稍后因自身调节性的前庭功能代偿,眩晕逐渐消失,故前庭周围性眩晕大多呈短暂性发作;双侧前庭功能同时损害,如耳毒性药物所致的前庭病变,两侧前庭动作电位的释放在低于正常水平下基本维持平衡,通常不产生眩晕,仅表现为躯干平衡不稳和摆动幻觉,但因前庭不能通过自身调节代偿,所以症状持续较久,恢复慢。前庭核与眼球运动神经核之间有密切联系,前庭感受器受到病理性刺激时常出现眼球震颤。前庭各核通过内侧纵束、前庭脊髓束及前庭-小脑-红核-脊髓等通路,与脊髓前角细胞相连接。因此,前庭损害时可出现躯体向一侧倾倒及肢体错误定位等体征;前庭核还与脑干网状结构中的血管运动中枢、迷走神经核等连接,损害时伴有恶心、呕吐、苍白、出汗,甚至有血压、呼吸、脉搏等改变。前庭核对血供和氧供非常敏感,内听动脉供应前庭及耳蜗的血液。该动脉有两个分支:大的耳蜗支供应耳蜗和前庭迷路的下半部分;小的前庭动脉支供应前庭迷路上半部,包括水平半规管和椭圆囊。两支血管在下前庭迷路水平有吻合,但在前庭迷路的上半部则无吻合。由于前庭前动脉的血管径较小,又缺乏侧支循环,前庭迷路上半部分选择性地对缺血更敏感,故颅内血管即使因微小的改变(如狭窄或闭塞)而导致血压下降,也会影响前庭系统的功能而出现眩晕。

二、病因

根据病变部位及眩晕的性质,眩晕可分为前庭系统性眩晕及非前庭系统性眩晕。

(一)前庭系统性眩晕

前庭系统性眩晕由前庭系统病变引起。

1.周围性眩晕

周围性眩晕见于梅尼埃病、前庭神经元炎、中耳炎、迷路炎、位置性眩晕等。可有以下表现:①眩晕。突然出现,左右上下摇晃感,持续时间短(数分钟、数小时、数天),头位或体位改变时症状加重,闭目症状不能缓解。②眼球震颤是指眼球不自主有节律的反复运动,可分急跳型和摇摆型两型。急跳型是眼球先缓慢向一个方向运动至眼窝极限,即慢相;随后出现纠正这种偏移的快动作,即快相。因快相较慢相易识别,临床上以快相方向为眼球震颤方向。周围性眩晕时眼球震颤与眩晕同时并存,为水平性或水平加旋转性眼球震颤,绝无垂直性,眼球震颤幅度细小,眼球震颤快相向健侧或慢相向病灶侧。向健侧注视眼球震颤加重。③平衡障碍。站立不稳,上下左右摇晃、旋转感。④自主神经症状。伴严重恶心、呕吐、出汗和面色苍白等。⑤伴明显耳鸣、听力下降、耳聋等症状。

2.中枢性眩晕

因前庭神经颅内段、前庭神经核、核上纤维、内侧纵束及皮质和小脑的前庭代表区病变所致,多见于椎-基底动脉供血不足、小脑、脑干及第四脑室肿瘤、颅高压、听神经瘤和癫痫等。表现如下:①持续时间长(数周、数月甚或数年),程度较周围性眩晕轻,常为旋转或向一侧运动感,闭目后症状减轻,与头位或体位变化无关。②眼球震颤。粗大,持续存在,与眩晕程度不一致,眼球震颤快相向健侧(小脑病变例外)。③平衡障碍。站立不稳,摇晃,运动感。④自主神经症状。不明显,可伴有恶心、呕吐。⑤无耳鸣,听力减退、耳聋等症状,但有神经系统体征。

(二)非前庭系统性眩晕

非前庭系统性眩晕由前庭系统以外的全身系统疾病引起,可产生头晕、眼花或站立不稳,无眩晕、眼球震颤,不伴恶心、呕吐。常由眼部疾病、贫血、心功能不全、感染、中毒及神经功能失调导致。因视觉病变(屈光不正、眼肌麻痹等)导致的假性眼球震颤:眼球水平来回摆动、节律不整、持续时间长,很少伴恶心、呕吐。深感觉障碍引起的是姿势感觉性眩晕,有深感觉障碍及闭目难立征阳性。

三、诊断

(一)询问病史

仔细询问病史,了解眩晕发作的特点、眩晕的程度,以及持续的时间、发作时伴随的症状、有无诱发因素、有无耳毒性药物及中耳感染等相关病史,应鉴别真性或假性眩晕及周围性或中枢性眩晕(表1-1)等。

表 1-1　周围性眩晕与中枢性眩晕的鉴别要点

鉴别要点	周围性眩晕	中枢性眩晕
1.起病	多较快,可突然发作	较缓慢,逐渐加重
2.性质	真性眩晕,有明显的运动错觉(中毒及双侧神经则以平衡失调为主)	可呈头晕,平衡失调,阵发性步态不稳
3.持续时间	多较短(中毒及炎症除外)数秒(位置性眩晕)至数小时(梅尼埃病一般20分钟至数小时)	多持续较长(轻度椎-基底动脉供血不足也可呈短暂眩晕)
4.消退	逐渐减轻,消退	多持续不退,逐渐加重
5.间歇(缓解期)	梅尼埃病有间歇期,间歇期无眩晕或头晕,中毒及炎症无间歇期	无间歇期,但可持续轻重,阵发性加重或突然步态歪斜
6.听力症状	可伴耳鸣、耳堵及听力下降,梅尼埃病早期呈波动性听力下降	桥小脑角占位病变可有耳鸣及听力逐渐下降,以高频为重也可呈听力突降,其他中枢性眩晕也可无听力症状

鉴别要点	周围性眩晕	中枢性眩晕
7.自主神经性症状	眩晕严重时伴冷汗、面色苍白、唾液增多、恶心、呕吐、大便次数增多(迷走神经症状及体征)	可无自主神经性症状
8.自发性眼球震颤	在眩晕高潮时出现,水平型或旋转型,有快慢相之分,方向固定,持续时间不长	如伴眼球震颤,可持续较长时间,可出现各种类型眼球震颤,如垂直型、翘板型等,可无快慢相之分,方向不固定,可出现凝视性眼球震颤
9.眼球震颤电图	无过冲或欠冲现象,固视抑制正常,视动性眼球震颤(OKN)正常,诱发眼球震颤方向及类型有规律可循,可出现前庭重振现象	可出现过冲或欠冲现象,固视抑制失败,可出现错型或错向眼球震颤,可出现凝视性眼球震颤
10.其他中枢神经系统	无其他中枢神经系统症状和体征,无意识丧失	可同时伴有展神经、三叉神经、面神经症状与体征,可伴意识丧失
11.周围其他情况	梅尼埃病患者血压可偏低,脉压小	可有高血压、心血管疾病、贫血等

(二)体格检查

对神经系统进行详细检查,尤其应注意有无眼球震颤,眼球震颤的方向、性质和持续时间,是自发性或诱发性。伴有眼球震颤多考虑前庭、迷路和小脑部位的病变;检查眼底有无视盘水肿、有无听力减退和共济失调等。注意血压、心脏等情况。

(三)辅助检查

疑有听神经瘤应做内听道摄片,颈源性眩晕摄颈椎片,颅内占位性病变、脑血管病变选择性行头颅 CT 或磁共振成像(magnetic resonance imaging,MRI)检查,任何不能用周围前庭病变解释的位置性眩晕和眼球震颤均应考虑中枢性病变,应行颅后窝 MRI 检查,还应做前庭功能、脑干听觉诱发电位检查及贫血、低血糖、内分泌紊乱等相关检验。

四、治疗

眩晕是一大综合征,包括许多疾病,但患者一般发病较急,需要立即果断处理,以减轻症状。

(一)临时一般处理

(1)应立刻卧床,给予止晕、止吐。常用药物东莨菪碱 0.3 mg 或山莨菪碱

10 mg肌内注射。地西泮可减轻患者眩晕、紧张、焦虑。口服地芬尼多或茶苯海明等抗组胺药,控制眩晕。

(2)输液,纠正水、电解质失衡。

(3)脱水:适用用于颅内压增高、梅尼埃病、内分泌障碍而致水潴留等引起的眩晕,如20%甘露醇静脉滴注,呋塞米 20 mg静脉注射或口服。

(4)血管扩张药:用于脑血管供血不足引起的眩晕,如盐酸培他定 500 mL静脉滴注,5%碳酸氢钠250 mL静脉滴注。对锁骨下盗血综合征,禁用血管扩张药和降压药,以免"盗血"加重。

(5)肾上腺皮质激素:适用于梅尼埃病、颅内压增高、脱髓鞘疾病等。

(二)病因治疗

积极寻找原发病,如为中耳炎引起,可进行抗感染或耳科手术治疗;由颅内占位引起,应尽快手术,解除压迫;由颈椎病引起,经对症处理效果不好,可考虑颈椎牵引或手术。

第三节 昏 迷

一、诊断思路

昏迷是脑功能衰竭的突出表现,是各种病因引起的觉醒状态与意识内容及身体运动均完全丧失的一种极严重的意识障碍,对剧烈的疼痛刺激也不能觉醒。

意识是自己处于觉醒状态,并能认识自己与周围环境。人的意识活动包括"觉醒状态"与"意识内容"两个不同但又相互有关的组成部分。前者是指人脑的一种生理过程,即与睡眠呈周期性交替的清醒状态,属皮质下激活系统的功能;后者是指人的知觉、思维、情绪、记忆、意志活动等心理过程(精神活动),还有通过言语、听觉、视觉、技巧性运动及复杂反应与外界环境保持联系的机敏力,属大脑皮质的功能。意识正常状态即意识清醒,表现为对自身与周围环境有正确理解,对内外环境的刺激有正确反应,对问话的注意力、理解程度及定向力和计算力都是正常的。意识障碍就是意识由清醒状态向昏迷转化,是指觉醒水平、知觉、注意、定向、思维、判断、理解、记忆等许多心理活动一时性或持续性的障碍。尽管痴呆、冷漠、遗忘、失语等,都是意识内容减退的表现,但只要在其他行为功能还能做出充分和适当的反应,就应该认为意识还是存在的。

按照生理学与心理学基础可将意识障碍分为觉醒障碍和意识内容障碍两大类。根据检查时刺激的强度和患者的反应,可将觉醒障碍区分为以下5级:①嗜睡。主要表现为病理性睡眠过深,患者意识存在,对刺激有反应,瞳孔、角膜、吞咽反射存在,唤醒后可正确回答问题,但随即入睡,合作欠佳。②昏睡或朦胧。这是一种比嗜睡深而又较昏迷稍浅的意识障碍。昏睡时觉醒水平、意识内容及随意运动均减至最低限度。患者不能自动醒转,在持续强烈刺激下能睁眼、呻吟、躲避,意识未完全丧失,对刺激反应时间持续很短,浅反射存在,可回答简单问题,但常不正确。③浅昏迷。仅对剧痛刺激(如压迫眶上神经)稍有防御性反应,呼之偶应,但不能回答问题,深浅反射存在(如吞咽、咳嗽、角膜和瞳孔光反射)。呼吸、血压、脉搏一般无明显改变。④中度昏迷。对强烈刺激可有反应,浅反射消失,深反射减退或亢进,瞳孔光反射迟钝,眼球无转动,呼吸、血压、脉搏已有明显改变,常有尿失禁。⑤深昏迷。对一切刺激均无反应,瞳孔光反射迟钝或消失,四肢张力消失或极度增高,并有尿潴留,呼吸不规则,血压下降。

意识内容障碍常见于以下3种:①意识混浊。包括觉醒与认识两方面的障碍,为早期觉醒功能低下,并有认识障碍、心烦意乱、思考力下降、记忆力减退等。表现为注意力涣散,感觉迟钝,对刺激的反应不及时,不确切,定向不全。②精神错乱。患者对周围环境的接触程度障碍,认识自己的能力减退,思维、记忆、理解与判断力均减退,言语不连贯并错乱,定向力亦减退。常有胡言乱语、兴奋躁动。③谵妄状态。表现为意识内容清晰度降低,伴有睡眠-觉醒周期紊乱和精神运动性行为。除了上述精神错乱以外,尚有明显的幻觉、错觉和妄想。幻觉以视幻觉最为常见,其次为听幻觉。幻觉的内容极为鲜明、生动和逼真,常具有恐怖性质。因而,患者表情恐惧,发生躲避、逃跑或攻击行为,以及运动兴奋等。患者言语可以增多,不连贯或不易理解,有时则大喊大叫。谵妄或精神错乱状态多在晚间加重,也可具有波动性,发作时意识障碍明显,间歇期可完全清楚,但通常随病情变化而变化,持续时间可数小时、数天甚至数周不等。

(一)病史和检查

任何原因所致的弥漫性大脑皮质和(或)脑干网状结构的损害或功能抑制均可造成意识障碍和昏迷。因此,对昏迷的诊断需要详细询问病史、细致而全面的体检及必要的辅助检查。

1.病史

(1)发生昏迷的时间、诱因、起病缓急、方式及其演变过程。如突然发生、进行性加剧、持续性昏迷者,常见于急性出血性脑血管病、急性感染中毒、严重颅脑损伤等;缓慢起病、逐渐加重者多为颅内占位性病变、代谢性脑病等。

(2)昏迷的伴随症状及相互间的关系。如症状首先为剧烈头痛者要考虑蛛网膜下腔出血、脑出血、脑膜炎;高热、抽搐起病者结合季节考虑流行性乙型脑炎、流行性脑脊髓膜炎;以精神症状开始应考虑脑炎、额叶肿瘤等;老年患者以眩晕起病要考虑小脑出血或椎-基底动脉的缺血。

(3)昏迷发生前有无服用药物、毒物或外伤史,既往有无类似发作,如有则应了解此次与既往发作的异同。

(4)既往有无癫痫、精神疾病、长期头痛、视力障碍、肢体运动受限、高血压,以及严重的肝、肾、肺、心脏疾病和内分泌代谢疾病等。

2.体格检查

体格检查时,应特别注意发现特异性的体征,如呼吸气味(肝臭、尿臭、烂苹果、乙醇、大蒜等)、头面部伤痕、皮肤瘀斑、出血点、蜘蛛痣、黄疸、五官流血、颈部抵抗、心脏杂音、心律失常、肺部哮鸣音、水泡音、肝大、脾大、腹水征等,以及生命体征的变化。全面的神经系统检查应偏重于神经定位体征和脑干功能的观察。

(1)神经定位体征。肢体瘫痪如为单肢瘫或偏瘫则为大脑半球病变;如为一侧脑神经麻痹(如面瘫)伴对侧偏瘫即交叉性瘫则为脑干病变。双眼球向上或向下凝视为中脑病变;眼球一上一下多为小脑病变;双眼球向偏瘫侧凝视为脑干病变,向偏瘫对侧凝视为大脑病变;双眼球浮动提示脑干功能尚存,而呈钟摆样活动提示脑干已有病变(如脑桥出血),双眼球固定则示脑干功能广泛受累;水平性或旋转性眼球震颤见于小脑或脑干病变,而垂直性眼球震颤见于脑干病变。

(2)脑干功能观察。主要观察某些重要的脑干反射及呼吸障碍类型,以判断昏迷的程度,也有助于病因诊断。双侧瞳孔散大,光反射消失,提示已累及中脑,也见于严重缺氧及颠茄、阿托品、氰化物中毒;一侧瞳孔散大,光反射消失,提示同侧中脑病变或颞叶钩回疝;双侧瞳孔缩小见于安眠药、有机磷、吗啡等中毒及尿毒症,也见于脑桥、脑室出血。垂直性头眼反射(头后仰时两眼球向下移动,头前屈时两眼球向上移动)消失提示病变已累及中脑;睫毛反射、角膜反射、水平性头眼反射(眼球偏向头转动方向的对侧)消失,提示病变已累及脑桥。吞咽反射、咳嗽反射消失,提示病变已累及延髓。呼吸障碍如潮式呼吸提示病变累及大脑深部及脑干上部,也见于严重心力衰竭;过度呼吸提示病变已累及脑桥,也见于代谢性酸中毒、低氧血症和呼吸性碱中毒;叹息样抑制性呼吸提示病变已累及延髓,也见于大剂量安眠药中毒。

(3)其他重要体征包括眼底检查、脑膜刺激征等。实验室检查与特殊检查应根据需要选择进行,但除三大常规外,对于昏迷患者,血液电解质、尿素氮、二氧化碳结合力(CO_2CP)、血糖等应列为常规检查;对病情不允许者必须先就地抢救,视病情许可后再进行检查。脑电图、头 CT 和 MRI 检查,以及脑脊液检查对昏迷的病因鉴别有重要意义。

(二)判断是否为昏迷

临床上可见到特殊类型的意识障碍,呈现意识内容活动丧失而觉醒能力尚存。患者表现为双目睁开,眼睑开闭自如,眼球无目的地活动,似乎给人一种意识清醒的感觉;但其知觉、思维、情感、记忆、意识及语言等活动均完全丧失,对自身及外界环境不能理解,对外界刺激毫无反应,不能说话,不能执行各种动作命令,肢体无自主运动,称睁眼昏迷或醒状昏迷。常见于以下 3 种情况。

1.去大脑皮质状态

去大脑皮质状态是由于大脑双侧皮质发生弥漫性的严重损害所致。特点是皮质与脑干的功能出现分离现象:大脑皮质功能丧失,对外界刺激无任何意识反应,不言不语;而脑干各部分的功能正常,患者眼睑开闭自如,常睁眼凝视(即醒状昏迷),痛觉灵敏(对疼痛刺激有痛苦表情及逃避反应),角膜与瞳孔对光反射均正常。四肢肌张力增高,双上肢常屈曲,双下肢伸直(去皮质强直),大小便失禁,还可出现吸吮反射及强握反射,甚至伴有手足徐动、震颤、舞蹈样运动等不随意运动,双侧病理征阳性。

2.无动性缄默

无动性缄默或称运动不能性缄默,是以不语、肢体无自发运动,但却有眼球运动为特征的一种特殊类型意识障碍。可由丘脑下部-前额叶的多巴胺通路受损,使双侧前额叶得不到多巴胺神经元的兴奋冲动而引起。但临床上以间脑中央部或中脑的不完全损害,使正常的大脑皮质得不到足够的脑干上行网状激活系统兴奋冲动所致者更为常见。有人把前者原因所致者称无动性缄默Ⅰ型,后者称无动性缄默Ⅱ型。主要表现为缄默不语或偶有单语小声稚答语,安静卧床,四肢运动不能,无表情活动,但有时对疼痛性刺激有躲避反应,也有睁眼若视、吞咽等反射活动,有觉醒-睡眠周期存在或过度睡眠现象。

3.持续性植物状态

严重颅脑损伤后患者长期缺乏高级精神活动的状态,能维持基本生命功能,但无任何意识心理活动。神经精神疾病所致者有几种貌似昏迷的状态。

(1)精神抑制状态:常见于强烈精神刺激后或癔症性昏睡发作,患者表现出僵卧不语,对刺激常无反应,双眼紧闭,扳开眼睑时有明显抵抗感,并见眼球向上翻动,放开后双眼迅速紧闭,瞳孔大小正常,光反射灵敏,眼脑反射和眼前庭反射正常,无病理反射,脑电图呈现觉醒反应,经适当治疗可迅速恢复正常。癔症性昏睡,多数尚有呼吸急促,也有屏气变慢,检查四肢肌张力增高,对被动活动多有抵抗,有时四肢伸直、屈曲或挣扎、乱动。常呈阵发性,多属一过性病程,在暗示治疗后可迅速恢复。

(2)闭锁综合征:是由于脑桥腹侧的双侧皮质脊髓束和支配第Ⅴ对脑神经以下的皮质延髓束受损所致。患者除尚有部分眼球运动外,呈现四肢瘫,不能说话和吞咽,表情缺乏,就像全身被闭锁,但可理解语言和动作,能以睁眼、闭眼或眼垂直运动示意,说明意识清醒,脑电图多正常。多见于脑桥腹侧的局限性小梗死或出血,亦可见于颅脑损伤、脱髓鞘疾病、肿瘤及炎症,少数为急性感染后多发性神经变性、多发性硬化等。

(3)木僵:常见于精神分裂症,也可见于癔症和反应性精神病。患者不动、不语、不食,对强烈刺激也无反应,貌似昏迷或无动性缄默,实际上能感知周围事物,并无意识障碍,多伴有蜡样弯曲和违拗症等,部分患者有发绀、流涎、体温过低和尿潴留等自主神经功能失调,脑干反射正常。

(4)发作性睡病:是一种睡眠障碍性疾病。其特点是患者在正常人不易入睡场合下,如行走、骑自行车、工作、进食、驾车等时均能出现难以控制的睡眠,其性质与生理性睡眠无异,持续数分钟至数小时,但可随时唤醒。

(5)昏厥:仅为短暂性意识丧失,一般数秒至1分钟即可完全恢复;而昏迷的持续时间更长,一般为数分钟至若干小时以上,且通常无先兆,恢复也慢。

(6)失语:完全性失语的患者,尤其是伴有四肢瘫痪时,对外界的刺激均失去反应能力,如同时伴有嗜睡,更易误诊为昏迷。但失语患者对给予声光及疼痛刺激,能睁眼,能以表情来示意其仍可理解和领悟,表明其意识存在,或可有喃喃发声,欲语不能。

(三)昏迷程度的评定

目前国内外临床多根据格拉斯哥昏迷评分(GCS)进行昏迷计分(表1-2)。

表 1-2　GCS 评分标准

项目	分值	项目	分值	项目	分值
自动睁眼	4	正确回答	5	按吩咐动作	6
呼唤睁眼	3	错误回答	4	刺痛能定位	5
刺痛睁眼	2	语无伦次	3	刺痛时躲避	4
不睁眼	1	只能发音	2	刺痛时屈曲	3
刺痛时过伸	2			不能言语	1
				肢体不动	1

1.轻型

GCS 13～15 分,意识障碍 20 分钟以内。

2.中型

GCS 9～12 分,意识障碍 20 分钟至 6 小时。

3.重型

GCS 3～8 分,意识障碍至少 6 小时以上或再次昏迷者。有人将 GCS 3～5 分定为特重型。

昏迷的判定以患者不能按吩咐动作,不能说话,不能睁眼为标准。一旦能说话或睁眼视物就是昏迷的结束。除外因醉酒、服大量镇静剂或癫痫发作后所致的昏迷。

(四)脑死亡

脑死亡又称不可逆性昏迷,是颅内结构的最严重损伤,一旦发生,即意味着生命的终止。许多国家制定出脑死亡的诊断标准,归纳起来如下:①自主呼吸停止。②深度昏迷,患者的意识完全丧失,对一切刺激全无知觉,也不引起运动反应。③脑干反射消失(眼脑反射、眼前庭反射、光反射、角膜反射和吞咽反射、瞬目和呕吐动作等均消失)。④脑生物电活动消失,脑电图(electroencephalogram,EEG)呈电静止,听觉诱发电位和各波消失。如有脑生物活动可否定脑死亡诊断,但中毒性等疾病时,EEG 可呈直线而不一定是脑死亡。上述条件经 6～12 小时观察和重复检查仍无变化,即可确立诊断。

二、病因分类

昏迷的病因诊断极其重要,通常必须依据病史、体征和神经系统检查,以及有关辅助检查,经过综合分析,做出病因诊断。

(一)确定是颅内疾病或全身性疾病

1.颅内疾病

位于颅内的原发性病变,在临床上通常先有大脑或脑干受损的定位症状和体征,较早出现意识障碍和精神症状,伴明显的颅内高压症和脑膜刺激征,提示颅内病变的有关辅助检查如头部CT、脑脊液检查等通常有阳性发现。①主要呈现局限性神经体征,如脑神经损害、肢体瘫痪、局限性抽搐、偏侧锥体束征等,常见于脑出血、梗死、脑炎、外伤、占位性病变等。②主要表现为脑膜刺激征而无局限性神经体征,最多见于脑膜炎、蛛网膜下腔出血等。

2.全身性疾病

全身性疾病又称继发性代谢性脑病。其临床特点:先有颅外器官原发病的症状和体征,以及相应的实验室检查阳性发现,然后才出现脑部受损的征象。由于脑部受损为非特异性或仅是弥散性功能障碍,临床上一般无持久和明显的局限性神经体征和脑膜刺激征,主要是多灶性神经机能缺乏的症状和体征,且大多较对称。通常先有精神异常,意识内容减少。一般是注意力减退,记忆和定向障碍,计算力和判断力降低,尚有错觉、幻觉,随病程进展,意识障碍加深。脑脊液改变不显著,头部CT等检查无特殊改变,不能发现定位病灶。常见病因有急性中毒、内分泌与代谢性疾病、感染性疾病、物理性与缺氧性损害等。

(二)根据脑膜刺激征和脑局灶体征进行鉴别

1.脑膜刺激征(十),脑局灶性体征(一)

(1)突发剧烈头痛:蛛网膜下腔出血(脑动脉瘤、脑动静脉畸形破裂等)。

(2)急性发病:以发热在先,如化脓性脑膜炎、流行性乙型脑炎和其他急性脑炎等。

(3)亚急性或慢性发病:真菌性、结核性、癌性脑膜炎。

2.脑膜刺激征(一),脑局灶性体征(十)

(1)突然起病者:如脑出血、脑梗死等。

(2)以发热为前驱症状:如脑脓肿、血栓性静脉炎、各种脑炎、急性播散性脑脊髓炎、急性出血性白质脑病等。

(3)与外伤有关:如脑挫伤、硬膜外血肿、硬膜下血肿等。

(4)缓慢起病:颅内压增高、脑肿瘤、慢性硬膜下血肿、脑寄生虫等。

3.脑膜刺激征(一),脑局灶性体征(一)

(1)有明确中毒原因:如乙醇、麻醉药、安眠药、CO中毒等。

(2)尿检异常:尿毒症、糖尿病、急性尿卟啉症等。

(3)休克状态:低血糖、心肌梗死、肺梗死、大出血等。

(4)有黄疸:肝性脑病等。

(5)有发绀:肺性脑病等。

(6)有高热:重症感染、中暑、甲状腺危象等。

(7)体温过低:休克、乙醇中毒、黏液性水肿昏迷等。

(8)头部外伤:脑挫伤等。

(9)癫痫。

根据辅助检查进一步明确鉴别。

三、急诊处理

(一)昏迷的最初处理

1.保持呼吸道通畅

窒息是昏迷患者致死的常见原因之一。通常引起缺氧窒息的原因有头部位置不当、咽气管分泌物填塞、舌后坠及各种原因引起的呼吸麻痹等。有效方法:①仰头抬颏法。食指和中指托起下颏,使下颏前移,舌根离开咽喉后壁,气道即可通畅。简单易行,效果好。②仰头抬颈法。一手置于额部使头后仰,另一手抬举后颈,打开气道。③对疑有颈部损伤者,仅托下颏,以免损伤颈髓。④如有异物,需迅速清除。⑤放置口-咽通气道。⑥气管插管或气管切开。⑦鼻导管吸氧或呼吸机辅助呼吸。

2.维持循环功能

脑血灌注不足影响脑对糖和氧等能源物质的摄取与利用,加重脑损害。因此,尽早开放静脉,建立输液通路,有利于抢救用药和提供维持生命的能量。

3.使用纳洛酮

纳洛酮是吗啡受体拮抗剂,能有效地拮抗β-内啡肽对机体产生的不利影响。应用纳洛酮可使昏迷和呼吸抑制减轻。常用剂量为每次0.4～0.8 mg,静脉注射或肌内注射,无反应时可隔5分钟重复用药,直至有效。亦可用大剂量纳洛酮加入5%葡萄糖液缓慢静脉滴注。静脉给药2～3分钟(肌内注射15分钟)起效,持续45～90分钟。

(二)昏迷的基本治疗

1.将患者安置在有抢救设备的重症监护室

原则上应将患者安置在有抢救设备的重症监护室内,以便于严密观察,抢救治疗,加强护理。

2.病因治疗

针对病因采取及时、果断的措施是抢救成功的关键。

3.对症处理

对症处理方法:①控制脑水肿、降低颅内压。②维持水、电解质和酸碱平衡。③镇静止痉。

4.抗生素治疗

预防感染,及时做痰、尿、血培养及药敏试验。

5.脑保护剂应用

脑保护剂能减少或抑制自由基的过氧化作用,降低脑代谢从而阻止细胞发生不可逆性改变,对脑组织起保护作用。

6.脑代谢活化剂应用

临床上主要用促进脑细胞代谢、改善脑功能的药物,即脑代谢活化剂。

7.改善微循环,增加脑灌注

对无出血倾向,由于脑缺氧或缺血性脑血管病引起的昏迷,可用降低血液黏稠度和扩张脑血管的药物,以改善微循环和增加脑灌注,帮助脑功能恢复。

8.高压氧治疗

高压氧治疗可提高脑组织与脑脊液的氧分压,纠正脑缺氧,减轻脑水肿,降低颅内压,促进意识的恢复。

9.冬眠低温治疗

冬眠低温治疗使自主神经系统及内分泌系统处于保护性抑制状态,可防止机体对致病因子的严重反应,以提高机体的耐受力;同时在低温下,新陈代谢降低,耗氧量减少,组织对缺氧的耐受性提高;且可改善微循环,增加组织血液灌注,从而维持内环境的稳定,以利于机体的恢复。

10.防治并发症

积极防治各种并发症。

第四节　感　觉　障　碍

感觉是作用于各感受器对各种形式的刺激在人脑中的直接反映。其可分为两类:①普通感觉包括浅感觉、深感觉和复合感觉(皮质感觉)。浅感觉指皮肤、黏膜感受的外部感觉,包括痛觉、温度觉和触觉;深感觉指来自肌肉、肌腱、骨膜和关节的本体感觉,如运动觉、位置觉和振动觉;复合感觉包括实体觉、图形觉、两点辨别觉、皮肤定位觉和重量觉。②特殊感觉,如嗅觉、视觉、味觉和听觉。

一、临床分类

感觉障碍根据其病变的性质可分为以下两类。

(一)刺激性症状

感觉径路刺激性病变可引起感觉过敏(量变),也可引起感觉障碍,如感觉倒错、感觉过度、感觉异常及疼痛(质变)。

1.感觉过敏

感觉过敏是指轻微的刺激引起强烈的感觉,如较强的疼痛感受。

2.感觉倒错

感觉倒错是指非疼痛刺激却诱发疼痛感觉。

3.感觉过度

感觉过度一般发生在感觉障碍的基础上,感觉刺激阈增高,达到阈值时可产生一种强烈的定位不明确的不适感,且持续一段时间才消失,见于丘脑和周围神经损害。

4.感觉异常

感觉异常是指在无外界刺激的情况下出现的麻木感、肿胀感、沉重感、痒感、蚁走感、针刺感、电击感、束带感和冷热感等。

5.疼痛

依病变部位及疼痛特点可分为局部性疼痛、放射性疼痛、扩散性疼痛和牵涉性疼痛。

(1)局部性疼痛:如神经炎所致的局部神经痛。

(2)放射性疼痛:神经干、神经根及中枢神经有刺激性病变时,疼痛可由局部扩散到受累感觉神经的支配区,如脊神经根受肿瘤或突出的椎间盘压迫,脊髓空洞症引起的痛性麻木。

(3)扩散性疼痛:疼痛由一个神经分支扩散到另一分支支配区产生的疼痛,如手指远端挫伤,疼痛可扩散到整个上肢。

(4)牵涉性疼痛:实属一种扩散性疼痛,是由于内脏和皮肤的传入纤维都汇聚到脊髓后角神经元所致。故内脏病变的疼痛冲动可扩散到相应的体表节段而出现感觉过敏区,如心绞痛时引起左胸及左上肢内侧痛,胆囊病变引起右肩痛。

(二)抑制性症状

感觉径路受破坏时出现感觉减退或缺失。同一部位各种感觉均缺失称完全性感觉缺失;同一个部位仅某种感觉缺失而其他感觉保存,则称分离性感觉障碍。

二、临床表现

感觉障碍的临床表现多种多样,病变部位不同,其临床表现各异。

(一)末梢型

肢体远端对称性完全性感觉缺失,呈手套状或袜样分布,可伴有相应区域的运动及自主神经功能障碍。见于多发性神经病。

(二)周围神经型

感觉障碍局限于某一周围神经支配区,如桡神经、尺神经、腓总神经、股外侧皮神经等受损;神经干或神经丛受损时则引起一个肢体多数周围神经的各种感觉障碍,多发性神经病变时因病变多侵犯周围神经的远端部分故感觉障碍多呈袜样或手套状分布,且常伴有运动和自主神经功能障碍。

(三)节段型

1.单侧节段性完全性感觉障碍(后根型)

后根型见于一侧脊神经根病变(如脊髓外肿瘤),出现相应支配区的节段性完全性感觉障碍,可伴有后根放射性疼痛,如累及前根还可出现节段性运动障碍。

2.单侧节段性分离性感觉障碍(后角型)

后角型见于一侧后角病变(如脊髓空洞症),表现为相应节段内痛、温度觉丧失,而触觉、深感觉保留。

3.双侧对称性节段性分离性感觉障碍(前连合型)

前连合型见于脊髓中央部病变(如髓内肿瘤早期及脊髓空洞症)使前连合受损,表现双侧对称性分离性感觉障碍。

(四)传导束型

1.脊髓半切综合征

脊髓半切综合征表现为病变平面以下对侧痛、温觉丧失,同侧深感觉丧失及上运动神经元瘫痪;见于髓外肿瘤早期、脊髓外伤。

2.脊髓横贯性损害

脊髓横贯性损害是指病变平面以下传导束性全部感觉障碍,伴有截瘫或四肢瘫、尿便障碍;见于急性脊髓炎、脊髓压迫症后期。

(五)交叉型

交叉型表现为同侧面部、对侧偏身痛觉和温觉减退或丧失,并伴其结构损害的症状和体征。如小脑后下动脉闭塞所致的延髓背外侧综合征,病变累及三叉神经脊束、脊束核及对侧已交叉的脊髓丘脑侧束。

(六)偏身型

脑桥、中脑、丘脑及内囊等处病变均可导致对侧偏身(包括面部)的感觉减退或缺失,可伴有肢体瘫痪或面舌瘫等。丘脑病变时深感觉重于浅感觉,远端重于近端,常伴有自发性疼痛和感觉过度,止痛药无效,抗癫痫药可能缓解。

(七)单肢型

因大脑皮质感觉区分布较广,一般病变仅损伤部分区域,故常表现为对侧上肢或下肢感觉缺失,有复合感觉障碍为其特点。皮质感觉区刺激性病灶可引起局部性感觉性癫痫发作。

三、处理

总的来说,感觉障碍的处理有以下两类方式。

(一)代偿法

代偿法指就是采用各种措施,补偿患者已减退或丧失的感觉功能,使之免受不良刺激的伤害。主要应从几方面着手:①刺激要反复给予。②刺激的种类要多样化。③根据感觉障碍的恢复情况,循序渐进地进行刺激,不可操之过急。④配合使用视觉、听觉和言语刺激,以加强效果。⑤对有些患者,在刺激后可能会产生不适,应注意有无眩晕、恶心、呕吐、出汗等;是否有情绪变化或异常行为出现等。如有不适应反应,则应立即停止刺激。⑥实施感觉刺激前,应先向患者解释清楚以获得其合作。⑦尽可能把感觉刺激放在日常活动中进行,如在洗脸时,配合做触觉刺激。

(二)感觉刺激法

感觉刺激法是指使用各种感觉刺激促进感觉通路功能的恢复或改善。如触觉刺激、实体觉训练等。

四、一般感觉的训练

(一)皮肤感觉的训练

皮肤感觉包括痛、温、触觉,对这些感觉功能进行训练的目的,主要是为了使患者学会保护自己不受有害物的伤害。

1.有痛、温觉障碍的患者

对有痛、温觉障碍的患者一定要告诫他们,有些物体会在他们没有痛苦知觉的情况下造成伤害。如洗澡时用热水,可能会因温度过高而造成烫伤。因此一定要学会通过水蒸气的有无或多少来辨别水温的高低,而且在入浴前一定要用健手或让家人试探水温的高低。

2.进行触觉的刺激与训练

进行触觉的刺激与训练可使用的材料:①柔软的物品,如羽毛、气球等。②可塑性强的物质,如水、黏土、沙等。③手感粗糙的物品,如各种沙子等。④感觉压力的器材,如把垫子、棉被或治疗球压在身上等。

训练中,可用上述材料在患者身上摩擦或让其触摸、把玩,以体验对各种物体的不同感觉。需要注意的是,训练中,刺激的强度要从最小开始,逐渐增大,要避免过强的刺激,否则会使患者生厌。同时,刺激的部位应从较不敏感的肢体末端开始,慢慢移向肢体近端和躯体。

(二)躯体感觉意识的训练

有些患者有自身的感觉的障碍,从而导致一系列的动作困难:①对自己身体部位的认识和识别困难,因而不能意识到身体的哪部分在动,不能有意识地控制身体动作。②对自己身体特有的空间认识不够完整,因此很难区别宽窄、大小等。③偏侧忽略,即忽略一侧的身体或环境,仿佛那一侧不存在,并由此导致左、右辨认障碍等。④躯体动作缺乏节奏性,动作笨拙。⑤手-眼协调不良。⑥不能模仿他人动作。

培养躯体感觉意识的方法:①触觉刺激法。②本体感受器刺激法。通过被动运动、挤压和牵伸等手段刺激手腕或肘关节、踝关节、膝关节等处的本体感受器,以加强患者对这些部分的空间位置和运动的意识程度。③身体运动法。如摇晃、旋转、跳跃等活动,可帮助培养平衡感觉,学习空间关系,增强运动觉、前庭觉和本体觉。④使用视、听觉代偿法。配合言语刺激,让患者寻找身体各个部分,并反复让其练习辨认和命名躯体的各个部位。

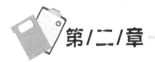

第/二/章

颅 脑 损 伤

第一节 原发性颅脑损伤

一、脑震荡

脑震荡是指头颅遭受暴力作用后,大脑功能发生一过性功能障碍,出现的以短暂性意识障碍、近事遗忘为特征的临床综合征。脑震荡是脑损伤中最常见、最轻的原发性脑损伤。

(一)损伤机制与病理

脑震荡致伤机制目前尚不明确,现有的各种学说都不能全面解释所有与脑震荡有关的问题。对脑震荡所表现的伤后短暂性意识障碍有多种不同的解释,可能与暴力所致的脑血液循环障碍、脑室系统内脑脊液冲击、脑中间神经元受损及脑细胞生理代谢紊乱所致的异常放电等因素有关。近年来,认为脑干网状结构上行激活系统受损才是引起意识丧失的关键因素,其依据如下:①以上诸因素皆可引起脑干的直接与间接损伤;②脑震荡动物实验中发现延髓有线粒体、尼氏体、染色体改变,有的伴溶酶体膜破裂;③生物化学研究中,脑震荡患者的脑脊液化验中,乙酰胆碱、钾离子浓度升高,这两种物质浓度的升高使神经元突触发生传导阻滞,从而使脑干网状结构不能维持人的觉醒状态,出现意识障碍;④临床发现,轻型脑震荡患者进行脑干听觉诱发电位检查时,有一半病例有器质性损害;⑤近年来认为脑震荡、原发性脑干损伤、弥漫性轴索损伤的致伤机制相似,只是损伤程度不同,是病理程度不同的连续体,有人将脑震荡归于弥漫性轴索损伤的最轻类型,只不过病变局限、损伤更趋于功能性而易于自行修复,因此意识障碍呈一过性。

过去曾认为脑震荡仅是脑的生理功能一时性紊乱,在组织学上并无器质性改变。但近年来的临床试验研究表明,暴力作用于头部,可以造成冲击点、对冲部位、延髓及高颈髓的组织学改变。试验观察到,伤后瞬间脑血流量增加,但数分钟后脑血流量反而显著减少(约为正常的1/2),半小时后脑血流量才恢复正常,颅内压在着力后的瞬间立即升高,数分钟后颅内压即开始下降。脑的大体标本上看不到明显变化。光镜下仅能见到轻度变化,如毛细血管充血、神经元胞体肿大和脑水肿等变化。电镜下观察,在着力部位,脑皮质、延髓和上部颈髓见到神经元的线粒体明显肿胀,轴突肿胀,白质部位有细胞外水肿的改变,提示血-脑屏障通透性增加。这些改变在伤后半小时可出现,1小时后最明显,并多在24小时内自然消失。这种病理变化可解释伤后的短暂性脑干症状。

(二)临床表现

1.短暂性脑干症状

外伤作用于头部后立即发生意识障碍,表现为神志不清或完全昏迷,持续数秒、数分钟或十几分钟,但一般不超过半小时。患者可同时伴有面色苍白、出汗、血压下降、心动过缓、呼吸浅慢、肌张力降低、各种生理反射迟钝或消失等表现。但随意识恢复可很快恢复正常。

2.逆行性遗忘(近事遗忘)

患者清醒后不能回忆受伤当时乃至伤前一段时间内的情况,但对往事(远记忆)能够记起。这可能与海马回受损有关。

3.其他症状

患者有头痛、头昏、乏力、恶心、呕吐、畏光、耳鸣、失眠、心悸、烦躁和记忆力减退等。一般持续数月、数周后症状多可消失,有的症状可持续数月或数年,即称为脑震荡后综合征或脑外伤后综合征。

4.神经系统查体

无阳性体征发现。

(三)辅助检查

1.颅骨X线检查

无骨折发现。

2.颅脑CT检查

颅骨及颅内无明显异常改变。

3.脑电图检查

伤后数月脑电图多为正常。

4.脑血流量检查

伤后早期可有脑血流量减少。

5.腰椎穿刺

颅内压正常,部分患者可出现颅内压降低。脑脊液无色透明,不含血,白细胞数正常。生化检查亦多在正常范围,有的可查出乙酰胆碱含量大幅度增加,胆碱酯酶活性降低,钾离子浓度升高。

(四)救治原则与措施

(1)病情观察:伤后可在急诊室观察 24 小时,注意患者意识、瞳孔、肢体活动和生命体征的变化。对回家的患者,应嘱家属在 24 小时内密切注意患者头痛、恶心、呕吐和意识情况,如症状加重即应来院检查。

(2)对症治疗:头痛较重时,嘱其卧床休息,减少外界刺激,可给予罗痛定或其他止痛剂。对于烦躁、忧虑、失眠者,给予地西泮或氯氮䓬等;另可给予改善自主神经功能的药物、营养神经的药物及钙通道阻滞剂尼莫地平等。

(3)伤后即应向患者做好病情解释,说明本病不会影响日常工作和生活,解除患者的顾虑。

二、脑挫裂伤

脑挫裂伤是指头颅受到暴力打击而致脑组织发生的器质性损伤,脑组织挫伤或结构断裂,是一种常见的原发性脑损伤。

(一)损伤机制与病理

暴力作用于头部,在冲击点和对冲部位均可引起脑挫裂伤。脑挫裂伤多发生在脑表面的皮质,呈点片状出血,如脑皮质和软脑膜仍保持完整,即为脑挫伤,如脑实质破损、断裂,软脑膜亦撕裂,即为脑挫裂伤。严重时合并脑深部结构的损伤。

脑挫裂伤灶周围常伴局限性脑水肿,包括细胞毒性水肿和血管源性水肿,前者神经元胞体增大,主要发生在灰质,伤后多立即出现;后者为血-脑屏障的破坏,血管通透性增加,细胞外液增加,主要发生在白质,伤后 2～3 天最明显。

在重型脑损伤,尤其合并硬膜下血肿时,常发生弥漫性脑水肿,以小儿和青年外伤多见。一般多在伤后 24 小时内发生,短者伤后 20～30 分钟即出现。其病理形态变化可分 3 期。①早期:伤后数天,显微镜下以脑实质内点状出血,水肿和坏死为主要变化,脑皮质分层结构不清或消失,灰质和白质分界不清,神经细胞大片消失或缺血变性,神经轴索肿胀、断裂、崩解。星形细胞变性,少突胶质细胞肿胀,血管充血、水肿,血管周围间隙扩大。②中期:大致在损伤数天至数周后,损伤部位出现修复性病理改变。皮质内出现大小不等的出血,损伤区皮质结构消失,病灶逐渐出现小胶质细胞增生,形成格子细胞,吞噬崩解的髓鞘及细胞碎片,星形细胞及少突胶质细胞增生肥大,白细胞浸润,从而进入修复过程。③晚期:挫伤后数月或数年,病变被胶质瘢痕所代替,陈旧病灶区脑膜与脑实质瘢痕粘连,神经细胞消失或减少。

(二)临床表现

(1)意识障碍:脑挫裂伤患者多在伤后立即昏迷,一般意识障碍的时间较长,短者半小时、数小时或数天,长者数周、数月,有的为持续性昏迷,甚至昏迷数年至死亡。有些患者原发昏迷清醒后,因脑水肿可再次昏迷,出现中间清醒期,容易误诊为合并颅内血肿。

(2)生命体征改变:患者伤后除立即出现意识障碍外,可先出现迷走神经兴奋症状,表现为面色苍白、冷汗、血压下降、脉搏缓慢、呼吸深慢。以后转变为交感神经兴奋症状。一般在入院后生命体征多无改变,体温波动在 38 ℃上下,脉搏和呼吸可稍增快,血压正常或偏高。如出现血压下降或休克,应注意是否合并胸腹脏器损伤或肢体、骨盆骨折等。如脉搏徐缓有力(尤其是慢于 60 次/分),血压升高,且伴意识障碍加深,常表示继发性脑受压存在。

(3)患者清醒后,有头痛、头昏、恶心、呕吐、记忆力减退和定向障碍,严重时智力减退。

(4)癫痫:早期性癫痫多见于儿童,表现形式为癫痫大发作和局限性发作,发生率为 5%～6%。

(5)神经系统体征:体征有偏瘫、失语、偏侧感觉障碍、同向偏盲和局灶性癫痫。若伤后早期没有局灶性神经系统体征,而在观察治疗过程中出现新的定位体征时,应进一步检查,以排除或证实脑继发性损害。昏迷患者可出现不同程度的脑干反应障碍。脑干反应障碍的平面越低,提示病情越严重。

(6)外伤性脑蛛网膜下腔出血可引起脑膜刺激征象,表现为头痛、呕吐、畏光、皮肤痛觉过敏、颈项强直等。

(三)辅助检查

1.颅骨 X 线检查
多数患者可发现颅骨骨折。颅内生理性钙化斑(如松果体)可出现移位。

2.CT 检查
脑挫裂伤区可见点片状高密度区,或高密度与低密度互相混杂。同时脑室可因脑水肿受压变形。弥漫性脑水肿可见于一侧或两侧大脑半球,侧脑室受压缩小或消失,中线结构向对侧移位。并发蛛网膜下腔出血时,纵裂池呈纵行宽带状高密度影。脑挫裂伤区脑组织坏死液化后,表现为 CT 值近似脑脊液的低密度区,可长期存在。

3.MRI 检查

一般极少用于急性脑挫裂伤患者的诊断,因为其成像较慢且急救设备不能带入机房,但 MRI 对小的出血灶、早期脑水肿、脑神经及颅后窝结构显示较清楚,有其独具优势。

4.脑血管造影

在缺乏 CT 的条件下,病情需要时可行脑血管造影排除颅内血肿。

(四)诊断与鉴别诊断

根据病史和临床表现及 CT 检查,一般病例诊断无困难。脑挫裂伤可以和脑干损伤、视丘下部损伤、脑神经损伤、颅内血肿合并存在,也可以和躯体损伤同时发生,因此要进行细致、全面的检查,以明确诊断,及时处理。

1.脑挫裂伤与颅内血肿鉴别

颅内血肿患者多有中间清醒期,颅内压增高症状明显,神经局灶体征逐渐出现,如需进一步明确则可行 CT 检查。

2.轻度挫裂伤与脑震荡

轻度脑挫伤早期最灵敏的诊断方法是 CT 检查,它可显示皮层的挫裂伤及蛛网膜下腔出血。如超过 48 小时则主要依靠脑脊液光度测量判定有无外伤后蛛网膜下腔出血。

(五)救治原则与措施

1.非手术治疗

(1)严密观察病情变化:伤后 72 小时以内每 1～2 小时观察一次生命体征、意识、瞳孔改变。重症患者应送到重症监护室观察,监测包括颅内压在内的各项指标。对颅内压增高、生命体征改变者及时复查 CT,排除颅内继发性改变。轻症患者通过急性期观察后,治疗与脑震荡相同。

(2)保持呼吸道通畅:及时清理呼吸道内的分泌物。昏迷时间长,合并颌面骨折、胸部外伤、呼吸不畅者,应尽早行气管切开,必要时行辅助呼吸,防止缺氧。

(3)对症处理高热、躁动、癫痫发作、尿潴留等,防止肺部、泌尿系统感染,治疗上消化道溃疡等。

(4)防治脑水肿及降低颅内压:同脑水肿、颅内压增高。

(5)改善微循环:严重脑挫裂伤后,患者微循环有明显变化,表现为血液黏度增加,红细胞、血小板易聚积,因此引起微循环淤滞、微血栓形成,导致脑缺血、缺氧,加重脑损害程度。可采取血液稀释疗法,低分子右旋糖酐静脉滴注。

(6)外伤性蛛网膜下腔出血患者,伤后数天内脑膜刺激症状明显者,可反复腰椎穿刺,将有助于改善脑脊液循环,促进脑脊液吸收,减轻症状,另可应用尼莫地平,防止脑血管痉挛,改善微循环,减轻脑组织缺血、缺氧程度,从而减轻继发性脑损害。

2.手术治疗

原发性脑挫裂伤多无须手术,但继发性脑损害引起颅内压增高乃至脑疝时需手术治疗。重度脑挫裂伤合并脑水肿患者的手术治疗适应证:①在进行脱水等降颅内压治疗过程中,患者意识障碍仍逐渐加深,保守疗法无效;②一侧瞳孔散大,有脑疝征象者;③CT示成片的脑挫裂伤混合密度影,周围广泛脑水肿,脑室受压明显,中线结构明显移位;④合并颅内血肿,骨折片插入脑内,开放性颅脑损伤患者。手术采取骨瓣开颅,清除失活脑组织,若脑压仍高,可行颞极和(或)额极切除的内减压手术,若局部无肿胀,可考虑缝合硬膜,但需敞开硬脑膜行去骨瓣减压术。广泛脑挫裂伤、脑水肿严重时可考虑两侧去骨瓣减压。脑挫裂伤后期并发脑积水者可行脑室引流、分流术。术后颅骨缺损者3个月后行颅骨修补。

3.康复治疗

可行理疗、针灸、高压氧疗法。另可给予促神经功能恢复的药物,如胞磷胆碱、脑生素等。

三、脑干损伤

脑干损伤是一种特殊类型的脑损伤,是指中脑、脑桥和延髓的损伤。原发性脑干损伤占颅脑损伤的2%～5%,因造成原发性脑干损伤的暴力常较重,脑干损伤常与脑挫裂伤同时存在,其伤情也较一般脑挫裂伤严重。

(一)损伤机制

1.直接外力作用所致脑干损伤

(1)加速或减速伤时,脑干与小脑幕游离缘、斜坡和枕骨大孔缘相撞击而致伤,其中以脑干被盖部损伤多见。

(2)暴力作用时,颅内压增高,压力向椎管内传递时,形成对脑干的冲击伤。

(3)颅骨骨折的直接损伤。

2.间接外力作用所致脑干损伤

间接外力作用所致脑干损伤主要见于坠落伤和挥鞭样损伤。

3.继发性脑干损伤

颞叶沟回疝,脑干受挤压导致的脑干缺血。

(二)病理

1.脑干震荡

临床有脑干损伤的症状和体征,光镜和电镜特点同脑震荡。

2.脑干挫裂伤

脑干挫裂伤表现为脑干表面的挫裂及内部的点片状出血。继发性脑干损伤时,脑干常扭曲变形,内部有出血和软化。

(三)临床表现

1.意识障碍

原发性脑干损伤患者伤后常立即发生昏迷,昏迷为持续性,时间多较长,很少出现中间清醒或中间好转期,如有,应想到合并颅内血肿或其他原因导致的继发性脑干损伤。

2.瞳孔和眼运动改变

瞳孔和眼运动改变与脑干损伤的平面有关。中脑损伤时,初期两侧瞳孔不等大,伤侧瞳孔散大,对光反射消失,眼球向下外倾斜。两侧损伤时,两侧瞳孔散大,眼球固定。脑桥损伤时,可出现两瞳孔极度缩小,两侧眼球内斜,同向偏斜或两侧眼球分离等征象。

3.去大脑强直

去大脑强直是中脑损伤的表现,表现为头部后仰、两上肢过伸和内旋、两下肢过伸,躯体呈角弓反张状态。开始可为间断性发作,轻微刺激即可诱发,以后逐渐转为持续状态。

4.锥体束征

锥体束征是脑干损伤的重要体征之一。包括肢体瘫痪、肌张力增高、腱反射亢进和病理反射出现等。在脑干损伤早期,由于多种因素的影响,锥体束征的出现常不恒定。但基底部损伤时,体征常较恒定。如脑干一侧性损伤则表现为交叉性瘫痪。

5.生命体征变化

(1)呼吸功能紊乱:脑干损伤常在伤后立即出现呼吸功能紊乱。当中脑下端和脑桥上端的呼吸调节中枢受损时,出现呼吸节律的紊乱;当脑桥中下部的长吸中枢受损时,可出现抽泣样呼吸;当延髓的吸气和呼气中枢受损时,则发生呼吸停止。在脑干继发性损害的初期,如小脑幕切迹疝形成时,先出现呼吸节律紊乱,在脑疝的晚期颅内压继续升高,小脑扁桃体疝出现,压迫延髓,呼吸停止。

(2)心血管功能紊乱:当延髓损伤严重时,表现为呼吸、心跳迅速停止,患者死亡。较高位的脑干损伤出现的呼吸、循环系统紊乱常先有一兴奋期,此时脉搏缓慢有力,血压升高,呼吸深快或呈喘息样呼吸,以后转入衰竭,脉搏频速,血压下降,呼吸呈潮式,直至心跳呼吸停止。一般呼吸停止在先,在人工呼吸和药物维持血压的条件下,心跳仍可维持数天或数月,最后往往因心力衰竭而死亡。

(3)体温变化:脑干损伤后有时可出现高热,多是由于交感神经功能受损,排汗功能障碍,影响体热的发散所致。当脑干功能衰竭时,体温则可降至正常以下。

6.内脏症状

(1)上消化道出血为脑干损伤应激引起的急性胃黏膜病变所致。

(2)顽固性呃逆。

(3)神经源性肺水肿是由于交感神经兴奋,引起体循环及肺循环阻力增加所致。

(四)辅助检查

1.腰椎穿刺

脑脊液压力正常或轻度增高,多呈血性。

2.颅骨 X 线检查

颅骨骨折发生率高,亦可根据骨折的部位,结合受伤机制推测脑干损伤的情况。

3.颅脑 CT、MRI 检查

原发性脑干损伤表现为脑干肿大,有点片状密度增高区,脚间池、桥池,四叠体池及第四脑室受压或闭塞。继发性脑疝的脑干损伤除显示继发性病变的征象外,还可见脑干受压扭曲向对侧移位。MRI 可显示脑干内小出血灶与挫裂伤,由于不受骨性伪影影响,显示较 CT 清楚。

4.颅内压监测

颅内压监测有助于鉴别原发性或继发性脑干损伤,继发者可有颅内压明显升高,原发者升高不明显。脑干听觉诱发电位可以反映脑干损伤的平面与程度。

(五)诊断与鉴别诊断

原发性脑干损伤伤后即出现持续性昏迷状态并伴脑干损伤的其他症状、体征,而不伴有颅内压增高,可借 CT 和 MRI 检查以明确脑干损伤,并排除脑挫裂伤、颅内血肿,以此也可与继发性脑干损伤相鉴别。脑干损伤平面的判断除依据脑干听觉诱发电位外,还可以借助各项脑干反射加以判断。随脑干损伤部位的不同,可出现相应平面生理反射的消失与病理反射的引出。

1.生理反射

(1)睫脊反射:刺激锁骨上区引起同侧瞳孔扩大。

(2)额眼轮匝肌反射:用手指牵拉患者眉梢外侧皮肤并固定,然后用叩诊锤叩击手指,引起同侧眼轮匝肌收缩闭目。

(3)垂直性眼前庭反射或头眼垂直反射:患者头俯仰时双眼球与头的动作呈反方向上下垂直移动。

(4)瞳孔对光反射:光刺激引起瞳孔缩小。

(5)角膜反射:轻触角膜引起双眼轮匝肌收缩闭目。

(6)嚼肌反射:叩击颏部引起咬合动作。

(7)头眼水平反射或水平眼前庭反射:头左右转动时双眼球呈反方向水平移动。

(8)眼心反射:压迫眼球引起心率减慢。

2.病理反射

(1)掌颏反射:轻划手掌大鱼际肌处皮肤引起同侧颏肌收缩。

(2)角膜下颌反射:轻触角膜引起闭目,并反射性引起翼外肌收缩使下颌向对侧移动。

(六)救治原则与措施

原发性脑干损伤病情危重,死亡率高,损伤较轻的小儿及青年预后良好,一般治疗措施同重型颅脑损伤。尽早行气管切开和亚低温疗法以防治并发症。原发性脑干损伤一般不采用手术,继发性脑干损伤着重于及时解除颅内血肿、脑水肿等引起急性脑受压的因素,包括手术及减轻脑水肿的综合治疗。

四、下丘脑损伤

下丘脑损伤是指颅脑损伤过程中,由于颅底骨折或头颅受暴力打击,直接伤及下丘脑而出现的特殊临床综合征。

(一)损伤机制与病理

下丘脑深藏于颅底蝶鞍上方,因此暴力作用方向直接或间接经过下丘脑者,皆可能导致局部损伤。此外,出现小脑幕切迹下疝时亦可累及此区域。

下丘脑损伤时常出现点、灶状出血，局部水肿软化及神经细胞的坏死，亦有表现为缺血性变化，常可累及垂体柄及垂体，构成严重神经内分泌紊乱的病理基础。

(二)临床表现

1.意识及睡眠障碍

下丘脑后外侧区与中脑被盖部均属上行网状激动系统，维持人生理觉醒状态，因而急性下丘脑损伤时，患者多呈嗜睡、浅昏迷或深昏迷状态。

2.体温调节障碍

下丘脑具有体温调节功能，当下丘脑前部损害时，机体散热功能障碍，可出现中枢性高热；其后部损伤出现产热和保温作用失灵而引起体温过低，如合并结节部损伤，可出现机体代谢障碍，体温将更进一步降低，如下丘脑广泛损伤，则体温随环境温度而相应升降。

3.内分泌代谢功能紊乱

(1)下丘脑视上核、室旁核受损或垂体柄视上核垂体束受累：致抗利尿激素合成释放障碍，引起中枢性尿崩症。

(2)下丘脑-垂体-靶腺轴的功能失调：可出现糖、脂肪代谢的失调，尤其是糖代谢的紊乱，表现为高血糖，常与水代谢紊乱并存，可出现高渗高糖非酮性昏迷，患者极易死亡。

4.自主神经功能紊乱

下丘脑的自主神经中枢受损可出现血压波动，或高或低，以低血压多见。血压不升伴低体温常是预后不良的征兆。呼吸功能紊乱表现为呼吸浅快或减慢。视前区损害可发生急性神经源性肺水肿。消化系统主要表现为急性胃黏膜病变，引起上消化道出血，重者可出现胃十二指肠穿孔。

5.局部神经体征

局部神经体征主要是鞍区附近的脑神经受累体征，包括视神经、视束、滑车神经等。

(三)辅助检查

1.颅骨 X 线检查

患者多伴有颅底骨折，骨折线常经过蝶骨翼、筛窦、蝶鞍等部位。

2.颅脑 CT 检查

颅脑 CT 检查可显示下丘脑不规则的低密度、低信号的病变区，鞍上池消失或有蛛网膜下腔出血，第三脑室前部受压消失。另外还可见颅底骨折及额颞底面脑挫裂伤征象。

(四)诊断与鉴别诊断

孤立而局限的下丘脑原发损伤极为少见,在头颅遭受外伤的过程中,常出现多个部位的损伤,因此下丘脑损伤的诊断常受到其他部位脑损伤引起的症状的干扰,在临床上只要具有一种或两种下丘脑损伤的表现,就应想到有下丘脑损伤的可能。特别是鞍区及其附近有颅底骨折时,更应提高警惕。

(五)救治原则与措施

急性下丘脑原发性损伤是严重的脑损伤之一,治疗上按重型颅脑损伤的治疗原则进行。早期应注意采用强有力的措施控制高热和脑水肿。控制自主神经症状的发生、发展也是十分重要的。中枢性尿崩症可采用替代疗法。

第二节 开放性颅脑损伤

开放性颅脑损伤是颅脑各层组织开放伤的总称,它包括头皮裂伤、开放性颅骨骨折及开放性脑损伤,而不是开放性脑损伤的同义词。硬脑膜是保护脑组织的一层坚韧纤维膜屏障,此层破裂与否是区分脑损伤为闭合性或开放性的分界线。

开放性颅脑损伤的原因很多,大致划为两大类,即非火器伤与火器伤。

一、非火器性颅脑损伤

各种造成闭合性颅脑损伤的原因都可造成头皮、颅骨及硬脑膜的破裂,造成开放性颅脑损伤。在和平时期的颅脑损伤中,以闭合伤居多,开放性伤约占16.8%,而后者中又以非火器颅脑损伤较多。

(一)临床表现

1.创伤的局部表现

开放性颅脑伤的受伤原因、暴力大小不一,产生损伤的程度与范围差别极大。创伤多位于前额、额眶部,亦可发生于其他部位,可为单发或多发,伤口整齐或参差不齐,有时沾有头发、泥沙及其他污物,有时骨折片外露,也有时致伤物(如钉、锥、铁杆)嵌顿于骨折处或颅内。头皮血运丰富,出血较多,大量出血时需考虑是否存在静脉窦破裂。

2.脑损伤症状

患者常有不同程度的意识障碍与脑损害表现,脑部症状取决于损伤的部位、范围与程度。其临床表现同闭合性颅脑损伤。

3.颅内压改变

开放性脑损伤时,因颅骨缺损,血液、脑脊液及破碎液化坏死的脑组织可经伤口流出,或为脑膨出,颅内压力在一定程度上可得到缓冲。如伴脑脊液大量流失,可出现低颅压状态。创口小时可与闭合性脑损伤一样,出现脑受压征象。

4.全身症状

开放性颅脑损伤时出现休克的机会较多,不仅因外出血造成失血性休克,还可由于颅腔呈开放性,脑脊液与积血外溢,使颅内压增高得到缓解,颅内压引起的代偿性血压升高效应减弱。同时伴有的脊柱、四肢及胸腹伤可有相应的症状及体征。

(二)辅助检查

1.X 线检查

颅骨的 X 线检查有助于了解骨折的范围、骨碎片与异物在颅内的存留情况。

2.CT 检查

颅脑 CT 检查可显示颅骨、脑组织的损伤情况,能够对碎骨片及异物定位,发现颅内或脑内血肿等继发性改变。CT 检查较 X 线检查更能清楚地显示 X 线吸收系数低的非金属异物。

(三)诊断

开放性颅脑损伤一般易于诊断,根据病史、检查伤口内有无脑脊液或脑组织,即可确定开放性损伤的情况。X 线检查及 CT 检查更有利于伤情的诊断。少数情况下,硬脑膜裂口很小,可无脑脊液漏,初诊时难以确定是否为开放性脑损伤,而往往手术探查时才能明确。

(四)救治原则与措施

1.治疗措施

首先做创口止血、包扎、纠正休克,患者入院后有外出血时,应采取临时性止血措施,同时检查患者的全身情况,有无其他部位严重的合并损伤,是否存在休克或处于潜在休克状态。当患者出现休克或处于休克前期时,最重要的是先采取恢复血压的有力措施,加快输液、输血,不必顾虑因此加重脑水肿的问题,当生命体征趋于平稳时,才适合进行脑部清创。

2.手术原则

(1)早期清创:按一般创伤处理的要求,尽早在伤后 6 小时内进行手术。在目前有力的抗生素防治感染的条件下,可延长时限至伤后 48 小时。

(2)彻底清创手术的要求:早期彻底清除术,应一期缝合脑膜,将开放性脑损伤转为闭合性,经清创手术,脑水肿仍严重者,则不宜缝合硬脑膜,而需进行减压术,避免发生脑疝。

(3)并存脏器伤时,应在输血保证下,迅速处理内脏伤,第二步行脑清创术。这时如有颅内血肿,脑受压危险,伤情特别急,需有良好的麻醉处理,输血、输液稳定血压,迅速应用简捷的方法,制止内出血,解除脑受压。

(4)颅骨缺损一般在伤口愈合后 3～4 个月进行修补为宜,感染伤口修补颅骨至少在愈合半年后进行。

3.手术方法

应注意的是,术中如发现硬脑膜颜色发蓝、颅内压增高,疑有硬膜下血肿,应切开硬脑膜探查处理。脑搏动正常时,表明脑内无严重伤情,无必要切开探查,以免将感染带入脑部。开放性脑损伤的清创应在直视下进行,逐层由外向内冲净伤口,去除污物、血块,摘除碎骨片与异物,仔细止血,吸去糜烂失活的脑组织,同时要珍惜脑组织,不做过多的切除。保留一切可以保留的脑血管,避免因不必要的电凝或夹闭脑的主要供血动脉及回流静脉引起或加重脑水肿、脑坏死及颅内压增高。脑挫裂伤较严重,颅内压增高,虽经脱水仍无缓解,可容许做内减压术。清创完毕,所见脑组织已趋回缩、颅内压已降低的情况下,缝合硬脑膜及头皮。

钢钎、钉、锥等较粗大锐器刺入颅内,有时伤器被颅骨骨折处所嵌顿。如伤者一般情况好,无明显颅内出血症状者,不宜立即拔出,特别是位于动脉干与静脉窦所在处和鞍区的创伤。应摄头颅 X 线片了解颅内伤器的大小、形态和方位,如异物靠近大血管时,应进一步行脑血管造影,查明异物与血管等邻近结构的关系,据此制订手术方案,术前做好充分的输血准备。行开颅手术时,先切除金属异物四周的颅骨进行探查,若未伤及静脉,扩大硬脑膜破口,在直视下,缓缓将异物退出,随时观察伤道深处有无大出血,然后冲洗伤道、止血,放置引流管,缝合修补硬脑膜,闭合伤口,术后 24～36 小时拔除引流管。

颅面伤所致开放性脑损伤,常涉及颌面、鼻窦、眼部及脑组织。

清创术的要求:①做好脑部清创与脑脊液漏的修补处理;②清除可能引起的

创伤感染因素;③兼顾功能与整容的目的。手术时要先扩大额部伤口或采用冠状切口,翻开额部皮瓣,完成脑部清创与硬脑膜修补术,然后对鼻窦做根治性处理。最后处理眼部及颌面伤。

脑挫裂伤、脑水肿及感染的综合治疗同闭合性颅脑外伤。

二、火器性颅脑损伤

火器性颅脑损伤是神经外科的一个重要课题。战争时期,火器性颅脑损伤是一种严重战伤,尤其是火器性颅脑贯通伤,处理复杂,死亡率高。在和平时期也仍然是棘手的问题。创伤医学及急救医学的发展,虽使火器性颅脑损伤的病理生理过程得到进一步阐明,火器性颅脑损伤的抢救速度、诊疗条件也有了很大的提高,但是其死亡率仍旧很高。

(一)分类

目前,按硬脑膜是否破裂将火器性颅脑损伤简化分为非贯通伤和贯通伤两类。

1.非贯通伤

非贯通伤常有局部软组织或伴颅骨损伤,但硬脑膜尚完整,创伤局部与对冲部位可能有脑挫裂伤,或形成血肿。此类多为轻、中型伤,少数可为重型。

2.贯通伤

贯通伤即开放性脑损伤。颅内多有碎骨片、弹片或枪弹存留,伤区脑组织有不同程度的破坏,并发弹道血肿的机会多,属重型伤,通常将贯通伤又分为以下几种。①非贯通伤:只有入口而无出口,在颅内入口附近常有碎骨片与异物,金属异物存留在颅内,多位于伤道的最远端,局部脑挫裂伤较严重。②贯通伤:有入口和出口,入口小,出口大。颅内入口及颅外皮下出口附近有碎骨片,脑挫裂伤严重,若伤及生命中枢,伤者多在短时间内死亡。③切线伤:头皮、颅骨和脑呈沟槽状损伤或缺损,碎骨片多在颅内或颅外。④反跳伤:弹片穿入颅内,受到入口对侧颅骨的抵抗,变换方向反弹停留在脑组织内,构成复杂伤道。

此外按投射物的种类又可分为弹片伤、枪弹伤,也可按照损伤部位来分类,以补充上述的分类法。

(二)损伤机制与病理

火器性颅脑损伤的病理改变与非火器伤有所不同,伤道的病理改变分为3个区域。

1.原发伤道区

原发伤道区是反映伤道的中心部位,内含毁损液化的脑组织,与出血和血块交融,混有颅骨碎片、头发、布片、泥沙及弹片或枪弹等。伤道的近侧可由于碎骨片造成支道,间接增加脑组织损伤范围,远侧则形成贯通伤、盲管或反跳伤。脑膜与脑的出血容易在伤道内聚积形成硬膜外、硬膜下、脑内或脑室内血肿。伤道内的血肿可位于近端、中段与远端。

2.挫裂伤区

在原发伤道的周围,脑组织呈点状出血和脑水肿,神经细胞、少枝胶质细胞及星形细胞肿胀或崩解。致伤机制:高速投射物穿入密闭颅腔后的瞬间,在脑内形成暂时性空腔,产生超压现象,冲击波向周围脑组织传递,使脑组织顿时承受高压及相继的负压作用而引起脑挫裂伤。

3.震荡区

震荡区位于脑挫裂伤区周围,是空腔作用的间接损害,伤后数小时逐渐出现血液循环障碍、充血、淤血、外渗及水肿等,但尚为可逆性。

另外,脑部可能伴有冲击伤,是因爆炸引起的高压冲击波所致,脑部可发生点状出血、脑挫裂伤和脑水肿。

脑部的病理变化可随创伤类型、伤后时间、初期外科处理及后期治疗情况而有所不同。脑组织的血液循环与脑脊液循环障碍,颅内继发性出血与血肿形成,急性脑水肿,并发感染等,皆可使病理改变复杂化。

(三)临床表现

1.意识障碍

伤后意识水平是判断火器性颅脑损伤轻重的最重要指标,是手术指征和预后估计的主要依据。但颅脑贯通伤有时局部有较重的脑损伤,可不出现昏迷。应强调连续观察神志变化过程,如伤者在伤后出现中间清醒期或好转期,或受伤当时无昏迷随后转入昏迷,或意识障碍呈进行性加重,都反映伤者存在急性脑受压征象。在急性期,应警惕创道或创道邻近的血肿,慢性期的变化可能为脓肿。

2.生命体征的变化

重型颅脑伤者,伤后多数立即出现呼吸、脉搏、血压的变化。伤及脑干部位重要生命中枢者,可早期发生呼吸紧促,缓慢或间歇性呼吸,脉搏转为徐缓或细远,脉律不整与血压下降等中枢性衰竭征象。呼吸深而慢,脉搏慢而有力,血压升高的进行性变化是颅内压增高、脑受压和脑疝的危象,常提示颅内血肿。开放伤引起出血,大量脑脊液流失,可引起休克和衰竭。出现休克时应注意查明有无胸、腹伤,大的骨折等严重合并伤。

3.脑损伤症状

伤者可因脑挫裂伤、血肿、脑膨出而出现相应的症状和体征。蛛网膜下腔出血可引起脑膜刺激征。下丘脑损伤可引起中枢性高热。

4.颅内压增高

火器伤急性期并发颅内血肿的机会较多,但弥漫性脑水肿更使人担忧,主要表现为头痛、恶心、呕吐及脑膨出。慢性期常是由于颅内感染、脑水肿,表现为脑突出,意识转坏和视盘水肿,到一定阶段,反映到生命体征变化,并最终出现脑疝体征。

5.颅内感染

贯通伤的初期处理不彻底或过迟,易引起颅内感染。主要表现为高热、颈强直、脑膜刺激征。

6.颅脑创口的检查

这在颅脑火器伤是一项特别重要的检查。出入口的部位、数目、形态、出血、污染情况均很重要,出入口的连线有助于判断贯通伤是否横过重要结构。

(四)辅助检查

1.颅骨 X 线检查

对颅脑火器伤应争取在清除表面污染后常规拍摄颅骨 X 线片。拍片不仅可以明确是非贯通伤还是贯通伤,颅内是否留有异物,了解异物的确切位置,还对指导清创手术有重要作用。

2.脑超声波检查

观察中线波有无移位。二维及三维超声有助于颅内血肿、脓肿,脑水肿等继发性改变的判断。

3.脑血管造影

在无 CT 设备的情况下,脑血管造影有很大价值,可以提供血肿的部位和大小的信息。脑血管造影还有助于外伤性颅内动脉瘤的诊断。

4.CT 扫描

颅脑 CT 扫描对颅骨碎片、弹片、创道、颅内积气、颅内血肿、弥漫性脑水肿和脑室扩大等情况的诊断,既正确又迅速,对内科疗效的监护也有特殊价值。

(五)诊断

作战时,因伤者多,检查要求简捷扼要,要迅速明确颅脑损伤性质和有无其他部位合并伤。早期强调头颅 X 线检查,对明确诊断及指导手术有重要意义。晚期存在的并发症、后遗症可根据具体情况选择诊断检查方法,包括脑超声波、脑血管造影及 CT 检查等。在和平时期,火器性颅脑损伤伤者如能及时被送往有条件的医院,早期进行包括 CT 扫描在内的各种检查,可使诊断确切,以利早期治疗。

(六)救治原则与措施

1.急救

(1)保持呼吸道通畅:简单的方法是把下颌向前推拉,侧卧,吸除呼吸道分泌物和呕吐物,也可通过插管过度换气。

(2)抢救休克:早期足量的输血、输液和保持呼吸道通畅是战争与和平时期枪伤治疗的两大原则。

(3)严重脑受压的急救:伤者在较短时间内出现单侧瞳孔散大或很快出现双侧瞳孔变化,呼吸转慢,估计不能转送至手术医院时,则应迅速扩大贯通伤入口,创道浅层血肿常可涌出而使部分伤者获救,然后再考虑转送。

(4)创伤包扎:现场抢救只做伤口简单包扎,以减少出血,有脑膨出时,用敷料绕其周围,保护脑组织以免污染和增加损伤。强调直接送专科处理,但已出现休克或已有中枢性循环衰竭征象者,应就地急救,不宜转送。尽早开始大剂量抗生素治疗,应用破伤风抗毒素。

2.优先手术次序

大量伤者到达时,伤者手术的顺序大致如下。

(1)有颅内血肿等脑受压征象者,或伤道有活动性出血者,优先手术。

(2)颅脑贯通伤优先于非贯通伤手术,其中脑室伤有大量脑脊液漏及颅后窝伤也应尽早处理。

(3)同类型伤,先到达者,先处理。

(4)危及生命的胸、腹伤优先处理,然后再处理颅脑伤;如同时已有脑疝征象,伤情极重,在良好的麻醉与输血保证下,两方面手术可同时进行。

3.创伤的分期处理

(1)早期处理(伤后 72 小时以内):早期彻底清创应于 24 小时以内完成,但由于近代有效抗生素的发展,对于转送较迟,生命垂危或其他合并伤需要紧急处理时,脑部的清创可以推迟至 72 小时。一般认为伤后3～8小时最易形成创道血肿,故最好在此期或更早期清创。

(2)延期处理(伤后 3～6 天):伤口如尚未感染,也可以清创,术后缝合伤口,放置橡皮引流条,或两端部分缝合或不缝,依具体情况而定。伤口若已感染,则可扩大伤口和骨孔,使脓液引流通畅,此时不宜进行脑内清创,以免感染扩散,待感染局限后晚期清创。

(3)晚期处理(伤后7天以上):未经处理的晚期伤口感染较重,应先用药物控制感染,若创道浅部有碎骨片,妨碍脓液引流,也可以扩大伤口,去除异物,之后择期进一步手术。

(4)二期处理(再次清创术):颅脑火器伤可由于碎骨片、金属异物的遗留、脑脊液漏及术后血肿等情况进行二次手术。

(七)清创术原则与方法

麻醉、术前准备、一般清创原则基本上与平时开放性颅脑损伤的处理相同,在战时,为了减轻术后观察和护理任务,宜多采用局麻或只有短暂的全身麻醉。开颅可用骨窗法和骨瓣法,彻底的颅脑清创术要求修整严重污染或已失活的头皮、肌肉及硬脑膜,摘尽碎骨片,止血。对过深难以达到的金属异物不强求在一期清创中摘除。清创术后,颅内压下降,脑组织下塌,脑动脉搏动良好,冲净伤口,缝合修补硬脑膜,缝合头皮,硬脑膜外可放置引流条1～2天。

对于脑室伤,要求将脑室中的血块及异物彻底清创,充分止血,术毕用含抗生素的生理盐水冲净伤口,对预防感染有一定作用,同时可做脑室引流。摘除的碎骨片数目要与X线检查显示的数目核对,避免残留骨片形成颅内感染的隐患。新鲜伤道中深藏的磁性金属异物和弹片,可应用磁性导针伸入伤道吸出。颅脑贯通伤出口常较大,出口的皮肤血管也易于损伤,故清创常先从出口区进行。若入口处有脑膨出或血块涌出,则入口清创优先进行。

下列情况需行减压术,硬脑膜可不予缝合修补:①清创不彻底;②脑挫裂伤严重,清创后脑组织仍肿胀或膨出;③已化脓之创伤,清创后仍需伤道引流;④止血不彻底。

(八)术后处理

脑贯通伤清创术后,需定时观察生命体征、意识、瞳孔的变化,观察有无颅内继发出血、脑脊液漏等。加强抗脑水肿、抗感染、抗休克治疗。保持呼吸道通畅,吸氧。躁动、癫痫高热时,酌情使用镇静药,冬眠药和采用物理方法降温,昏迷瘫痪伤者,定时翻身,预防肺炎,压疮和泌尿系统感染。

(九)颅内异物存留

开放性颅脑损伤,特别是火器伤常有金属弹片及碎骨片、草木、泥沙、头发等异物进入颅内。当早期清创不彻底或因异物所处部位较深,难以取出时,异物则存留于颅内。异物存留有可能导致颅内感染,其中碎骨片易伴发脑脓肿,而且可促使局部脑组织退行性变,极少数金属异物尚可有位置的变动,从而加重脑损伤,需手术取出异物。摘除金属异物的手术指征:①直径>1 cm 的金属异物因易诱发颅内感染而需手术;②位于非功能区、易于取出且手术创伤及危险性小;③出现颅内感染征象或顽固性癫痫及其他较严重的临床症状者;④合并有外伤性动脉瘤者;⑤脑室贯通伤,异物进入脑室时,由于极易引起脑室内出血及感染,且异物在脑室内移动可以损伤脑室壁,常需手术清除异物。手术方法可分为骨窗或骨瓣开颅直接手术取除异物及采用立体定向技术用磁性导针或异物钳取除异物。前者有造成附加脑损伤而加重症状的危险,手术宜沿原伤道口进入,避开重要功能区,可应用于表浅部位及脑室内异物取出。近年来,由于立体定向技术的发展,可在 X 线颅骨正侧位片及头部 CT 扫描准确定位及监控下,颅骨钻孔后,精确地将磁导针插入脑内而吸出弹片;或利用异物钳夹出颅内存留的异物。此种方法具有手术简便,易于接受,附加损伤少等优点,但当吸出或钳夹异物有困难时,需谨慎操作,以免损伤异物附近的血管而并发出血。手术前后需应用抗生素预防感染,并需重复注射破伤风抗毒素。

第三节　外伤性颅内血肿

一、概述

外伤性颅内血肿在闭合性颅脑损伤中占 10% 左右,在重型颅脑损伤中占 40%～50%。

(一)颅内血肿的分类

1.按血肿症状出现的时间分类

(1)特急性血肿:3 小时以内出现血肿症状者。

(2)急性血肿:伤后 3 天内出现症状者。

(3)亚急性血肿:伤后 3 天至 3 周出现症状者。

(4)慢性血肿:伤后 3 周以上出现症状者。

2.按血肿在颅腔内部位不同分类

(1)硬脑膜外血肿:血肿位于颅骨和硬脑膜之间。

(2)硬脑膜下血肿:血肿位于硬脑膜和蛛网膜之间。

(3)脑内血肿:血肿位于脑实质内。

(4)特殊部位血肿:脑室内出血,出血在脑室系统内;颅后窝血肿,血肿位于颅后窝;脑干血肿,血肿位于脑干。

3.按血肿数目多少分类

(1)单发性血肿:颅内出现单一血肿。

(2)多发性血肿:两个以上同部位不同类型的血肿或不同部位的血肿。

4.按血肿是否伴脑挫裂伤分类

(1)单纯性血肿:不伴有脑挫裂伤的血肿。

(2)复合性血肿:血肿部位伴脑挫裂伤。

此外,CT 扫描的出现又引出以下两种概念。①迟发性颅内血肿:伤后首次CT 扫描未发现血肿,当病情变化再次 CT 检查发现了血肿。②隐匿性颅内血肿:伤后病情稳定,无明显症状,经 CT 扫描发现了颅内血肿。

(二)病理生理

正常时,颅腔的容积是脑的体积、颅内血容量和颅内脑脊液量三者之和。外伤后颅内形成血肿,为维持正常颅内压,血肿形成早期,机体借颅内血管的反射性收缩使血容量减少,并将一部分脑脊液挤压到椎管内,脑脊液分泌减少,吸收速度增加代偿。但这种代偿有一定限度。脑脊液可代偿的容量约占颅腔总量的5%,即相当于 70 mL,血容量可供代偿容量约 25 mL。但颅内血肿大多都伴有脑挫裂伤及脑水肿,因此,血肿即便<70 mL,也可产生急性脑受压及失代偿的表现。一般认为,幕上急性血肿超过 20 mL,幕下急性血肿超过 10 mL,即可产生症状而需手术处理。机体失代偿后可经以下环节形成恶性循环。

1.脑血液循环障碍

颅内压增高,脑静脉回流受阻,血液淤滞,引起脑缺氧和毛细血管通透性增强,产生脑水肿和颅内压增高。

2.脑脊液循环障碍

脑血液循环的淤滞,导致脑脊液分泌量增加和吸收量减少,脑水肿加重,闭塞了脑池和蛛网膜下腔特别是环池和枕大池。以及当脑疝形成时,中脑导水管受压,脑脊液循环障碍,致使颅内压进一步增高。

3.脑疝形成

当血肿体积不断增大,压迫同侧大脑半球,导致颞叶沟回疝,压迫中脑致使导水管处脑脊液循环障碍。幕上颅内压急剧增高,压力向下传达到颅后窝,促使小脑扁桃体经枕骨大孔下疝,延髓受压,生命中枢衰竭,导致患者死亡。

(三)临床表现

1.颅内压增高症状

(1)头痛、恶心、呕吐:为头外伤的早期常见症状,如在急性期或亚急性期并发血肿者,头痛加剧,恶心、呕吐频繁。对慢性血肿则不明显。

(2)生命体征改变:急性颅内血肿引起的颅内压增高,可导致库欣综合征,表现为血压升高,脉压增大,脉搏和呼吸减慢。

(3)意识障碍:颅内血肿患者的意识障碍变化多有中间清醒期或中间好转期,即患者伤后出现原发性昏迷,当患者神志转清或意识障碍好转时,由于颅内出血的存在,血肿不断增大,颅内压增高或脑疝形成,再次出现昏迷。某些颅内血肿伴严重脑挫裂伤,如原发昏迷程度加重,应考虑到有脑水肿或多发颅内血肿的可能。

(4)躁动:为颅内压急剧增高或脑疝发生前的临床表现。

(5)视盘水肿:亚急性或慢性血肿,以及少数急性血肿均可出现视盘水肿。

2.局灶症状

颅内血肿的局灶体征是伤后逐渐出现的,这与脑挫裂伤后立即出现的局灶症状有所不同。

3.脑疝症状

幕上血肿造成小脑幕切迹疝,表现为意识丧失,血肿同侧瞳孔散大,对光反射消失和对侧偏瘫等。少数患者由于脑干被推向对侧,致使对侧的大脑脚与小脑幕游离缘相挤压,出现颠倒症状,这在血肿定位时应予以注意。

脑疝晚期则可出现双侧瞳孔散大,固定和去大脑强直,进一步发生枕骨大孔疝,出现病理性呼吸,最终导致呼吸停止。

(四)辅助检查

1.颅骨 X 线检查

了解有无颅骨骨折,骨折线的走行和其与硬脑膜外血肿的关系,对判断头部着力部位、出血来源和血肿的位置、类型有帮助。钙化松果体的移位,对判断幕上血肿的定位有帮助。

2.超声波探查

简单易行,便于动态观察。单侧的血肿可出现中线波移位;发展中的血肿,初次检查时中线波可无明显移位,但随着血肿增大,复查中将发现中线波明显移位。但额底、颞底和两侧性血肿,中线波常不出现移位。

3.脑血管造影

在无 CT 扫描的条件下,脑血管造影仍然是较好的诊断方法,但对已出现脑疝症状者切忌做此项检查,防止因造影延迟手术时间,造成不良后果。

4.CT 扫描

在外伤性颅内血肿的检查中,CT 扫描是目前最为理想的方法。它可以准确地判断血肿的类型、大小、位置和数目,以及同时伴有的颅骨、脑组织损伤的情况,便于同时处理。

(五)诊断与鉴别诊断

根据患者的头外伤史,进行性颅内压增高的症状、体征以及局灶体征,及时行 CT 扫描,将有利于颅内血肿的早期诊断。当伤情发展到脑疝形成时,应抓紧时间进行钻孔探查。在临床上,外伤性颅内血肿应与以下疾病进行鉴别。

1.脑挫裂伤

局灶神经体征伤后立即出现,颅内压增高症状多不明显。鉴别手段主要靠 CT 扫描。

2.脑血管意外

发病时患者突然感到剧烈头痛、头昏,然后意识丧失而昏倒。因病种不同可有不同的病史和临床特点,合并轻度头外伤时,在临床上难以鉴别。经 CT 扫描了解血肿的部位和类型将有助于鉴别诊断。

3.脂肪栓塞

患者常伴有四肢长骨骨折,伤后患者情况良好,但数小时或数月后,出现头痛、躁动、癫痫发作和意识障碍,全身皮肤可有散在小出血点。

(六)救治原则与措施

患者伤后无意识障碍及颅内压增高,CT 示血肿量小、中线结构移位不明显、脑室系统无明显受压,无局灶性神经系统体征可行保守疗法,余者多需手术治疗,清除血肿。手术指征:①意识障碍逐渐加重。②颅内压增高,颅内压监测 >1.8 kPa(180 mmH$_2$O),并呈进行性升高。③有局灶性神经系统体征。④CT 示幕上血肿量>30 mL,幕下>10 mL,中线结构移位>1 cm,脑池、脑室受压明显。⑤在脱水、利尿保守治疗中病情恶化者。⑥硬脑膜外血肿不易吸收,指征可放宽。⑦颞叶、颅后窝血肿易导致脑疝,需密切观察病情变化,在脑疝出现前及早手术。

二、硬膜外血肿

硬膜外血肿位于颅骨内板与硬脑膜之间,占外伤性颅内血肿的30%左右,在闭合性颅脑损伤中其发生率为2%～3%。临床统计资料显示,外伤性硬膜外血肿以急性多见,约占86.2%,亚急性血肿占10.3%,慢性者少见,占3.5%。我国全国神经精神科学会将伤后3小时内出现典型颅内血肿症状及体征者定为特急性血肿,以加强此类患者的救治工作。硬膜外血肿呈特急性表现者在各类外伤性血肿中较为多见。硬膜外血肿多为单发,多发者少见,但可合并其他类型血肿构成复合型血肿,其中以外伤着力点硬膜外血肿合并对冲部位硬膜下血肿较为常见,脑内血肿少见。硬膜外血肿可见于任何年龄的患者,以15～40岁青壮年较为多见。儿童因颅内血管沟较浅且颅骨与脑膜粘连紧密,损伤脑膜动脉及脑膜剥离机会少,硬膜外血肿少见。

(一)急性硬膜外血肿

1.病因与病理

急性硬膜外血肿的常见原因是颅骨骨折导致脑膜中动脉或其分支撕裂出血,于颅骨内板和硬膜之间形成血肿,以额颞部及颞顶部最为常见。脑膜中动脉经颅中窝底的棘孔进入颅内,沿脑膜中动脉沟走行,在翼点处分为前后两支,翼点处颅骨较薄,发生骨折时脑膜中动脉及其分支均可被撕裂,其主干出血形成的血肿以额部为主,前支出血形成血肿多位于额部或额顶部,后支出血血肿多位于颞顶或颞部。脑膜中动脉出血凶猛,血肿可迅速增大,数小时内产生脑疝,特急性硬膜外血肿多见于此处出血者。前额部外伤或颅前窝骨折,可损伤筛前动脉及其分支(脑膜前动脉),于额极部或额底部形成硬膜外血肿,此处血肿形成较慢且临床少见,易于漏诊。有时骨折损伤与脑膜中动脉伴行的脑膜中静脉,因出血缓慢,血肿多为亚急性或慢性,临床少见。矢状窦、横窦可因相应部位骨折使其撕裂出血造成矢状窦旁血肿、颅后窝血肿或骑跨静脉窦的硬膜外血肿。板障静脉或穿通颅骨的血管因骨折引起出血,可于硬膜外间隙形成血肿,临床可以遇见,但较静脉窦出血所致的血肿形成更为缓慢。有时头部外伤后,并无骨折,但外力可使硬膜与颅骨分离,致微小血管撕裂形成硬膜外血肿,多位于外伤着力点处,形成缓慢且血肿较小。

血肿的大小、出血速度是影响患者病情的两大因素,出血速度快、血肿迅速形成者,即使血肿量较小,因颅内压增高来不及代偿,早期即出现脑受压及颅内压增高症状。大脑半球凸面急性血肿,向下向内挤压脑组织,形成颞叶沟回疝,产生临床危象。亚急性与慢性血肿可因颅内血液与脑脊液的减少,以代偿颅内压的缓慢增高,即使血肿较大,仍可无脑疝形成。若血肿量继续增加(>100 mL),颅内压代偿失调,可出现危象。若救治不及时,则可导致生命危险。

2.临床表现

(1)意识障碍:急性硬膜外血肿多数伤后昏迷时间较短,少数甚至无原发昏迷,说明大多数脑原发损伤比较轻。有原发昏迷者伤后短时间内清醒,后血肿形成并逐渐增大,颅内压增高及脑疝形成,出现再昏迷,两次昏迷之间的清醒过程称为中间清醒期。各种颅内血肿中,急性硬膜外血肿患者中间清醒期最为常见;部分无原发昏迷者伤后3天内出现继发昏迷,早期检查不细致容易漏诊;原发脑损伤严重,伤后持续昏迷或仅表现意识好转后进行性加重,无典型中间清醒期,颅内血肿征象被原发脑干损伤或脑挫裂伤掩盖,易漏诊。

(2)颅内压增高:在昏迷或再昏迷之前,因颅内压增高,患者表现为剧烈头痛、恶心、呕吐、躁动不安、血压升高、脉压增大、心跳及呼吸缓慢等表现。

(3)神经系统体征:幕上硬膜外血肿压迫运动区、语言中枢、感觉区,可出现中枢性面瘫、偏瘫、运动性失语、感觉性失语、混合性失语、肢体麻木等,矢状窦旁血肿可单纯表现下肢瘫。小脑幕切迹疝形成后,出现昏迷,血肿侧瞳孔散大,对光反射消失,对侧肢体瘫痪,肌张力增高,腱反射亢进,病理反射阳性等韦伯综合征表现。脑疝形成后可短期内进入脑疝晚期,出现双瞳孔散大、病理性呼吸、去大脑强直等。若不迅速手术清除血肿减压,将因严重的脑干继发损害,导致生命中枢衰竭死亡。偶见血肿迅速形成,导致脑干向对侧移位嵌压于对侧小脑幕上,首先表现对侧瞳孔散大,同侧肢体瘫痪等不典型体征,需要立即做辅助检查确诊。幕下血肿出现共济失调、眼球震颤、颈项强直等,因颅后窝体积狭小,其下内侧为延髓和枕骨大孔,血肿继续增大或救治不及时,可因枕骨大孔疝形成突然出现呼吸、心跳停止而死亡。

3.辅助检查

(1)颅骨X线检查:颅骨骨折发生率较高,约95%显示颅骨骨折。

(2)脑血管造影:血肿部位显示典型的双凸镜形无血管区,伤后数小时内造影者,有时可见对比剂外渗;矢状窦旁或跨矢状窦的硬脑膜外血肿,造影的静脉及静脉窦期,可见该段的矢状窦和注入静脉段受压下移。

（3）CT 检查：表现为呈双凸镜形密度增高影，边界锐利，骨窗位可显示血肿部位颅骨骨折。同侧脑室系统受压，中线结构向对侧移位。

（4）MRI 检查：多不用于急性期检查，形态与 CT 表现相似，呈梭形，边界锐利，T_1 加权像为等信号，其内缘可见低信号的硬脑膜，T_2 加权像为低信号。

4.诊断

依据头部外伤史，着力部位及受伤性质，伤后临床表现，早期颅骨 X 线片等，可对急性硬膜外血肿做初步诊断。出现剧烈头痛、呕吐、躁动、血压增高、脉压加大等颅内压严重增高，或偏瘫、失语、肢体麻木等体征时，应高度怀疑颅内血肿，尽快行 CT 检查协助诊断。

5.鉴别诊断

急性硬膜外血肿应与硬膜下血肿、脑内血肿、局限性脑水肿及弥散性脑水肿等进行鉴别诊断。

（1）硬膜下血肿及脑内血肿：与硬膜外血肿比较，受伤暴力较重，顶枕及颞后部着力对冲性损伤多见，中间清醒期少见，意识障碍进行性加重多见，颅骨骨折较少见（约 50%），CT 显示硬膜下及脑内不规则高密度影，脑血管造影为硬膜下无血管区及脑内血管抱球征。

（2）局限性脑水肿及弥散性脑水肿：与各种血肿比较，受伤暴力更重，亦多见于对冲性损伤，原发损伤重，原发脑干损伤多见，伤后昏迷时间长，意识相对稳定，部分患者可有中间清醒期，水肿及肿胀以一侧为主者，临床表现与血肿相似。脑血管造影可见血管拉直，部分显示中线移位；CT 检查见病变区脑组织呈低密度影及散在点片状高密度出血灶，脑室、脑池变小。多数患者对脱水、激素治疗有效，重症者 24～48 小时内严重恶化，脱水、激素治疗及手术效果均不理想，预后差。

6.救治原则与措施

急性硬膜外血肿原则上确诊后应尽快手术治疗。早期诊断，尽量在脑疝形成前手术清除血肿并充分减压，是降低死亡率、致残率的关键。CT 可清晰显示血肿的大小、部位、脑损伤的程度等，使穿刺治疗部分急性硬膜外血肿成为可能，且可连续扫描动态观察血肿的变化，部分小血肿可保守治疗。

（1）手术治疗。①骨瓣或骨窗开颅硬膜外血肿清除术：适用于典型的急性硬膜外血肿。脑膜中动脉或其分支近端撕裂、静脉窦撕裂等出血凶猛，短时间内可形成较大血肿，已经出现严重颅内压增高症状和体征或早期颞叶沟回疝表现，应立即行骨瓣开颅清除血肿，充分减压并彻底止血，术后骨瓣复位，避免二次颅骨修补手术。若患者已处于双侧瞳孔散大、病理性呼吸等晚期脑疝表现,为了迅速减压,可先行血肿穿刺放出血肿的液体部分,达到部分减压的目的,再进行其他术前准备及麻醉,麻醉完毕后采用骨窗开颅,咬开骨窗应足够大,同时行颞肌下减压。骨瓣打开或骨窗形成后,即已达到减压的目的,血肿清除应自血肿周边逐渐剥离,遇有破裂的动静脉即电凝或缝扎止血;脑膜中动脉破裂出血可电凝、缝扎及悬吊止血,必要时填塞棘孔,血肿清除后仔细悬吊硬膜,反复应用生理盐水冲洗创面,对所有出血点进行仔细止血,防止术后再出血。硬膜外血肿清除后,若硬膜张力高或硬膜下发蓝,疑有硬膜下血肿时,应切开硬膜探查,避免遗漏血肿。清除血肿后硬膜外置橡皮引流条引流 24~48 小时。②血肿穿刺引流术治疗急性硬膜外血肿:部分急性硬膜外血肿位于颞后及顶枕部,因板障出血或脑膜动静脉分支远端撕裂出血所致,出血相对较慢,血肿形成后出现脑疝亦较慢,若血肿量大于30 mL,在出现意识障碍及典型小脑幕切迹疝之前,依据 CT 摄片简易定位,应用一次性穿刺针穿刺血肿最厚处,抽出血肿的液体部分后注入尿激酶液化血肿,每天 1~3 次,血肿可于2~5 天完全清除。穿刺治疗急性硬膜外血肿时应密切观察病情变化,及时复查 CT,若经抽吸及初次液化后血肿减少低于1/3或症状无明显缓解,应及时改用骨瓣开颅清除血肿。

(2)非手术治疗:急性硬膜外血肿量低于 30 mL,可表现头痛、头晕、恶心等颅内压增高症状,但一般无神经系统体征,没有 CT 扫描时难以确定血肿的存在,经 CT 扫描确诊后,应用脱水、激素、止血、活血化瘀等治疗,血肿可于 15~45 天吸收。保守治疗期间动态 CT 监测,血肿量超过 30 mL 可行穿刺治疗,在亚急性及慢性期内穿刺治疗,血肿多已部分或完全液化,抽出大部分血肿,应用液化剂液化 1~2 次即可完全清除血肿。

(二)亚急性硬膜外血肿

外伤第 4 天至 3 周内出现临床症状及体征的硬膜外血肿为亚急性硬膜外血肿,CT 应用以后亚急性硬膜外血肿的发现率明显增加,约占硬膜外血肿的10.5%,但应与迟发性硬膜外血肿的概念结合起来进行诊断。

1.病因与病理

亚急性硬膜外血肿外伤暴力多较轻,着力点处轻微线形骨折,导致局部轻微渗血,逐渐形成血肿;亦可无骨折,在受伤的瞬间颅骨轻微变形,后靠其弹性迅速复原,但已造成颅骨与硬膜剥离,致颅骨内面与硬膜表面微小血管损伤出血,形成血肿并逐渐增大。存在颅底骨折脑脊液漏者,因颅内压明显低于正常,亦是血肿变大的因素之一。脑膜中动脉及其分支因外伤产生假性动脉瘤破裂也是亚急性硬膜外血肿形成的可能原因之一。因血肿形成缓慢,颅内压可通过降低脑脊液分泌量、减少颅内血液循环总量进行代偿,出现临床症状较慢且相对较轻。亚急性硬膜外血肿早期为一血凝块,一般在第6～9天即出现机化,逐渐在硬膜面形成一层肉芽组织,血肿出现钙化现象是慢性血肿的标志,较大的血肿CT可显示其包膜及中心液化。

2.临床表现

本病多见于青壮年男性,因其从事生产劳动及其他户外活动多,且其硬脑膜与颅骨连接没有妇女、儿童及老人紧密,好发于额、顶、颞后及枕部。因颅内压增高缓慢,可长时间处于颅内压慢性增高状态,头痛、头晕、恶心、呕吐等逐渐加重,延误诊治者可出现意识障碍、偏瘫、失语等。

3.辅助检查

(1)CT检查:表现为稍高、等或低密度区呈梭形,增强CT扫描可有血肿内缘的包膜强化,有助于等密度血肿的诊断。

(2)MRI检查:硬膜外血肿在亚急性期与慢性期 T_1、T_2 加权图像均为高信号。

(3)脑血管造影:可见颅骨内板下梭形无血管区。

4.诊断及鉴别诊断

明确的外伤史,X线片见到骨折,结合临床表现可做出初步诊断,个别外伤史不明确者要与慢性硬膜下血肿及其他颅内占位性病变进行鉴别。及时的CT、MRI或脑血管造影可以确诊。

5.治疗及预后

对已经出现意识障碍的患者,应及时手术治疗,CT显示血肿壁厚,有增强及钙化者,行骨瓣开颅清除血肿,内侧壁应在周边缓慢剥离,仔细止血,血肿清除后硬膜悬吊,外置橡皮引流条引流,骨瓣完整保留。部分亚急性期血肿液化良好,可行穿刺血肿抽吸液化引流治疗。个别症状轻微、意识清醒、血肿量低于30 mL患者,可应用非手术治疗,其间密切观察病情,并借助CT动态监测,多数30～45天可完全吸收。此类患者处理及时得当,多预后良好且无后遗症。

(三)慢性硬膜外血肿

1.发生率

由于诊断慢性硬膜外血肿的时间文献中报道不一,因此,其发生率悬殊也就很大。慢性硬膜外血肿占硬膜外血肿的比率在3.9%～30.0%。

2.发生机制

慢性硬膜外血肿的发生机制目前尚不明确,但与慢性硬膜下血肿的发生机制不同。多数人用出血速度来解释血肿形成过程。Gallagher(1968)提出"静脉出血"观点,他认为脑膜中静脉的解剖位置比脑膜中动脉更易受损。但 Ford 认为静脉出血不能造成硬膜剥离,故他不同意"静脉出血"的观点。Clavel(1982)认为用"出血源"来解释慢性硬膜外血肿的发生是不全面的,因为在部分慢性硬膜外血肿患者术中未发现有明确的出血源。Mclaurin 和 Duffner(1993)认为血肿的部位、血肿大小、颅腔容积的代偿作用、颅骨骨折及个体耐受差异是慢性硬膜外血肿形成的主要因素,而出血源则是次要的。因为52%~67%的慢性硬膜外血肿位于额顶部,此部位的出血源多为静脉窦、板障静脉出血,缓慢出血过程所致的颅内压增高可因脑脊液的排出而代偿,此处硬膜粘连紧密,不易迅速形成血肿。另外,硬膜外出血可通过颅骨骨折缝透入骨膜下或帽状腱膜下而减少或吸收。颅骨骨折发生同时造成硬膜剥离而发生的渗血,形成慢性硬膜外血肿可解释部分病例术中找不到出血源的原因。另外,有人提出外伤性假性脑膜中动脉瘤破裂也是发生慢性硬膜外血肿的原因之一。

3.临床表现

慢性硬膜外血肿可以无症状或中间清醒期长达数月、数年,甚至数十年。幕上慢性硬膜外血肿常表现为进行性头痛、恶心、呕吐,轻度嗜睡,动眼、滑车神经麻痹、视盘水肿以及偏瘫,行为障碍等。幕下者则以颈部疼痛和后组脑神经、小脑受累为主要表现。

4.诊断标准

多数人认为以头外伤 12~14 天诊断为慢性硬膜外血肿最为合理,因为此时显微镜下才能发现有血肿机化或钙化,而在亚急性硬膜外血肿(伤后 2~13 天)中则没有血肿机化这种组织学改变。

5.辅助检查

(1)CT:慢性硬膜外血肿几乎均发生在幕上,且主要发生在额、顶部。多数慢性硬膜外血肿在 CT 平扫中呈双凸透镜形低密度区的脑外病变表现,亦可呈等密度或高密度影。强化 CT 扫描可减少漏诊率。强化 CT 中慢性硬膜外血肿呈周边高密度影,周边强化除血肿部位硬膜本身强化外,还与硬膜外层表面形成富含血管的肉芽组织有关。血肿亦可有钙化或骨化。绝大多数患者合并有颅骨骨折,其发生率要比急性硬膜外血肿更高。文献中报道合并颅骨骨折的发生率为 75%~100%,平均为 93%。

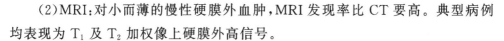

（2）MRI：对小而薄的慢性硬膜外血肿，MRI发现率比CT要高。典型病例均表现为 T_1 及 T_2 加权像上硬膜外高信号。

6.治疗与手术病理所见

慢性硬膜外血肿可以自行机化、吸收。因此，对于症状轻微、意识清醒、血肿小于 3 cm×1.5 cm 的病例可在 CT 动态观察下保守治疗。但是，保守治疗病例中偶有数月、数年后病情恶化或发生迟发性癫痫或再出血者。对已液化的慢性硬膜外血肿可行钻孔引流术，但多数情况下，为了清除机化的血凝块或寻找出血源应行开颅清除血肿。术中可见机化的血凝块或发生液化形成血肿。一般认为慢性硬膜外血肿液化形成包膜的时间在 5 周左右。部分病例血肿亦可发生骨化，血肿处硬膜上，亦可见有一薄层炎性肉芽组织，富含不成熟的小血管，这是慢性血肿刺激产生的，尤其多见于青年患者。

7.预后

慢性硬膜外血肿的预后与诊断和治疗是否延误及恰当密切有关。绝大多数患者预后良好。综合文献报告83例患者，1例死亡，死亡率1.2％，有2例患者遗留有永久性神经功能缺陷。

三、硬膜下血肿

硬膜下血肿为颅内出血积聚于硬脑膜下腔，占外伤性颅内血肿的40％左右，是最常见的继发性颅脑损伤。临床上多分为复合型硬膜下血肿和单纯型硬膜下血肿，前者与脑挫裂伤、脑内血肿或硬膜外血肿合并存在，脑皮质动静脉出血，血液积聚在硬脑膜和脑皮质之间，这类硬膜下血肿多因减速性损伤所致，即头部在运动中损伤，尤其是对冲性损伤所致的硬膜下血肿，一般原发性脑损伤较重，病情恶化迅速，伤后多持续昏迷，并且昏迷程度逐渐加深，部分有中间清醒期或中间好转期，早期缺乏特异性症状，易与硬膜外血肿混淆。当血肿增大到一定程度时，可出现脑疝形成瞳孔散大，并迅速恶化，预后不良，死亡率较高；单纯型硬膜下血肿为桥静脉损伤所致，受伤暴力轻，合并轻微脑损伤或无原发脑损伤，血液积聚于硬脑膜和蛛网膜之间，出血缓慢，多呈亚急性或慢性表现。临床上根据血肿出现症状的时间将硬膜下血肿分为急性、亚急性和慢性3种类型。

（一）急性硬膜下血肿

1.病因与病理

减速性损伤所引起的对冲性脑挫裂伤，血肿常在受伤的对侧，为临床最常见者；加速性损伤所致的脑挫裂伤，血肿多在同侧。一侧枕部着力，因大脑在颅腔内相对运动,凸凹不平的前、中颅窝底可致对侧额颞部脑挫裂伤及血管撕裂发生复合性硬膜下血肿;枕部中线着力易致双侧额叶、颞极部血肿;头部侧方着力时,同侧多为复合性硬膜下血肿或硬膜外血肿,对侧可致复合性或单纯性硬膜下血肿;前额部的损伤,青年人受伤暴力大可形成复合性血肿,单纯性硬膜下血肿少见,因枕叶靠近光滑的小脑幕,极少出现对冲性损伤及对冲部位的硬膜下血肿,而老年人因存在一定程度脑萎缩且血管脆性增加,额部着力外伤易发生硬膜下血肿。

2.临床表现

急性硬膜下血肿多合并较重脑挫伤,临床分类大多数为重型颅脑损伤,伤后原发昏迷多较深,复合性硬膜下血肿中间清醒期少见,多表现意识障碍进行性加重,部分有中间意识好转期,少部分出现中间清醒期。在脑挫伤的基础上随着血肿形成出现脑疝进入深昏迷。颅内压增高症状如呕吐、躁动比较常见;生命体征变化如血压升高、脉压增大、呼吸及脉搏缓慢、体温升高等明显;伤后早期可因脑功能区的损伤和血肿的压迫产生相应的神经系统体征,如中枢性面舌瘫及偏瘫、失语、癫痫等;出现小脑幕切迹疝时出现同侧瞳孔散大、眼球固定,对侧肢体瘫痪,治疗不及时或无效时病情可迅速恶化出现双侧瞳孔散大、去大脑强直及病理性呼吸,进入濒死状态。特急性颅内血肿常见于减速性对冲性损伤所致硬膜下血肿。单纯性急性硬膜下血肿多有中间清醒期,病情进展相对较慢,局部损伤体征少见,颅内压增高表现及出现小脑幕切迹疝后表现与复合性硬膜下血肿相似。

3.辅助检查

(1)颅骨 X 线检查:颅骨骨折的发生率较硬膜外血肿低,约为 50%。血肿的位置与骨折线常不一致。

(2)脑血管造影:一侧脑表面的硬脑膜下血肿表现为同侧脑表现新月形无血管区,同侧大脑前动脉向对侧移位;两侧性硬脑膜下血肿的一侧脑血管造影显示为同侧脑表面的新月形无血管区,而大脑前动脉仅轻度移位或无移位。额底和颞底的硬膜下血肿,脑血管造影可无明显变化。

(3)CT 检查:表现为脑表面的新月形高密度影,内侧皮层内可见点片状出血灶,脑水肿明显,同侧侧脑室受压变形,中线向对侧移位。CT 检查是目前颅脑损伤、颅内血肿首选且最常用的确诊方法。

(4)MRI 检查:可清晰显示血肿及合并损伤的范围和程度,但费时较长,有意识障碍者不能配合检查,多不应用于急性期颅脑损伤患者。

4.诊断

依据头部外伤史、受伤原因及受伤机制,原发昏迷时间较长或意识障碍不断加深,并出现颅内压增高的征象,特别是早期出现神经系统局灶体征者,应高度怀疑有急性硬膜下血肿的可能,应及时行 CT 检查确诊。

5.鉴别诊断

(1)急性硬膜外血肿:典型的硬膜外血肿的特点是原发性脑损伤较轻,有短暂的意识障碍,中间清醒期比较明显,继发性昏迷出现时间的早晚与血管损伤的程度和损伤血管的直径有关。病情发展过程中出现剧烈的头痛、呕吐、躁动不安等;并有血压升高、脉搏和呼吸缓慢等颅内压增高的表现。CT 扫描原发性脑损伤少见,颅骨内板下表现为双凸形高密度区。

(2)脑内血肿:急性硬膜下血肿与脑内血肿受伤机制、临床表现均极为相似,脑内血肿相对少见,病情进展较缓慢,脑血管造影、CT、MRI 均可对两者进行鉴别、确诊。

(3)弥散性脑水肿:伤后短暂昏迷,数小时后再昏迷并迅速加重,且多见于顶枕部着力减速性对冲伤,单纯依据受伤机制和临床表现难以进行鉴别,CT 扫描显示一个或多个脑叶水肿肿胀、散在点片状出血灶,发展迅速或治疗不及时预后均极差。

6.治疗及预后

急性硬膜下血肿患者,病情发展迅速,确诊后应尽快手术治疗,迅速解除脑受压和减轻脑缺氧,是提高手术成功率和患者生存质量的关键。

(1)手术治疗。①骨窗或骨瓣开颅血肿清除术:治疗急性硬膜下血肿最常用的手术方式,适用于病情发展快,血肿定位明确,血肿以血凝块为主,钻孔探查难以排出或钻孔冲洗引流过程中新鲜血液不断流出者。手术应暴露充分,清除血肿及挫碎、坏死的脑组织,仔细止血;清除血肿后脑肿胀明显时应进行脑内穿刺,发现脑内血肿同时清除,血肿蔓延致颅底者,应仔细冲洗基底池;术中出现颅内压增高及脑膨出,有存在颅内多发血肿或开颅过程中继发远隔部位血肿的可能,应结合受伤机制对额、颞及脑深部进行探查,或行术中 B 超协助诊断,发现其他血肿随之予以清除;未发现合并血肿行颞肌下减压或去骨瓣减压,减压充分者硬膜缝合下置橡皮引流条或橡皮引流管引流 24~48 小时,脑肿胀较重者硬膜减张缝合。合并脑室内出血者同时行脑室穿刺引流,术后脑疝无缓解可行小脑幕切开。②内减压术:适用于严重的复合性硬膜下血肿,术前已经形成脑疝者。急性硬膜下血肿伴有严重的脑挫裂伤和脑水肿或脑肿胀时,颅内压增高,经彻底清除血肿及破碎的脑组织,颅内压不能缓解常需切除颞极及额极,作为内减压措施。③颞肌下减压术:将颞肌自颅骨表面充分剥离后,咬除颞骨鳞部及部分额骨及顶骨,骨窗可达 8～10 cm,然后放射状剪开硬膜达骨窗边缘,清除硬膜下血肿,反复冲洗蛛网膜下腔的积血,止血后间断缝合颞肌,颞肌筋膜不予缝合,以充分减压。一般多行单侧减压,必要时可行双侧颞肌下减压。④去骨瓣减压术:即去除骨瓣,敞开硬脑膜,仅将头皮缝合,以便减压,通常根据手术情况,决定是否行去骨瓣减压,并将骨窗加大,向下达颧弓,向前达额骨眶突,使颞叶和部分额叶向外凸出,减轻对脑干及侧裂血管的压迫。大骨瓣去除后,由于脑膨出导致的脑移位、变形和脑脊液流向紊乱,早期可致局部水肿加重,脑结构变形,增加神经缺损,晚期可导致脑软化、积液、穿通畸形及癫痫等并发症,应严格掌握指征。大骨瓣减压的指征:特重型颅脑损伤,急性硬膜下血肿,伴有严重的脑挫裂伤、脑水肿,清除血肿后颅内压仍很高;急性硬膜下血肿时间较长,术前已形成脑疝,清除血肿后减压不满意者;弥散性脑损伤,严重的脑水肿,脑疝形成,CT 扫描硬膜下有薄层血肿或无血肿;术前双侧瞳孔散大,对光反射消失,去大脑强直。

(2)非手术治疗:急性硬膜下血肿就诊后应立即给予止血、脱水、吸氧、保持呼吸道通畅等抢救治疗。下列情况可在密切观察病情变化、动态 CT 监测下采用非手术治疗:①意识清楚,病情稳定,无局限性脑受压致神经功能受损,生命体征平稳。②CT 扫描血肿 40 mL 以下,中线移位<1 cm,脑室、脑池无显著受压。③颅内压监护压力在 3.3～4.0 kPa(25～30 mmHg)。④高龄、严重的心肺功能障碍、脑疝晚期双侧瞳孔散大且自主呼吸已停止者。

(二)亚急性硬膜下血肿

亚急性硬膜下血肿为伤后第 4 天到 3 周之内出现症状者,在硬膜下血肿中约占 5%。出血来源与急性硬膜下血肿相似,不同的是损伤的血管较小,多为静脉性出血,原发性脑损伤也较轻,伤后很快清醒,主诉头痛,伴有恶心、呕吐,第 4 天后上述症状加重,可出现偏瘫、失语等局灶性神经受损的症状体征,眼底检查可见视盘水肿。若病情发展较缓,曾有中间意识好转期,3 天后出现症状加重,并出现眼底水肿及颅内压增高症状,应考虑伴有亚急性硬膜下血肿,颅脑 CT 扫描显示脑表面的月牙形高密度影或等密度区,需注意脑室系统的变形、移位,MRI 能直接显示血肿的大小、有无合并损伤及其范围和程度,尤其是对 CT 等密度期的血肿,由于红细胞溶解后高铁血红蛋白释放,T_1、T_2 均显示高信号,有特殊意义。脑超声波检查或脑血管造影检查亦有定位的价值。

亚急性硬膜下血肿的治疗可采用手术治疗和非手术治疗:①骨窗或骨瓣开

颅术,同急性硬膜下血肿。②血肿穿刺引流术,亚急性硬膜下血肿多液化较完全,不以血凝块为主,大部分适合微创穿刺治疗,应用特制穿刺针于血肿中心处穿刺,抽出部分血肿,后注入尿激酶1万～2万单位,每天1～2次,将凝固血肿液化后排出,亚急性硬膜下血肿者病情发展较缓慢,脑损伤较轻,多预后良好。

(三)慢性硬膜下血肿

慢性硬膜下血肿头部外伤3周以后出现血肿症状者,位于硬脑膜与蛛网膜之间,具有包膜。常见于老年人及小儿,以老年男性多见。发病率较高,约占各种颅内血肿的10%,在硬膜下血肿中占25%,双侧血肿发生率为10%左右。多数头部外伤轻微,部分外伤史缺乏,起病缓慢,无特征性临床表现,临床表现早期症状轻微,血肿达到一定量后症状迅速加重,临床上在经影像检查确诊之前,易误诊为颅内肿瘤、缺血或出血性急性脑血管病。

1.病因与病理

许多学者认为慢性硬膜下血肿患者中的绝大多数有轻微的头部外伤史,老年人由于脑萎缩,脑组织在颅腔内的移动度较大,容易撕破汇入上矢状窦的桥静脉,导致慢性硬膜下血肿,血肿大部分位于额颞顶部的表面,位于硬脑膜与蛛网膜之间,血肿的包膜多在发病后5～7天开始出现,到2～3周基本形成,为黄褐色或灰色的结缔组织包膜。电镜观察,血肿内侧膜为胶原纤维,没有血管,外侧膜含有大量毛细血管网,其内皮血管的裂隙较大,基膜结构不清,通透性增强,内皮细胞间隙可见红细胞碎片、血浆蛋白、血小板,提示有渗血现象,导致血肿不断扩大。研究发现,血肿外膜中有大量嗜酸性粒细胞浸润,并在细胞分裂时有脱颗粒现象,这些颗粒基底内含有纤溶酶原,激活纤溶酶而促进纤维蛋白溶解,抑制血小板凝集,诱发慢性出血。

小儿慢性硬膜下血肿较为常见,多因产伤引起,其次为摔伤,小儿出生时头部变形,导致大脑表面汇入矢状窦的桥静脉破裂;小儿平衡功能发育不完善,头部摔伤常见。小儿以双侧慢性硬膜下血肿居多,6个月以内的小儿发病率高,之后逐渐减少。除外伤以外,出血性疾病、营养不良、颅内炎症、脑积水分流术后等也是产生小儿硬膜下血肿的原因。

2.临床表现

(1)慢性颅内压增高的症状:如头痛、恶心、呕吐、复视等,查体可见眼底视盘水肿。

(2)智力障碍及精神症状:记忆力减退,理解力差,反应迟钝,失眠多梦,易疲劳,烦躁不安,精神失常等。

(3)神经系统局灶性体征:偏瘫、失语、同向偏盲、偏侧肢体麻木、局灶性癫痫等。

(4)幼儿常有嗜睡、头颅增大,囟门突出、抽搐、视网膜出血等。

(5)病情发展到晚期出现嗜睡或昏迷,四肢瘫痪,去大脑强直发作,癫痫大发作,查体一侧或双侧巴宾斯基征阳性。

3.辅助检查

(1)颅骨 X 线检查:可显示脑回压迹、蝶鞍扩大、骨质吸收、局部骨板变薄甚至外突。患病多年的患者,血肿壁可有圆弧形的条状钙化,婴幼儿患者可有前囟扩大,颅缝分离和头颅增大等。

(2)脑血管造影:可见颅骨内板下月牙或梭形无血管区。

(3)CT 检查:多表现为颅骨内板下方新月形、半月形或双凸透镜形低密度区,也可为高密度、等密度或混杂密度。单侧等密度血肿应注意侧脑室的受压变形及移位,同侧脑沟消失及蛛网膜下腔内移或消失等间接征象。增强扫描可显示出血肿包膜。

(4)MRI 检查对于慢性硬膜下血肿的诊断:MRI 比 CT 扫描具有优势。MRI 的 T_1 加权像呈短于脑脊液的高信号。由于反复出血,血肿信号可不一致。形态方面同 CT 扫描。其冠状面在显示占位效应方面明显优于 CT。

4.诊断

多数患者有头部轻微受伤史,部分患者因外伤轻微,至数月后出现颅内压增高症状时外伤史已难回忆。在伤后较长时间内无症状或仅有轻微头痛、头晕等症状,3 周以后出现头痛、呕吐、复视、偏瘫、精神失常等应考虑慢性硬膜下血肿。确诊可行 CT、MRI 检查。

5.鉴别诊断

慢性硬膜下血肿在确诊之前,特别是外伤史不明确者,易出现误诊,及时进行影像学检查是减少误诊的关键,临床上应与以下疾病进行鉴别。

(1)颅内肿瘤:无外伤史,颅内压增高的症状多数较缓慢。根据肿瘤发生的部位及性质,相对较早出现神经系统局灶刺激或破坏的症状,如癫痫、肢体麻木无力、语言功能障碍、视力减退、脑神经症状及内分泌功能障碍等,并进行性加重。头颅 CT、脑血管造影及 MRI 检查均可对两者做出鉴别。

(2)脑血栓形成:多见于老年人,但无外伤史,意识障碍表现较轻而局灶性症状表现较重,多为急性静止时发病,进展缓慢,颅脑 CT 显示脑血管分支供应区低密度阴影。

(3)神经官能症:头痛头晕,记忆力减退,失眠多梦,注意力不集中,反应迟钝等。查体无神经系统局灶体征,颅脑 CT 检查无阳性改变。

（4）慢性硬膜下积液:与慢性硬膜下血肿极为相似,积液为淡黄色或无色透明,蛋白含量高于正常脑脊液,低于血肿液体。硬膜下积液可演变成慢性硬膜下血肿,常需借助颅脑 CT 或 MRI 检查才能明确诊断。

（5）其他:应与正常颅内压脑积水、脑脓肿、精神分裂症、高血压脑出血等进行鉴别。

6.治疗

慢性硬膜下血肿的诊断明确后,均应采取手术治疗,多数疗效比较好,甚至有些慢性硬膜下血肿患者已经形成脑疝,出现昏迷及瞳孔散大,颅脑 CT 显示脑中线显著移位,及时手术仍可挽救生命,并预后良好。手术方式及原则基本一致。

（1）钻孔血肿冲洗引流术是治疗慢性硬膜下血肿的首选方式,方法简单、损伤小,在局麻下进行,采用细孔钻颅可于病房床边进行,于血肿较厚的部位或顶结节处钻孔,引流并冲洗血肿腔,为冲洗引流彻底,可前后各钻一孔,冲洗完毕后接引流袋闭式引流,引流 48～72 小时。

（2）骨瓣开颅血肿清除术:适用于血肿内分隔、血肿引流不能治愈者、穿刺治疗术后复发者及血肿壁厚或已钙化的慢性硬膜下血肿患者。手术打开骨瓣后,可见硬膜肥厚,硬膜下发蓝,硬膜上切一小口,缓慢放出积血,减压太快有诱发远隔部位血肿的可能,然后剪开硬膜,血肿外侧壁与硬膜粘在一起翻开,血肿内膜贴在蛛网膜上,易于剥离,应仔细剥离,在内外膜交界处剪断,严格止血。术毕,缝合硬膜,骨瓣复位,分层缝合帽状腱膜及皮肤各层,血肿腔内置橡皮引流管引流 2～4 天。

（3）前囟侧角硬脑膜下穿刺术:小儿慢性硬膜下血肿,前囟未闭者,可经前囟硬膜下穿刺抽吸血肿,经前囟外侧角采用 45°斜行穿向额部或顶部硬膜下,进针 0.5～1.0 cm 即有棕褐色液体抽出,每次抽出 15～20 mL,若为双侧应左右交替反复穿刺,抽出血肿亦逐渐变淡,CT 随访,血肿多逐渐减少。穿刺有鲜血抽出或经多次穿刺血肿无明显减少甚至增大者,应该行骨瓣开颅血肿清除术。

由于老年患者有程度不同的脑萎缩,慢性硬膜下血肿长时间压迫脑组织,术后脑膨起困难,血肿壁厚,硬膜下腔不能闭合,慢性出血等原因可导致血肿复发。术后应采用头低位,卧向患侧,多饮水,并使用 CT 动态监测,若临床症状明显好转,即使脑不能完全复位,硬膜下仍有少量积液,可出院随诊,大部分患者硬膜下积液可完全消失。

(四)外伤性硬膜下积液

外伤性硬膜下积液是指硬膜下腔在外伤后形成大量的液体潴留。其发生率占颅脑外伤的0.5%～1.0%,占外伤性颅内血肿的10%。

1.发病机制与病理

一般认为头外伤时,脑在颅内移动,造成脑池或脑表面的蛛网膜破裂并形成一个活瓣,使脑脊液进入硬膜下腔而不能回流,逐渐形成张力性液体潴留,覆盖于额、顶、颞表面,引起脑组织受压的表现。一般为50～60 mL,多者在100 mL以上。临床上根据出现症状的不同分为急性、亚急性和慢性3种类型。急性者液体多呈血性,即蛛网膜下腔出血,血性脑脊液进入硬脑膜下腔,亚急性者呈黄色液体,慢性者多为草黄色或无色透明液体。硬膜下积液的蛋白含量较正常脑脊液为高,但低于血肿液体。

2.临床表现

急性硬膜下积液的表现与急性、亚急性硬膜下血肿相似,但原发性脑损伤一般较轻,主要表现为颅内压升高与脑受压的局限性体征。病情的进展比硬膜下血肿缓慢。慢性者与慢性硬膜下血肿的症状相似,起病隐匿,往往不被注意,直到出现颅内压增高症状、精神障碍及脑受压征象才就诊。严重时出现昏迷、瞳孔散大、去大脑强直等脑疝症状。

3.辅助检查

(1)脑超声波检查:单侧硬膜下积液者可见中线移位,而双侧者则诊断困难。

(2)脑血管造影:造影所见同硬膜下血肿。单凭脑血管造影无法鉴别积液或血肿。

(3)CT检查:显示为新月形低密度影,CT值7 HU左右,近于脑脊液密度。占位表现较硬膜下血肿轻。硬膜下积液可发展为硬膜下血肿,可能为再出血所致,其CT值可升高。

(4)MRI检查:无论急性或慢性硬膜下积液,在MRI上均呈新月形长T_1与长T_2信号,信号强度接近于脑脊液。

4.诊断

根据轻度脑外伤后继而出现的颅内压增高及脑受压征象及脑CT或MRI检查的特征性表现,一般都能做出定位、定性诊断。部分病例因囊液蛋白含量高或伴出血,CT及MRI的表现不典型,难与硬膜下血肿鉴别。

5.救治原则与措施

急性硬膜下积液可用钻孔引流,钻孔后切开硬脑膜排液后放置引流管,多数病例可顺利治愈。慢性硬膜下积液的治疗与慢性硬膜下血肿相似,钻孔探查证实后,采用闭式引流的方法,引流 2～3 天即可治愈。硬膜下积液量较少者可暂时行保守治疗,部分病例可自行消散,亦可演变为慢性硬膜下血肿。如复查 CT 发现积液增加或临床症状加重,应及时手术治疗。

四、脑内血肿

外伤后在脑实质内形成血肿为脑内血肿,可发生于脑组织的任何部位,常见于对冲性闭合性颅脑损伤患者,少数见于凹陷骨折及颅脑火器伤患者。脑内血肿最大直径在 3 cm 以上,血肿量超过 20 mL 为标准。发生率为 1.1％～13.0％。在闭合性颅脑损伤中,脑内血肿多位于额叶及颞叶前部,约占脑内血肿总数的 80％,其余分别位于脑基底核区、顶叶、枕叶、小脑、脑干等处。

(一)急性脑内血肿

1.病因与病理

急性脑内血肿即伤后 3 天内血肿形成并产生临床症状及体征,以额叶及颞叶前部和底侧最为常见,约占脑内血肿总数的 80％,多与脑挫裂伤及硬膜下血肿并存,是因顶后及枕部着力外伤致额极、颞极和额颞叶底面严重脑挫裂伤,皮层下动静脉撕裂出血所致。因着力点处直接打击所致的冲击伤或凹陷骨折所致的脑内血肿较少见,约占 10％,可见于额叶、顶叶、颞叶、小脑等处。因脑受力变形或因剪力作用使脑深部血管撕裂出血所致的基底核区、脑干及脑深部血肿罕见。急性脑内血肿在血肿形成初期为一血凝块,形状多不规则,或与挫伤、坏死脑组织混杂。位于脑深部、脑干、小脑的血肿形状多相对规则,周围被受压水肿、坏死脑组织包绕。脑深部血肿可破入脑室使临床症状加重。

2.临床表现

急性外伤性脑内血肿的临床表现与血肿的部位及合并损伤的严重程度相关。额叶、颞叶血肿多因合并严重脑挫伤或硬膜下血肿,表现为颅内压增高症状及意识障碍,而缺少定位症状与体征。脑叶血肿及挫伤累及主要功能区或基底核区血肿可表现为偏瘫、偏身感觉障碍、失语等,小脑血肿表现为同侧肢体共济及平衡功能障碍,脑干血肿表现为严重意识障碍及中枢性瘫痪。顶枕及颞后着力的对冲性颅脑损伤所致脑内血肿患者,伤后意识障碍较重且进行性加重,部分有中间意识好转期或清醒期,病情恶化迅速,易形成小脑幕切迹疝。颅骨凹陷骨折及冲击伤所致脑内血肿,脑挫伤相对局限,意识障碍少见且多较轻。

3.辅助检查

(1)脑超声波检查:较其他类型的血肿更有意义,多有明显的中线波向对侧移位,有时可见血肿波。

(2)脑血管造影:根据脑内血肿所处部位不同,显示相应的脑内占位病变血管位置的改变。但在颅内看不到无血管区的改变。

(3)CT 扫描:表现为圆形或不规则形均一高密度肿块,CT 值为 50~90 HU,周围有低密度水肿带,伴有脑室池形态改变,中线结构移位等占位效应。常伴有脑挫裂伤及蛛网膜下腔出血的表现。

(4)MRI:多不用于急性期脑内血肿的检查。多表现为 T_1 等信号,T_2 低信号,以 T_2 低信号更易显示病变。

4.诊断与鉴别诊断

急性外伤性脑内血肿在 CT 应用之前难以与脑挫伤、局限性脑水肿肿胀、硬膜下血肿等鉴别,脑血管造影对脑内血肿的诊断有帮助,根据受伤机制、伤后临床表现、超声波检查等可做出初步定位,诊断性穿刺、手术探查是确诊和治疗的方法。CT 问世以来,及时 CT 扫描可以确定诊断。脑内血肿 CT 扫描显示高密度团块,周围为低密度水肿带,合并脑挫伤程度及是否并发急性硬膜外血肿亦可清楚显示。

5.治疗及预后

急性脑内血肿以手术为主,多采用骨瓣或骨窗开颅,合并硬膜下血肿时先予清除,后探查清除脑内血肿和坏死脑组织,保护主要功能区脑组织,血肿腔止血要彻底,内减压充分者骨瓣保留,脑组织肿胀明显者去骨瓣减压。血肿破入脑室者,术后保留脑室引流。急性脑内血肿经 CT 确诊,患者表现颅内压增高症状,神志清楚,无早期脑疝表现,可采用 CT 定位血肿穿刺引流治疗或立体定向血肿穿刺排空术。穿刺治疗脑内血肿,应密切观察病情变化并动态 CT 随访,个别患者若症状、体征加重或 CT 显示局部占位效应加重,应及时改行开颅血肿清除术。脑内血肿量大或合并损伤严重者,病情恶化迅速,死亡率高达 50%;单纯性血肿、病情进展较慢者,及时手术或穿刺治疗,预后多较好。血肿量低于 30 mL,临床症状轻,位于非主要功能区,无神经系统体征,意识清楚,颅内压监测低于3.3 kPa(25 mmHg)者可采用非手术治疗。

(二)亚急性脑内血肿

亚急性脑内血肿指外伤后 3 天至 3 周出现临床症状及体征的脑内血肿。多位于额叶、基底核区、脑深部、颞叶等处,顶枕叶、小脑、脑干罕见,因其原发伤多较轻且不合并硬膜下血肿,位于脑叶者预后好,位于基底核者因与内囊关系密切,偏瘫、失语等后遗症可能较重。

1.病因与病理

造成亚急性脑内血肿的外伤暴力相对较轻,多为对冲性及冲击性损伤,外伤时脑组织各部分相对运动产生的剪力作用损伤脑深部小血管,致其撕裂,出血缓慢,形成血肿并逐渐增大,于亚急性期内出现临床症状。脑内血肿形成4～5天以后,开始出现液化,血肿逐渐变为酱油样或棕褐色陈旧液体,周围为胶质增生带;2～3周后血肿变为黄褐色囊性病变,表面有包膜形成,周围脑组织内有含铁血黄素沉着,皮层下血肿局部脑回增宽、平软。老年人血管脆性增加,易破裂出血形成血肿。

2.临床表现

亚急性脑内血肿多见于老年人,伤后多有短暂意识障碍,伤后立刻CT扫描多为正常,后逐渐表现头痛、头晕、恶心、呕吐、视盘水肿、血压升高、脉搏与呼吸缓慢等颅内压增高表现。基底核区血肿早期出现偏瘫、失语,额颞叶皮层下血肿可出现癫痫大发作。

3.辅助检查

(1)CT扫描:初为高密度,随血肿内血红蛋白分解,血肿密度逐渐降低,边界欠清,3周左右为等密度,2～3个月后为低密度。

(2)MRI:T_1、T_2加权像多均为高信号,周围有 T_1 加权像低信号水肿带相衬,显示清楚。

4.诊断与鉴别诊断

头部外伤史,伤后4天至3周内出现颅内压增高症状及体征可对亚急性脑内血肿做出初步诊断,应与亚急性硬膜下血肿和硬膜外血肿进行鉴别,及时进行CT检查可以确定诊断;脑血管造影可排除硬膜外血肿及硬膜下血肿,个别外伤史不确切的亚急性脑内血肿病例应与颅内肿瘤鉴别。

5.治疗与预后

亚急性脑内血肿确诊后,因其多不并发严重脑挫伤,脑内血肿单独存在,且已发生程度不同的液化,多用穿刺抽吸或立体定向穿刺血肿排空治疗,临床疗效极佳,前者依据CT简易定位,局麻下进行,穿刺血肿中心抽出大部分血肿后注入尿激酶液化引流,3天内可清除全部血肿,本方法迅速有效;立体定向穿刺血肿排空术,定位精确,但操作过程复杂。CT显示血肿量低于 30 mL,临床症状轻微,可采用非手术治疗。极少数慢性脑内血肿已完全囊变,无占位效应,颅内压正常,除合并难治性癫痫外,一般不做特殊处理。

(三)迟发性外伤性脑内血肿

迟发性外伤性脑内血肿在文献中虽早有报道,但自CT扫描应用以后,才较多地被发现,并引起人们重视。

1.发病机制

目前认为外伤后迟发性血肿的形成与以下几种因素有关:①脑损伤局部二氧化碳蓄积,引起局部脑血管扩张,进一步产生血管周围出血。②血管痉挛引起脑局部缺血,脑组织坏死,血管破裂多次出血。③脑损伤区释放酶的代谢产物,损伤脑血管壁引起出血。④与外伤后弥散性血管内凝血和纤维蛋白溶解有关。此外,治疗过程中控制性过度换气、过度脱水致颅内压过低,均可加重出血。

2.临床表现

大部分迟发性外伤性脑内血肿患者的原发伤不重,患者在经过一阶段好转或稳定期,数天或数周后又逐渐或突然出现意识障碍,出现局灶性神经体征或原有症状、体征加重,部分患者的原发伤可以很重,伤后意识障碍亦可一直无改善或加重。复查CT才证实为迟发性脑内血肿。

3.诊断与鉴别诊断

迟发性脑内血肿的诊断主要依靠反复的CT扫描与脑血管造影。其病史诊断要满足以下四点:①无脑血管病。②有明确头外伤史。③伤后第一次CT扫描无脑内血肿。④经过一个好转期或稳定期后出现卒中发作。

在鉴别诊断上,此种迟发性卒中与高血压性脑出血不同,在年龄、血肿分布和病史等方面可以区别。对于脑血管畸形、颅内动脉瘤和肿瘤内出血,在有外伤史的情况下,术前难以截然区分,脑血管造影、CT检查和病程的特点有助于鉴别诊断。脑CT特点是血肿呈混杂密度,血肿内有陈旧出血和新旧不同时间的出血,并呈扩张性占位性病变表现。

4.救治原则与措施

确诊后应及早做骨瓣开颅,清除血肿后多恢复良好。

五、特殊部位血肿

(一)脑室内出血

外伤性脑室内出血并非少见,而且常出现在非危重的患者中。这是由于邻近脑室的脑内血肿破入脑室,或脑贯通伤经过脑室系统,伤道的血流入脑室,或来自脑室壁的出血所致。

1.损伤机制

(1)外伤性脑室内出血大多伴有广泛性脑挫裂伤及脑内血肿,脑室邻近的血肿穿破脑室壁进入脑室。

(2)部分患者为单纯脑室内出血伴轻度脑挫裂伤。这是由于外伤时脑室瞬间扩张,造成室膜下静脉撕裂出血。脉络丛的损伤出血极为少见。

脑室内的少量血液,可被脑脊液稀释而不引起脑室系统梗阻;大量者可形成血肿,堵塞室间孔、第三脑室、导水管或第四脑室,引起脑室内脑脊液循环梗阻。

2.临床表现

患者伤后大多意识丧失,昏迷程度重,持续时间长,有些患者意识障碍可较轻。多缺乏局部体征,患者可有剧烈头痛、呕吐、高热及脑膜刺激症状。极少数患者可呈濒死状态。

3.辅助检查

CT 表现为脑室内的高密度出血。如果脑内血肿破入脑室,可见半球内的血肿腔。当血肿较大造成脑室梗阻时,可见双侧脑室扩大。

4.诊断

CT 应用以前,脑室内出血的诊断较困难,多在钻颅和(或)开颅探查中,穿刺脑室后确诊。CT 的出现,不仅使本病能得以确诊,而且可了解出血的来源、血肿在脑室内的分布,以及颅内其他部位脑挫裂伤和颅内血肿的发生情况。

5.救治原则与措施

治疗措施主要先进行脑室持续引流,以清除血性脑脊液和小的血块。当患者意识情况好转,脑脊液循环仍不通畅,脑室引流拔除困难时,及时进行分流手术。

对于单侧脑室内大血肿和并发硬脑膜外、硬脑膜下或脑内血肿者,应行手术清除。

(二)颅后窝血肿

颅后窝血肿较为少见,但由于其易引起颅内压急骤升高而引起小脑扁桃体疝,直接或间接压迫延髓而出现中枢性呼吸、循环衰竭,因此病情多急而险恶,应及早行手术以清除血肿,抢救脑疝,挽救患者生命。

1.损伤机制

颅后窝血肿主要见于枕部着力伤,常因枕骨骨折损伤静脉窦或导静脉而致,以硬脑膜外血肿多见。血肿多位于骨折侧,少数可越过中线累及对侧,或向幕上发展,形成骑跨性硬脑膜外血肿。当小脑皮质血管或小脑表面注入横窦的导静脉撕裂时,可形成硬脑膜下血肿,发病急骤,更易形成脑疝。小脑内血肿为小脑半球脑挫裂伤、小脑内血管损伤而形成的血肿,常合并硬脑膜下血肿,预后差。颅后窝血肿可直接或间接压迫脑脊液循环通路使颅内压升高而形成脑疝,或直接压迫脑干,从而使患者呼吸、循环衰竭,危及生命。颅后窝血肿多因枕部着力的冲击伤而致,在对冲部位额极额底、颞极与颞底等部位易发生对冲性脑挫裂伤及硬脑膜下血肿或脑内血肿。

2.临床表现

(1)多见于枕部着力伤:着力点处皮肤挫裂伤或形成头皮血肿,数小时后可发现枕下部或乳突部皮下淤血(Battle 征)。

(2)急性颅内压升高:头痛剧烈,喷射性呕吐,烦躁不安,Cushing 反应,出现呼吸深慢、脉搏变慢、血压升高等。亚急性及慢性者,可有视盘水肿。

(3)意识障碍:伤后意识障碍时间较长,程度可逐渐加重。或有中间清醒期后继续昏迷。

(4)局灶性神经系统体征:小脑受累可出现眼球震颤、共济失调、伤侧肌张力减低等;脑干受累可出现交叉瘫痪、锥体束征、去大脑强直等。

(5)颈项强直:一侧颈肌肿胀,强迫头位,为其特征性表现。

(6)脑疝征:生命体征紊乱,呼吸骤停可较早发生。瞳孔可两侧大小不等,伴小脑幕切迹疝时可有瞳孔散大、对光反射消失等。

3.辅助检查

(1)X 线平片:汤氏位片可显示枕部骨折、人字缝分离等。

(2)CT 扫描:可显示高密度血肿,骨窗可显示骨折。

(3)MRI 扫描:CT 扫描因颅后窝骨性伪影可影响病变显示,需 MRI 检查,符合血肿 MRI 各期表现。

4.诊断

有枕部着力的外伤史,出现颈项强直、强迫头位、Battle 征、头痛、剧烈呕吐等临床表现时,即怀疑颅后窝血肿存在,进一步需行 CT 扫描予以确诊,必要时需行 MRI 检查。

5.救治原则与措施

诊断一旦明确或高度怀疑颅后窝血肿并造成急性脑受压症状者,应行手术清除血肿或钻孔探查术。钻孔探查术可根据枕部皮肤挫裂伤部位采取枕部旁正中切口或枕后正中直切口钻孔探查。X 线显示有枕骨骨折者可于骨折线附近钻孔探查;CT 显示血肿者,可按血肿所在部位标出切口位置,于血肿处或骨折线附近钻孔。发现血肿后,按血肿范围扩大骨窗,上界不超过横窦,下界可达枕骨大孔附近,清除血肿及碎裂失活的脑组织,若颅内压仍高,可咬开枕骨大孔后缘及寰椎后弓,敞开硬脑膜,行枕肌下减压术。对于骑跨横窦的硬脑膜外血肿,需向幕上扩大骨窗,保留横窦处一骨桥,然后清除血肿。为了减少出血,应先清除横窦远处血肿,后清除其附近血肿,若为横窦损伤所致血肿,可用吸收性明胶海绵附于横窦破孔处止血。颅后窝血肿可伴有额、颞部脑挫裂伤或硬脑膜下血肿,必要时可开颅清除碎裂组织及血肿。

(三)脑干血肿

脑干血肿的诊断一般需 CT 及 MRI 检查。CT 扫描可显示脑干内高密度出血灶,但因颅骨伪影的原因,常常显示病变欠佳。MRI 可较清楚地显示脑干血肿,急性期 T_2 呈低信号,较易识别。MRI 信号随血肿内血红蛋白的变化而变化,进入亚急性期,T_1 呈高信号,T_2 亦从低信号到高信号转变。脑干血肿多不需手术治疗,治疗措施同脑干损伤。当急性期过后,若血肿量大且压迫效应明显,可开颅后,用空针穿刺吸除血肿或选择脑干血肿最为表浅部切小口,排出血肿。

六、外伤性硬膜下积液演变为慢性硬膜下血肿

(一)演变率

外伤性硬膜下积液演变为慢性硬膜下血肿的概率文献中报道为 $11.6\%\sim58\%$。Lee 等报道 69 例外伤性硬膜下积液 8 例演变为慢性硬膜下血肿;Koizumi 等观察 38 例外伤性硬膜下积液演变为慢性硬膜下血肿有 4 例;Yamada 等报道 24 例外伤性硬膜下积液有 12 例演变为慢性硬膜下血肿;Ohno 等报道外伤性硬膜下积液演变为慢性硬膜下血肿的演变率高达 58%;刘玉光等报道外伤性硬膜下积液演变为慢性硬膜下血肿占同期外伤性硬膜下积液住院患者的 16.7%。

(二)演变机制

外伤性硬膜下积液演变为慢性硬膜下血肿的机制单靠一种理论不能完全解释,目前有以下几种观点。

(1)硬膜下积液是慢性硬膜下血肿的来源,这是因为硬膜下长期积液形成包膜并且积液逐渐增多,导致桥静脉断裂或包膜壁出血,并且积液中纤维蛋白溶解亢进,出现凝血功能障碍,使出血不止而形成慢性血肿,这也可以解释为什么外伤性硬膜下积液演变为慢性硬膜下血肿常发生在积液 1 个月以后(包膜形成后)。

(2)慢性硬膜下血肿实际上是由急性硬膜下出血转变而来的,其理由是仅根据 CT 上的低密度灶不能完全排除急性硬膜下出血而诊断为硬膜下积液,从而

误认为慢性硬膜下血肿是由硬膜下积液演变而来。但这不能解释发生外伤性硬膜下积液与急性硬膜下血肿变为低密度区时间上的差异,因为硬膜下积液常发生在伤后 1 周之内,而急性硬膜下血肿变为低密度灶慢性血肿往往需要 2 周以上。

(3)硬膜下积液发生性状改变,其蛋白质含量高或混有血液成分,易导致外伤性硬膜下积液演变为慢性硬膜下血肿。

(4)再次头外伤导致积液内出血,发展为慢性硬膜下血肿。

(三)临床特点

外伤性硬膜下积液演变为慢性硬膜下血肿的病例具有以下临床特点:①发病年龄两极化,常发生在 10 岁以下小儿或 60 岁以上老人,这可能与小儿、老人的硬膜下腔较大有关。②常发生在积液量少、保守治疗的慢性型病例中,这是因为在少量积液的保守治疗过程中,积液可转变为水瘤,包膜形成后发生包膜出血而导致慢性血肿;而早期手术打断了积液转变为水瘤及包膜形成的过程,故外伤性硬膜下积液演变为慢性硬膜下血肿不易发生在手术治疗的病例。③致病方式常为减速损伤。④合并的颅脑损伤常常很轻微。

(四)治疗与预后

文献报道中,无论是手术治疗还是保守治疗均无死亡发生,因此,这类患者预后良好。从临床恢复过程来讲,多主张早期手术钻颅引流治疗,但是对于症状不明显的少量慢性硬膜下血肿可在 CT 动态观察下保守治疗。

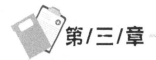

脑血管疾病

第一节 烟 雾 病

烟雾病是指一组原因不明的颅底动脉进行性狭窄以致闭塞,导致颅底出现异常血管网的脑血管疾病。临床上儿童及青少年以脑缺血、梗死为特征,成人则常以颅内出血为首发症状。

一、病因

迄今为止,此病的病因尚不完全清楚,并且各个学者对此病的观点也不一致,概括起来有以下两种观点。

(一)先天性脑血管畸形

认为此病是先天性脑血管畸形的根据如下:①脑底畸形血管团不见于正常造影片,属于异常血管。②此病以儿童为多见,且无明确的病因可寻。③有些病例合并其他先天性脑血管病,如脑动脉瘤或脑血管畸形。④有报道,此病具有家族性。⑤本病所表现的异常血管网与胚胎6周时胎儿脑血管形成过程的阶段相似。⑥脑血管造影及尸解表明颈内动脉呈均匀地狭窄,无节段性狭窄等表现。

(二)后天性多病因性疾病

根据:①脑血管造影的动态变化、临床症状、病程在一定时间内呈进行性发展,尤其是儿童,病程的进展倾向更大。②有许多疾病可导致此病,例如脑膜炎、非特异性动脉炎、放射线损伤、外伤、梅毒、螺旋体病、结核性脑膜炎、脑瘤、颅内感染、视神经胶质瘤、老年性动脉粥样硬化症及视交叉部肿瘤等均可导致类似的病理改变。③脑血管的异常血管网的特殊变化是由于颅底动脉闭塞后形成的侧支循环代偿供血的结果。国内多数学者认为此病是一种先天性疾病。

二、病理与发病机制

(一)病理解剖学

烟雾病的病理解剖变化主要有以下3种改变。

1.大脑基底部的大血管闭塞或极度狭窄

颈内动脉分叉部、大脑前动脉和大脑中动脉起始部、脑底动脉环管腔狭窄、闭塞。受损的动脉表现为细小、内皮细胞增生、内膜明显增厚、内弹力层增厚而使动脉管腔狭窄或闭塞,中膜肌层萎缩、薄弱与部分消失,可有淋巴细胞浸润。狭窄闭塞的颈内动脉病理改变:内弹力层高度屈曲,部分变薄,部分断裂,部分分层,部分增厚;内膜呈局限性离心性增厚,内膜内有平滑肌细胞、胶原纤维和弹力纤维;中层明显变薄,多数平滑肌细胞坏死、消失。就闭塞性血管的病变性质而言,有的符合先天性动脉发育不全,有的为炎性或动脉粥样硬化性改变,有的为血栓形成。例如钩端螺旋体病引起者为全动脉炎。

2.异常血管网

异常血管网主要位于脑底部及基底核区,表现为管壁变薄、扩张,数量增多,易破裂出血等。异常血管网为来自 Willis 环前、后脉络膜动脉,大脑前动脉,大脑中动脉和大脑后动脉的扩张的中等或小的肌型血管,这些血管通常动静脉难辨,狭窄的异常血管网小动脉的内膜可见有水肿、增厚,中层弹力纤维化,弹力层变厚、断裂,使血管屈曲、血栓形成导致闭塞。扩张的小动脉可表现为中层纤维化、管腔变薄、弹力纤维增生、内膜增厚等,有时内弹力层断裂、中层变薄,形成微动脉瘤而破裂出血。随着年龄的增大,扩张的血管可进行性变细,数量减少,狭窄动脉增加。

3.脑实质内继发血液循环障碍的变化

此病表现为出血性或缺血性及脑萎缩等病理改变。

电镜下观察证明烟雾病是一种广泛的影响脑血管的疾病。最明显的变化就是平滑肌细胞的变性、坏死、消失和内弹力层的破坏。

(二)病理生理学

当血管狭窄、闭塞发生时,侧支循环也在逐渐形成。侧支循环增多并相互吻合成网状,管腔显著扩张形成异常血管网。异常血管网作为代偿供血的途径。当脑底动脉环闭塞时,脑底动脉环作为一个有力的代偿途径已失去作用,因此,只有靠闭塞部位近端发出的血管,通过扩张、增生进行代偿供血。这些代偿作用的异常血管网可延续至走行大致正常的大脑前、中动脉。如果血管闭塞的部位继续向近侧端发展,就可能使异常血管网的起源处闭塞,从而导致异常血管网的消失。因此,异常血管网的形成是特定部位闭塞的特殊代偿供血的形式,而不是本质的东西,它可见于 Willis 环的前部,也可见于其后部。如果闭塞继续发展而闭塞了异常血管网的起始点,或闭塞部位在起点的近端,那么可没有异常血管的出现。

(三)发病机制

血管中层平滑肌细胞的破坏、增生与再破坏、再增生,反复进行可能是烟雾病发病的形态学基础。

当血管狭窄或闭塞形成时,侧支循环逐渐建立,形成异常血管网,多数异常血管网是一些原始血管的增多与扩张形成的。当血管闭塞较快以至于未形成足够的侧支循环进行代偿供血时,那么,临床上就表现为脑缺血的症状。若血管闭塞形成后,其近端压力增高,造成异常脆弱的、菲薄的血管网或其他异常血管破裂,临床上就出现颅内出血的症状。当颅内大动脉完全闭塞时,侧支循环已建立,病变就停止发展。由于病变的血管性质不同,病变的程度不一,侧支循环形成后在长期血流障碍的作用下,新形成的血管又可发生病变,故其临床症状可表现为反复发作或交替出现。

三、临床表现

(一)发病年龄

本病好发于儿童与青少年,亦可见于成人。文献中报道最小年龄为 4 岁,最大年龄为 65 岁,以 10 岁以下及 30～40 岁为两个高发年龄组,分别占 50％与20％左右。有人报道 40 例病例中,10 岁以前发病者占 25％,30～40 岁发病者占17.5％。

(二)性别

文献中报道男女比例不一,有人报道男性略高于女性,有人报道女性略多于男性。我们综合文献报道 1 082 例,其中男性 468 例,女性 614 例,男女之比为1∶1.31,女性略多于男性。

(三)种族

至于种族上的差异,目前尚无确切的资料说明。起初曾认为本病是日本民族所特有的疾病,但是,后来已见于全世界各地、各种民族。但以报道例数来说,以亚洲的报道最多,其中又以日本报道占多数,迄今我国文献中已报道 400 余例,而欧美国家总是 1 例或几例报道。是否本病在种族上有差异,有待于进一步研究。

(四)分组

由于本病少年与成人患者的临床表现有明显的差别,为分析方便有人将其分为两组,即少年组与成年组。有关分组年龄的标准目前尚未统一。有人以<15 岁作为少年组,>16 岁为成年组,还有人以<19 岁为少年组,>20 岁为成年组。少年组以缺血性表现为主,约 95% 的患儿表现为脑缺血症状,少年组以脑缺血为主要表现者占 78.7%,以出血为主要表现者仅占 5%;而成年组以脑出血为主要表现者占 65%,以脑缺血为主要表现者仅占 24.8%。

(五)临床症状与体征

本病没有特征性的临床症状与体征,大致可分为缺血性与出血性两组表现,而缺血性表现与一般颅内动脉性缺血表现相似,出血组也无异于一般的颅内出血。

1.缺血性表现

约 46% 的患者出现脑缺血的症状与体征,且常发生在少年组,15 岁以下者约 95% 以脑缺血为首发症状,这是由于烟雾状的血管狭窄、闭塞是造成脑梗死的原因,这种脑梗死多为多发性的。其脑缺血可表现为早期一过性的短暂性脑缺血发作(TIA),约 20% 的患者出现,以后多次反复发作后,随着血管狭窄的进一步发展导致闭塞,即可出现永久性脑缺血性表现。常表现为进行性智力低下、癫痫发作(9%)、轻偏瘫(92%)、头痛、视力障碍、语言障碍、不自主运动、精神异常、感觉障碍、脑神经麻痹、眼球震颤、四肢痉挛、颈部抵抗感等,这些表现可以作为首发症状出现,也可随疾病的发展伴随产生,也可呈反复发作,且每次发作多数相同,肢体瘫痪可交替出现。这些临床表现与颈内动脉狭窄的程度、累及的范围以及代偿性侧支循环建立是否完善有关。临床上发病常以发作性肢体无力或轻偏瘫多见,以头痛、呕吐起病者亦不少见,少数患者可以惊厥起病伴意识丧失,醒后偏瘫。儿童起病多较轻,易反复发作,可遗有后遗症。病程多 2~3 年或更长些,亦有患者表现为类脑瘤征象。

2.出血性表现

约 41% 的患者可表现出血性症状与体征。颅内出血表现为蛛网膜下腔出血、脑内出血或脑室内出血,其中以蛛网膜下腔出血多见(60%)。颅内出血是导致烟雾病患者死亡的主要原因。出血性表现多发生在成人组,半数以上成人初发为蛛网膜下腔出血。其临床表现与一般颅内出血类似，即突然出现不同程度的头痛、头晕、意识障碍、偏瘫、失语、痴呆等。成年组中可发现囊状动脉瘤，主要位于基底动脉分叉处，也可见于侧脑室边缘，瘤颈多为 2～6 mm。因此，动脉瘤破裂也是烟雾病出血的重要原因之一，并且动脉瘤可以复发。烟雾病患者出现动脉瘤的概率约为 14%。成人起病多较重，复发少，恢复较好。常见的脑实质出血部位依次为丘脑、基底核、中脑、下丘脑、脑桥和脑叶。血肿常常破入脑室内（28.6%～60.0%）。烟雾病出血造成的脑实质损害常常能得到完善恢复，因此，后遗症较少。

按照其发病的形式可将烟雾病分为 3 型，即卒中型、渐进型、反复发作型。这对临床诊断参考具有一定的指导意义。按照临床上可以观察到的病变过程可将其分为 3 期：颅内动脉闭塞期；侧支循环期；神经症状期。事实上这 3 期没有严格的分界，而且相互交错或同时发生，只是为了临床上便于叙述而人为地分期而已。

四、辅助检查

(一)一般化验检查

一般化验检查包括血常规、红细胞沉降率、抗"O"、C 反应蛋白、黏蛋白测定、结核菌素试验以及血清钩端螺旋体凝溶试验等。血常规多数患者白细胞计数在 10×10^9/L 以下；红细胞沉降率可稍高，多数正常；抗"O"可稍高，亦可正常；若患者为结核性脑膜炎所致，结核菌素试验可为强阳性；若为钩端螺旋体病引起，血清钩端螺旋体凝溶试验可为阳性。

(二)脑脊液检查

脑脊液的化验检查与其他脑血管疾病相似。儿童多为缺血型表现，脑脊液检查一般正常，腰椎穿刺压力亦可正常。如有结核性脑膜炎，患者的脑脊液则呈结核性脑膜炎反应，即脑脊液细胞数增多，糖与氯化物降低，蛋白增高。如为钩端螺旋体病所致，患者脑脊液钩端螺旋体免疫反应可为阳性。若有破裂出血，腰椎穿刺脑脊液检查可出现血性脑脊液或脑脊液中有血凝块。若出血后 24 小时腰椎穿刺脑脊液呈红色，脑脊液中可见有均匀的红细胞，24 小时以后脑脊液呈棕黄色或黄色，1～3 周后黄色消失。脑脊液中的白细胞计数升高，早期为中性粒细胞增多，后期以淋巴细胞增多为主。蛋白含量亦可升高，通常在 1 g/L 左右，脑脊液压力多为1.57～2.35 kPa。

(三)脑电图

一般无特异性变化。无论是出血患者还是梗死患者,其脑电图的表现大致相同,均表现为病灶侧或两侧慢波增多,并有广泛的中、重度节律失调。根据异常电脑图产生的不同波形、不同部位可分为 3 种类型。①大脑后半球形:以高幅单向阵发性的或非阵发性的 δ 波为主,局限在大脑后半球,以缺血明显侧占优势。②颞中回型:以中高幅、持续性的 δ 波和 θ 波为主,局限于颞叶的中部,亦是以缺血明显侧占优势。③散发型:呈弥散性低中幅的 θ 波。过度换气可诱发慢波,提高脑电图诊断的阳性率。过度换气诱发慢波的机制,可能与脑组织血液供应的动态变化以及脑部动脉血的 pH 变化有关。

(四)脑血管造影术

脑血管造影是确诊此病的主要手段,其脑血管造影表现的特点如下。

1.双侧颈内动脉床突上段和大脑前、中动脉近端有严重的狭窄或闭塞

以颈内动脉虹吸部 C_1 段的狭窄或闭塞最常见,几乎达 100%,延及 C_2 段者占 50%,少数患者可延及 $C_{3\sim4}$ 段。而闭塞段的远端血管形态正常。双侧脑血管造影表现基本相同,但两侧并非完全对称。少数病例仅一侧出现上述血管的异常表现。一般先始于一侧,以后发展成双侧,先累及 Willis 环的前半部,以后发展到其后半部,直至整个动脉环闭塞,造成基底核、丘脑、下丘脑、脑干等多数脑底穿通动脉的闭塞,形成脑底部异常的血管代偿性侧支循环。

2.在基底核处有显著的毛细血管扩张网

形成以内外纹状体动脉及丘脑动脉、丘脑膝状体动脉、前后脉络膜动脉为中心的侧支循环。

3.有广泛而丰富的侧支循环形成,包括颅内、外吻合血管的建立

其侧支循环通路有以下 3 类。

(1)当颈内动脉虹吸部末端闭塞后,通过大脑后动脉与大脑前、中动脉终支间吻合形成侧支循环。

(2)未受损的动脉环及虹吸部的所有动脉分支均参与基底核区的供血,构成侧支循环以供应大脑前、中动脉所属分支,因此,基底核区形成十分丰富的异常血管网是本病的最重要的侧支循环通路。

(3)颈外动脉的分支与大脑表面的软脑膜血管之间吻合成网。

根据连续血管造影观察及脑底部血管的动力学变化,将烟雾病分为 6 期。

Ⅰ期:颈内动脉分叉处狭窄期。脑血管造影仅见颈内动脉末端和(或)大脑

前、中动脉起始段有狭窄,其他血管正常。

Ⅱ期:异常血管网形成期。此期可见脑底部大血管狭窄发展,烟雾状血管出现,所有的主要脑血管扩张。

Ⅲ期:异常血管网增多期。此期脑底部的烟雾状血管增多、增粗,大脑前、中动脉充盈不良。

Ⅳ期:异常血管网变细期。此期烟雾状血管变细,数目减少,可发现大脑后动脉充盈不良。

Ⅴ期:异常血管网缩小期。此期烟雾状血管进一步减少,所有主要的脑动脉均显影不良或不显影。

Ⅵ期:异常血管网消失期。此期烟雾状血管消失,颈内动脉系统颅内段全不显影,脑血液循环仅来自颈外动脉或椎动脉系统。

(五)CT 扫描

烟雾病在 CT 扫描中可单独或合并出现以下几种表现。

1.多发性脑梗死

这是由于不同部位的血管反复闭塞所致,多发性脑梗死可为陈旧性,亦可为新近性,并可有大小不一的脑软化灶。

2.继发性脑萎缩

继发性脑萎缩多为局限性的脑萎缩。这种脑萎缩与颈内动脉闭塞的范围有直接关系,并且颈内动脉狭窄越严重,血供越差的部位,脑萎缩则越明显。而侧支循环良好者,CT 上可没有脑萎缩。脑萎缩好发于颞叶、额叶、枕叶,2～4 周达高峰,以后逐渐好转。其好转的原因可能与侧支循环建立有一定的关系。

3.脑室扩大

半数以上的患者出现脑室扩大,扩大的脑室与病变同侧,亦可为双侧,脑室扩大常与脑萎缩并存。脑室扩大与颅内出血有一定的关系,严重脑萎缩伴脑室扩大者,以往没有颅内出血史,而轻度脑萎缩伴明显脑室扩大者,以往均有颅内出血史。这可能是蛛网膜下腔出血后的粘连,影响了脑脊液的循环所致。

4.颅内出血

61.6％～77.3％的烟雾病患者可发生颅内出血。以蛛网膜下腔出血最多见,约占 60％,脑室内出血亦较常见,占 28.6％～60.0％,多合并蛛网膜下腔出血,其中 30％的脑室内出血为原发性脑室内出血。此乃菲薄的异常血管网破裂所致。脑内血肿以额叶多见,形状不规则,大小不一致。邻近脑室内者,可破裂出血,血肿进入脑室。邻近脑池者可破裂后形成蛛网膜下腔出血。

5.强化 CT 扫描

强化 CT 扫描可见基底动脉环附近的血管变细,显影不良或不显影。基底核区及脑室周围可见点状或弧线状强化的异常血管团,分布不规则。

(六)MRI

磁共振可显示烟雾病以下病理形态变化:①无论是陈旧性还是新近性脑梗死均呈长 T_1 与长 T_2,脑软化灶亦呈长 T_1 与长 T_2。在 T_1 加权像上呈低密度信号,在 T_2 加权像上则呈高信号。②颅内出血者在所有成像序列中均呈高信号。③局限性脑萎缩以额叶底部及颞叶最明显。④颅底部异常血管网因流空效应而呈蜂窝状或网状低信号血管影像。

五、诊断与鉴别诊断

(一)诊断

烟雾病是指包括病变部位相同、病因及临床表现各异的一组综合征。烟雾病这一诊断仅是神经放射学诊断,不是病因诊断,凡病因明确者,应单独将病因排在此综合征之前。仅根据临床表现是难以确诊此病的,确诊有赖于脑血管造影,有些患者是在脑血管造影中无意发现而确诊的。凡无明确病因出现反复发作性肢体瘫痪或交替性双侧偏瘫的患儿,以及自发性脑出血或脑梗死的青壮年,不论其病变部位位于幕上还是幕下,均应首先考虑到此病的可能,并且均应行脑血管造影。至于病因诊断,除详细询问病史外,尚需要其他辅助检查如血常规、脑脊液血清钩端螺旋体凝溶试验、结核菌素试验等。由于脑电图及 CT 检查均没有特异性,故早期诊断比较困难。

(二)鉴别诊断

此病需要与脑动脉粥样硬化、脑动脉瘤或脑动静脉畸形相鉴别。一般根据临床表现及脑血管造影的改变多不难鉴别。

1.脑动脉粥样硬化

因脑动脉粥样硬化引起的颈内动脉闭塞患者多为老年,常有多年的高血压、高血脂史。脑血管造影表现为动脉突然中断或呈不规则狭窄,一般无异常血管网出现。

2.脑动脉瘤或脑动静脉畸形

对于烟雾病出血引起的蛛网膜下腔出血,应与动脉瘤或脑动静脉畸形相鉴别。脑血管造影可显示出动脉瘤或有增粗的供血动脉、成团的畸形血管和异常

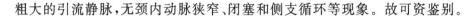

粗大的引流静脉,无颈内动脉狭窄、闭塞和侧支循环等现象。故可资鉴别。

六、治疗措施

(一)急性期

对于出血组患者除脑实质内血肿较大造成脑受压者需要外科手术清除血肿,及伴有意识障碍的脑室内出血可考虑脑室引流外,一般情况下在急性期多采用保守治疗,治疗措施与其他脑血管病类似。但应当指出,此病的基本病理表现为缺血,对临床出现梗死者,因异常血管网的存在,随时有发生出血的可能,故应考虑到缺血与出血并存的特点,决定具体治疗方法。

1.一般治疗

制动,加强营养和护理,严密观察病情的变化等。

2.病因治疗

对于病因明确者,要同时针对病因进行治疗,例如,钩端螺旋体感染所致者,应首先应用大剂量青霉素治疗;如为结核性脑膜炎所致,应及时给予抗结核药物治疗;合并动脉瘤或脑动静脉畸形者,应考虑手术治疗。

3.控制脑水肿、降低颅内压

无论是发生脑出血还是脑梗死,都会继发出现血管性脑水肿,造成急性颅内压升高,严重者可发生脑疝而死亡。应恰当应用脱水药物。常用的脱水药物有20%甘露醇,用法为每次1～2 g/kg,每4～6小时一次,连用1周左右,根据病情变化调节用量。亦可用复方甘油注射液,此药降低颅内压后无反跳现象,一般为每次250～500 mL,每6～12小时一次。心、肾功能不全者可用呋塞米,每次0.5～1.0 mg/kg,每6～8小时一次。另外,亦可采用地塞米松、低温疗法等。

4.扩血管药物的应用

恰当合理地应用脑血管扩张剂是有益的,但有些情况下不宜采用。①脑梗死急性期,在脑水肿出现之前,在发病后24小时之内可适当应用脑血管扩张剂。②发病3周后脑水肿已消退,亦可适当应用脑血管扩张药物。③对于出血患者在发病后24小时至2周内,存在脑水肿和颅内压增高时或有血压下降合并颅内占位性病变等,均禁用脑血管扩张药物。常用血管扩张剂有5%碳酸氢钠,每次5～6 mL/kg,静脉滴注,每天一次,或应用罂粟碱每次1.0～1.5 mg/kg,加于5%葡萄糖注射液内静脉滴注,每天一次,1～2周为1个疗程。亦可用川芎嗪注射液20～40 mg加于5%葡萄糖注射液内静脉滴注,每天一次,7～10天为1个疗程。烟酸25～50 mg,每天2～3次口服等。

(二)恢复期

1.超声治疗

发病后,若患者意识障碍较重,颅内压明显增高,暂不做超声治疗,经过脱水等治疗后,意识清楚和精神较好时(发病10天后)可采用超声治疗。若患者无意识障碍应及早采用颅脑超声治疗。

超声部位可选耳前上区、前中区。声强用 $7.5\sim15.0\ kW/m^2$,每天一次,每次20分钟,连续5~10天为1个疗程。休息2~5天再行第二疗程。

2.体疗

对于恢复期患者,加强功能锻炼是很重要的。应该注意早锻炼。既要持之以恒又要循序渐进,根据病情选择锻炼方法。

(三)手术治疗

多数病例呈进行性发展,颅内出血是预后不良的原因之一。目前尚无可靠的内科方法控制本病的病情进展,因此,寻找外科途径就显得十分必要了。

1.手术适应证

一般认为本病病程相对较短,病变范围小,尚未出现不可逆神经症状者可考虑手术治疗或经内科治疗后仍反复发作或疗效不佳者,亦可考虑手术治疗。但是以缺血发作为主的小儿病例最适合使用外科治疗,成人病例术后常再出血,因此,是否应该手术尚无定论。

2.手术方法

目前手术方式主要有以下3类。

(1)颅内外血管吻合搭桥术:主要为颞浅动脉-大脑中动脉吻合术及脑膜中动脉-大脑中动脉吻合术。术后患者的缺血症状均有不同程度的改善,但是颞浅动脉-大脑中动脉吻合术尚存在一些问题:①患者脑表面血管细而壁薄,吻合困难。②大脑中动脉皮质支常有闭塞。③可能破坏术前已形成的源于颞浅及脑膜中动脉的侧支循环。④大脑前动脉及大脑后动脉血供不充分,受血区域症状改善不明显。⑤吻合时暂时阻断皮层动脉可能会造成新的梗死。⑥手术后1年吻合口可能会逐渐狭窄或闭塞。其他类似的手术方式有耳后动脉-大脑中动脉吻合术、枕动脉-大脑中动脉吻合术、颞浅动脉-小脑上动脉吻合术、枕动脉-小脑上动脉吻合术,以及颅外动脉-移植血管-颅内动脉吻合术等。

(2)非吻合搭桥术:此类术式不做血管吻合,手术极为简单,效果亦不次于吻合术,尤适用于小儿病例。常用的术式包括以下4种。

颞肌-血管联合术:此术式首先由 Henshen 设计并应用,可与颞浅动脉-大脑中动脉吻合术联合应用。此手术方式亦有不足之处,例如手术也可能破坏已形成的侧支循环,颞肌压迫脑表面、减少局部血流,粘连广泛者可致癫痫发作,咀嚼时肌肉收缩会牵动脑组织,新生血管生长缓慢不能迅速改善血运,不能解决大脑前、后动脉供血区的问题。另外,术中是否要切开蛛网膜观点不一,有人认为切开蛛网膜可促进粘连及新生血管的增生;但亦有人反对,认为切开后脑脊液外溢,可导致脑血流动态的改变及并发硬膜下血肿等。

颞浅动脉贴敷术:对于行吻合术失败者可采用此术式。其他类似的手术方式还有脑-硬膜-动脉血管联合术、脑-肌肉-动脉血管联合术等。其优点是先前存在的侧支循环损伤小,头皮凹陷不明显,不影响外貌,手术时间短,产生的神经症状少。

硬膜翻转贴敷术:将带有脑膜中动脉的硬膜外面敷盖于脑表面。

其他组织贴敷术:如帽状腱膜及皮下组织覆盖脑表面等。

(3)大网膜颅内移植术:又分带蒂大网膜颅内移植术和带血管游离大网膜颅内移植术两种,两者各有利弊。此手术方式适用于颅内外动脉吻合术或移植血管吻合术失败者,以及颅内皮层动脉广泛闭塞者。

3.术式选择与手术疗效评价

一般认为在脑血管造影、CT 扫描及脑血流图等充分检查的基础上,注意预防各种并发症,各类手术方式均可一试。术式在小儿以非吻合搭桥术为优选,其他术式均可使用或分组联合应用;成人多用颞浅动脉-大脑中动脉吻合术加颞肌-血管联合术。

各项检查表明术后患者脑血流量/脑氧消耗量均明显改善,所有的手术病例在半年左右临床症状有明显改善。颅内外血管吻合搭桥术与非吻合搭桥术在疗效上几乎无显著差别。

4.术后并发症

(1)慢性硬膜下血肿:可能与脑梗死部位高度脑萎缩及使用阿司匹林等抗血小板制剂有关。

(2)吻合部脑内血肿:可能与吻合受血动脉壁菲薄破裂及术后高血压有关。

(3)缺血症状:可能与受血动脉过细,吻合困难,颞肌压迫脑组织,吻合时血流暂时阻断,原有侧支循环被破坏及术中低碳酸血症等因素有关。

(4)其他不良反应:术后可引起头痛、癫痫等。

第二节　颅内动脉瘤

颅内动脉瘤为颅内动脉壁的瘤样异常突起,尸检发现率为0.2%～7.9%,因动脉瘤破裂所致的蛛网膜下腔出血约占70%,年发生率为(6.0～35.3)/10万。脑血管意外中,动脉瘤破裂出血仅次于脑血栓和高血压脑出血,居第三位。本病破裂出血的患者约1/3在就诊以前死亡,1/3死于医院内,1/3经过治疗得以生存。

本病高发年龄为40～60岁,儿童动脉瘤约占2%,最小年龄仅5岁,最大年龄为70岁,男女差别不大。

一、病因

获得性内弹力层的破坏是囊性脑动脉瘤形成的必要条件。与颅外血管比较,脑血管中膜层和外膜缺乏弹力纤维,中层肌纤维少、外膜薄、内弹力层更加发达。蛛网膜下腔内支撑结缔组织少,以及血流动力学改变,均可促使进动脉瘤形成。动脉粥样硬化、炎性反应和蛋白水解酶活性增加促使内弹力层退行性变。动脉粥样硬化是大多数囊性动脉瘤的可疑病因,可能参与上述先天因素相互作用。高血压并非主要致病因素,但能促进囊性动脉瘤形成和发展。

国内研究发现,所有脑动脉瘤内弹力层处都有大量的92-Kd Ⅵ型胶原酶存在,且与ICAM-1诱导的炎症细胞浸润相一致,认为脑动脉瘤的形成与炎症细胞介导的弹力蛋白酶表达增多,破坏局部血管壁结构有关。

囊性动脉瘤也称浆果样动脉瘤,通常生长在Willis环的分叉处,为血流动力冲击最大的部位。

动脉瘤病因还包括栓塞性(如心房黏液瘤)、感染性(所谓真菌性动脉瘤)、外伤性与其他因素。

大多数周围性动脉瘤趋向于合并感染(真菌性动脉瘤)或外伤。梭形动脉瘤在椎-基底动脉系统更常见。

二、病理

囊性动脉瘤呈球形或浆果状,外观呈紫红色,瘤壁极薄,术中可见瘤内的血流漩涡。瘤顶部最为薄弱,98%动脉瘤出血位于瘤顶。巨大动脉瘤内常有血栓形成,甚至钙化,血栓分层呈"洋葱"状。直径小的动脉瘤出血机会较多。颅内多发性动脉瘤约占 20%,以 2 个多见,亦有 3 个以上的动脉瘤。经光镜和电镜检查发现:①动脉瘤内皮细胞坏死剥脱或空泡变性,甚至内皮细胞完全消失,基膜裸露、瘤腔内可见大小不等的血栓。②脉瘤壁内很少见弹力板及平滑肌细胞成分,靠近腔侧的内膜层部位可见大量的吞噬细胞、胞质内充满脂滴或空泡。③动脉瘤外膜较薄,主要为纤维细胞及胶原、瘤壁的全层,均可见少量炎症细胞浸润,主要为淋巴细胞。

有的动脉瘤患者合并常染色体显性遗传多囊性肾病,肌纤维肌肉发育不良(FMD),动静脉畸形和烟雾病;有的动脉瘤患者合并结缔组织病。

三、动脉瘤的分类

(一)按位置分类

(1)颈内动脉系统动脉瘤,约占颅内动脉瘤 90%,分为颈内动脉动脉瘤;大脑前动脉-前交通动脉动脉瘤;大脑中动脉动脉瘤。

(2)椎-基底动脉系统动脉瘤,约占 10%,分为椎动脉动脉瘤;基底动脉干动脉瘤;大脑后动脉动脉瘤;小脑上动脉动脉瘤;小脑前下动脉动脉瘤;小脑后下动脉动脉瘤;基底动脉瘤分叉部动脉动脉瘤。文献报道,20%～30%动脉瘤患者有多发动脉瘤。

(二)按大小分类

分为小型动脉瘤(≤0.5 cm);一般动脉瘤(0.5～1.5 cm);大型动脉瘤(1.5～2.5 cm);巨型动脉瘤(≥2.5 cm)。

(三)按病因分类

按病因分类可分为囊性动脉瘤(占颅内动脉瘤的绝大多数)、感染性动脉瘤和外伤性动脉瘤。

1.感染性动脉瘤

感染性动脉瘤因细菌或真菌感染形成,免疫力低下患者发生率高。常见于大脑中动脉分支远端,可多发。若疑为感染性动脉瘤,应行心脏超声检查确定有无心内膜炎。感染性动脉瘤通常为梭形、质地脆,手术困难且危险,急性期抗生素感染治疗 4～6 周,有些动脉瘤可萎缩,延迟夹闭可能更容易。手术指征:有蛛网膜下腔出血,抗感染治疗 4～6 周后动脉瘤未见减小。

2.外伤性动脉瘤

外伤性动脉瘤占颅内动脉瘤不足 1%,大多为假性动脉瘤。闭合性脑损伤见于大脑前动脉远端动脉瘤,颅底骨折累及岩骨和海绵窦段颈内动脉形成动脉瘤,可引起海绵窦综合征,动脉瘤破裂后形成颈内动脉海绵窦瘘,伴蝶窦骨折时可造成鼻腔大出血。颅脑穿通性损伤如枪击伤或经蝶入路等颅底手术后发生动脉瘤。颅底颈内动脉动脉瘤应用球囊孤立或栓塞。外周性动脉瘤可手术夹闭动脉瘤颈。

(四)按形态分类

按形态分类分为囊状动脉瘤、梭形动脉瘤、夹层动脉瘤。

四、临床表现

(一)出血症状

因动脉瘤增大、血栓形成或动脉瘤急性出血造成头痛,严重像"霹雳样",有人描述为"此一生中最严重的头痛"。

大约半数为单侧,常位于眼眶后或眼眶周,可能由于动脉瘤覆盖的硬脑膜受刺激所致。由于巨大动脉瘤占位效应导致颅内压升高,表现为弥散性或双侧头痛。

无症状未破动脉瘤蛛网膜下腔出血的年概率为 $1\%\sim2\%$,有症状未破裂动脉瘤出血的年概率约为 6%。出血倾向与动脉瘤的直径、大小、类型有关。小而未破的动脉瘤无症状。直径 4 mm 以下的动脉瘤颈和瘤壁均较厚,不易出血。90%的出血发生在动脉瘤直径>4 mm 的患者。巨型动脉瘤内容易在腔内形成血栓,瘤壁增厚,出血倾向反而下降。

多数动脉瘤破口会被凝血封闭而出血停止,病情逐渐稳定。未治疗的破裂动脉瘤中,24 小时内再出血的概率为 4%,第一个月里再出血的概率为每天 $1\%\sim2\%$;3 个月后,每年再出血的概率为 2%。死于再出血者约占本病的 1/3,多在6 周内。也可在数个月甚至数十年后,动脉瘤再出血。

蛛网膜下腔出血伴有脑内出血占 $20\%\sim40\%$,脑室内出血占$13\%\sim28\%$,硬脑膜下出血占 $2\%\sim5\%$。

动脉瘤破裂发生脑室内出血预后更差,常见的有前交通动脉动脉瘤破裂出血通过终板进入第三脑室前部或侧脑室;基底动脉顶端动脉瘤出血进入第三脑室底;小脑后下动脉远端动脉瘤破裂通过第四脑室外侧孔进入第四脑室。

部分患者蛛网膜下腔出血可沿视神经鞘延伸,引起玻璃体膜下和视网膜出血。出血量过大时,血液可进入玻璃体内引起视力障碍,死亡率高。出血可在6~12 个月吸收。$10\%\sim20\%$患者还可见视盘水肿。

(二)占位效应

>7 mm 的动脉瘤可出现压迫症状。巨型动脉瘤有时容易与颅内肿瘤混淆，如将动脉瘤当作肿瘤进行手术则是非常危险的。动眼神经最常受累，其次为展神经和视神经，偶尔也有滑车神经、三叉神经和面神经受累。

动眼神经麻痹常见于颈内动脉-后交通动脉瘤和大脑后动脉动脉瘤，动眼神经位于颈内动脉（C_1、C_2）的外后方，颈内-后交通动脉瘤中，30％～53％出现病侧动眼神经麻痹。动眼神经麻痹首先出现提睑无力，几小时到几天达到上睑完全不能提起的地步，表现为单侧眼睑下垂、瞳孔散大、内收、上下视不能，直接、间接对光反射消失。海绵窦段和床突上动脉瘤可出现视力、视野障碍和三叉神经痛。

颈内动脉巨型动脉瘤有时被误诊为垂体腺瘤；中动脉动脉瘤出血形成颞叶血肿；或因脑血管痉挛脑梗死，患者可出现偏瘫和语言功能障碍。前交通动脉动脉瘤一般无定位症状，但如果累及下丘脑或边缘系统，则可出现精神症状、高热、尿崩症等情况。鞍内或鞍上动脉瘤压迫垂体腺和垂体柄产生内分泌紊乱。

基底动脉分叉部、小脑上动脉及大脑后动脉近端动脉瘤位于脚间窝前方，常出现第Ⅲ、Ⅳ、Ⅵ对脑神经麻痹及大脑脚、脑桥的压迫，如韦伯综合征、两眼同向凝视麻痹和交叉性偏瘫等。基底动脉和小脑前下动脉瘤表现为不同水平的脑桥压迫症状，如 Millard-Gubler 综合征（一侧展神经、面神经麻痹伴对侧锥体束征）和 Foville 综合征（除 Millard-Gubler 综合征外，还有同向偏视障碍）、凝视麻痹、眼球震颤等。罕见的内听动脉瘤可同时出现面瘫、味觉及听力障碍。椎动脉瘤、小脑后下动脉瘤、脊髓前后动脉瘤可引起典型或不完全的桥小脑角综合征、枕骨大孔综合征以及小脑体征、后组脑神经损害体征、延髓上颈髓压迫体征。

巨型动脉瘤压迫第三脑室后部和导水管，出现梗阻性脑积水症状。

(三)癫痫发作

因蛛网膜下腔出血相邻区域脑软化，有的患者可发生抽搐，多为大发作。

(四)迟发性脑缺血

迟发性脑缺血的发生率为35％，致死率为10％～15％。脑血管造影或经颅多普勒超声检查显示有脑血管痉挛者不一定有临床症状，只有伴有脑血管侧支循环不良，局部脑血流灌注每分钟＜18 mL/100 g 时才引起迟发性脑缺血。迟发性脑缺血多出现于3～6天，7～10天为高峰，表现如下：①前驱症状。蛛网膜下腔出血的症状经过治疗或休息而好转后，又出现或进行性加重，外周血白细胞计数持续升高、持续发热。②意识由清醒转为嗜睡或昏迷。③局灶神经体征出现。

上述症状多发展缓慢,经过数小时或数天到达高峰,持续1~2周后逐渐缓解。

(五)脑积水

动脉瘤出血后,因凝血块阻塞室间孔或大脑导水管,引起急性脑积水,导致意识障碍;合并急性脑积水者占15%,如有症状应行脑室引流术。由于基底池粘连也会引起慢性脑积水,需行侧脑室-腹腔分流术,但可能仅对部分病例有效。

(六)偶尔发现

由于其他原因做 CT、MRI 或血管造影时发现。

五、辅助检查

(一)蛛网膜下腔出血诊断步骤

非强化高分辨率 CT 扫描,如果 CT 阴性,对可疑患者行腰椎穿刺,确诊或高度怀疑蛛网膜下腔出血患者行脑血管造影。

(二)CT

CT 可以确定蛛网膜下腔出血、血肿部位大小、脑积水和脑梗死,多发动脉瘤中的破裂出血的动脉瘤。如纵裂出血常提示前动脉或前交通动脉瘤,侧裂出血常提示后交通或中动脉动脉瘤,第四脑室出血常提示椎或小脑后下动脉瘤。巨大动脉瘤周围水肿呈低密度,瘤内层状血栓呈高密度,瘤腔中心的流动血液呈低密度。故在 CT 上呈现特有的"靶环征":密度不同的同心环形图像。直径 <1 cm动脉瘤,CT 不易查出。直径>1 cm 动脉瘤,注射对比剂后 CT 扫描可检出。计算机体层血管成像(computed tomography angiography,CTA):可通过3D-CT 从不同角度了解动脉瘤与载瘤动脉,尤其是与相邻骨性结构的关系,为手术决策提供更多资料。

(三)MRI

颅内动脉瘤多位于颅底 Willis 环。MRI 优于 CT,动脉瘤内可见流空影。磁共振血管成像(magnetic resonance angiography,MRA)和 CTA 可提示不同部位动脉瘤,常用于颅内动脉瘤筛查,有助于从不同角度了解动脉瘤与载瘤动脉关系。MRA:不需要注射造影剂,可显示不同部位的动脉瘤,旋转血管影像以观察动脉瘤颈、动脉瘤内血流情况,还可以显示整个脑静脉系统,发现静脉和静脉窦的病变。

(四)数字减影血管造影

数字减影血管造影(digital subtraction angiography ,DSA)是确诊颅内动脉瘤的金标准,对判明动脉瘤的位置、数目、形态、内径、瘤蒂宽窄、有无血管痉挛、痉挛的范围及程度和确定手术方案十分重要。经股动脉插管全脑室血管造影,多方位投照,可避免遗漏多发动脉瘤。Ⅰ、Ⅱ级患者脑血管造影应及早进行,Ⅲ、Ⅳ级患者待病情稳定后,再行造影检查。Ⅴ级患者只行 CT 排除血肿和脑积水。首次造影阴性,合并脑动脉痉挛或高度怀疑动脉瘤者,一个月后应重复造影,如仍阴性,可能是小动脉瘤破裂后消失或内有血栓形成。

(五)经颅多普勒超声检查

在血容量一定的情况下,血流速度与血管的横截面积成反比,故用经颅多普勒超声检查技术测量血管的血流速度可以间接地测定血管痉挛的程度。

六、治疗措施

(一)非手术治疗

非手术治疗的主要目的在于防止再出血和防治脑血管痉挛,用于以下情况:①患者全身情况不能耐受开颅手术者。②诊断不明确、需进一步检查者。③患者拒绝手术或手术失败者。包括以下内容。

(1)绝对卧床休息 14～21 天,适当抬高头部。镇痛、抗癫痫治疗。便秘者给予缓泻剂。保持患者安静,尽量减少不良的声、光刺激,避免情绪激动。为预防动脉瘤再次出血,患者应在重症监护室监护。

(2)预防和治疗脑动脉痉挛,有条件者行经颅多普勒超声检查,监测脑血流量变化,及时发现脑血管痉挛。早期可使用钙通道阻滞剂改善微循环。

(3)根据病情退热、防感染、加强营养、维持水和电解质平衡、心电监测,严密观察生命体征及神经功能变化。

(4)降低血压是减少再出血的重要措施之一,但由于动脉瘤出血后多伴有动脉痉挛,脑供血已经减少,如血压降得过多可能引起脑供血不足,通常降低 10% 即可,密切观察病情,如有头晕、意识障碍等缺血症状,应给予适当的回升。

(5)降低颅内压能增加脑血流量、推迟血-脑屏障的损害、减轻脑水肿,还能加强脑保护。

(二)外科治疗方法

(1)孤立术中断动脉瘤近端和远端载瘤动脉,可通过直接手术用动脉瘤夹结扎、放置可脱性球囊或两者联合。动脉瘤孤立术是在动脉瘤的两端夹闭载瘤动脉,但在未证实脑的侧支供应良好的情况下应慎用。有些可能需要联合颈外-颈内动脉搭桥保持孤立节段远端血流。

(2)近端结扎(Hunterian 结扎)多用于巨大动脉瘤,通过闭塞颈总动脉而不是颈内动脉可能会减少危险,可能增加形成对侧动脉瘤的危险。

(3)动脉瘤壁加固术疗效不肯定。

(4)栓塞动脉瘤:临床不适宜手术,可选弹簧圈栓塞的介入治疗。通过介入技术在动脉瘤内放置 Guglielmi 可脱性弹簧圈或球囊。

(三)手术治疗

开颅夹闭动脉瘤颈仍是首选治疗方法。目前,动脉瘤显微手术总的死亡率已降至 2% 以下。而保守治疗中 70% 的患者会死于动脉瘤再出血。

1.手术时机

近年来趋向于对破裂动脉瘤实施早期手术,理由如下:①动脉瘤再破裂出血的高峰期在初次出血后 1 周内,早期手术可减少动脉瘤再破裂危险。②术中可清除血凝块等引起血管痉挛的有害物质。但是出血早期,脑组织肿胀,生命体征不平稳,手术难度大,手术死亡率和致残率高。

提倡晚期手术的理由:①早期手术牵拉脑组织,加重脑水肿。②术中动脉瘤破裂概率较高。③手术易造成血管损伤,加重术后的血管痉挛。

为便于判断动脉瘤病情,选择造影和手术时机,评价疗效,根据 Hunt 和 Hess 分级法,病情在Ⅰ、Ⅱ级的患者应尽早进行血管造影和手术治疗。Ⅲ级以上提示出血严重,可能伴发血管痉挛和脑积水,手术危险较大,待数天病情好转后再行手术治疗。Ⅲ级以下患者,出血后 3～4 天内手术夹闭动脉瘤,可以防止动脉瘤再次出血,减少血管痉挛发生。椎-基底或巨大动脉瘤,病情Ⅲ级以上,提示出血严重,或存在血管痉挛和脑积水,手术危险性较大,应待病情好转后手术。动脉瘤破裂出血后 48～96 小时内为早期手术;出血后 10～14 天后的手术为晚期手术。

2.手术方法

手术的目的是阻断动脉瘤的血液供应、避免发生再出血,保持载瘤及供血动脉通畅,维持脑组织的正常血运。

动脉瘤瘤颈夹闭术的操作步骤。腰椎穿刺置管,剪开硬脑膜前打开留置管,引流脑脊液 30～50 mL,降低脑压,增加手术暴露的空间,便于分离操作。

翼点微骨窗入路创伤小、有利于保护面神经额支,可以夹闭前循环和基底动脉顶端动脉瘤。手术切口应尽量不影响外观,小范围剃头,做微骨窗。术中应用手术显微镜,术后缝合硬脑膜,保留骨瓣,皮内缝合,体现微创理念。前(交通)动脉瘤还可经额部纵裂入路。椎动脉、小脑后下动脉动脉瘤采用远外侧入路。椎-基底交界动脉瘤经枕下入路或经口腔入路。

分离动脉瘤时先确定载瘤动脉、暴露动脉瘤颈,分清动脉瘤与载瘤动脉的关系,并确定用何种类型的动脉瘤夹。分离困难时可借助神经内镜。动脉瘤体积大、粘连紧或有破裂时注意控制血压。

罂粟碱:平滑肌松弛剂可能通过阻断钙离子通道起作用。局部应用于表面人为操作引起的血管收缩。30 mg 罂粟碱加入 9 mL 生理盐水,用棉片蘸此溶液敷在血管约 2 分钟,也可通过注射器直接冲洗血管。

3.术中血管造影

动脉瘤术后应该常规复查 DSA,了解动脉瘤夹闭情况。动脉瘤夹闭术后血管造影发现 19％患者有动脉瘤残留或大血管闭塞等问题,所以推荐在术中应用荧光血管造影,有助于及时发现问题并予以纠正。

(四)术中动脉瘤破裂处理

文献报告,术中动脉瘤破裂发生率为 18％～40％。术中发生动脉瘤破裂,患者病残率和死亡率明显增高。

1.术中动脉瘤破裂预防

(1)预防疼痛引起高血压。

(2)装头架及切皮时保证深度麻醉。

(3)头架钉子放置部位及皮肤切口局部麻醉(不用肾上腺素)。

(4)开硬脑膜前可将平均动脉压降至稍低水平。

(5)最大限度减少分离时对动脉瘤的牵拉;利尿剂脱水;术前腰椎穿刺,切开硬脑膜时放出脑脊液;过度换气。

(6)减少动脉瘤顶或颈部撕裂危险:暴露动脉瘤时采取锐性分离,清除动脉瘤周围血块;夹闭动脉瘤前,完全游离动脉瘤。

2.动脉瘤手术中破裂 3 个阶段

(1)开始暴露(分离前):少见,处理最困难,预后很差。虽然已打开蛛网膜下腔,但是出血仍可造成脑组织膨出。

可能原因:钻骨孔时震动,剪开硬脑膜时硬脑膜内外压力差增高,疼痛反应引起儿茶酚胺增加造成血压升高。

处理:降低血压,控制出血。若必要,可切除部分额叶或颞叶。

（2）分离动脉瘤是动脉瘤破裂最多见原因。

可能原因：钝性粗暴分离引起撕裂，多数在瘤颈近端损伤较大，控制困难。没有充分暴露即试图夹闭。

处理：显微吸引器放在载瘤动脉破裂孔附近，不要仓促夹闭，进一步暴露并将永久夹放置于合适位置。

锐性分离时引起撕裂常在动脉瘤顶端，一般较小，通常一个吸引器就可控制。用小棉片轻轻压迫可起效。重复用低电流双极电凝使其萎缩。

（3）放置动脉瘤夹破裂，通常有两个原因。

动脉瘤暴露欠佳：夹子叶片穿透未看见的动脉瘤壁，类似钝性分离时引起撕裂。出血会由于夹子叶片靠近而加重。尽量打开并去掉夹子，尤其是开始有出血迹象时，可减小撕裂程度。用两个吸引器判断最后夹子是否可放置，或者放置临时阻断夹。

放置瘤夹技术差：当夹子叶片靠近时出血可能减轻；这时检查其尖端，确认其已跨越瘤颈的宽度。如果没有，通常可并行放置一个较长的夹子，会有所改善。确认夹子叶片足够靠近。如果因夹子叶片没有足够靠近而仍旧存在出血，可放置两个夹子，有时需更多。

（五）术后治疗

动脉瘤术后患者应在重症监护室监护治疗，监测生命体征、氧饱和度等，并注意观察患者的意识状态、神经功能状态、肢体活动情况。术后常规给抗癫痫药，根据术中情况适当程度脱水，可给予激素、扩血管药等。如果手术时间不长，术中临时使用一次抗生素，术后则不需再使用抗生素。

（六）治疗后动脉瘤复发

未完全夹闭动脉瘤可继续增大和（或）出血，包括动脉瘤夹闭或弹簧圈栓塞，仍有动脉瘤充盈或动脉瘤颈残留。

第三节　脑动静脉畸形

脑动静脉畸形（arteriovenous malformations，AVM）又称脑血管瘤、血管错构瘤、脑动静脉瘤或脑动静脉疾病，因在脑内的畸形血管团两端有明显的供血的输入动脉和回流血液的输出静脉,故通常称之为脑动静脉畸形。它占自发性蛛网膜下腔出血的 20%～30%,是最常见的脑血管畸形,这些异常血管为胚胎期原始毛细血管和前毛细血管残留形成异常的血管团。

一、病理与病理生理

(一)病理

AVM 可发生在颅内的任何部位。80%～90% 位于幕上,以大脑半球表面特别是大脑中动脉供应区的顶、颞叶外侧面最为多见,其次为大脑前动脉供应区的额叶及大脑内侧面,其他部位如枕叶、基底节、丘脑、小脑、脑干、胼胝体、脑室内较少见。幕上病变多由大脑中动脉或大脑前动脉供血,幕下 AVM 多由小脑上动脉供血或小脑前下或后下动脉供血。供血动脉一般只有一条,多者可有两三条,回流静脉多为一条,偶有两条。供血动脉及回流静脉多粗大,比正常动、静脉大 1 倍到数倍。据统计供血动脉大脑中动脉占 60%,大脑前动脉分支占 20%,大脑中动脉和大脑前动脉分支联合供血占 10%,脉络膜前动脉及椎-基底动脉分支供血少见,小脑后动脉分支占 2% 左右。回流静脉依其病变的部位分别汇入矢状窦、大脑大静脉、鞍旁静脉丛、岩窦、横窦、直窦、岩上窦等。由于胚胎脑血管首先在软脑膜发育,故动静脉畸形常位于脑表面,亦可位于脑沟内或深部脑组织内。典型的脑动静脉畸形呈圆锥形,锥底在脑表面,锥尖朝向脑室,深达脑室壁,有的伸入脑室与侧脑室脉络丛相连。有少数动静脉畸形呈类球形、长条形或不规则形,边缘不整齐。

畸形血管团的大小不一,小者只有在仔细检查下才能看到,脑血管造影不能显示,只有在术后病理检查时才能发现,有的甚至连常规病理检查亦难发现。大者病变直径可达10 cm 以上,可累及两个脑叶以上,占大脑半球的 1/3～1/2 或广泛分布在一侧或双侧大脑或小脑半球。病变中的畸形血管纠缠成团,血管管径大小不一,有时较为细小,有时极度扩张、扭曲,甚至其行程迂曲,呈螺旋状或绕成圆圈形。不同大小的动静脉毛细血管交织在一起。其间可夹杂脑组织。显微镜下,动静脉畸形的特点是由大小不等、走向不同的动静脉组成,管腔扩张,管壁动脉内膜增生肥厚,有的突向管腔内,内弹力层极为薄弱,甚至缺失,中层厚薄不一。动脉壁上可附有粥样硬化斑块及机化的血凝块,有的管腔部分堵塞,有的呈动脉瘤样扩张。静脉常有纤维变或玻璃样变而增厚,偶见有钙化。但动脉和静脉常常难以区分。畸形血管周围常见有含铁血黄素沉着,夹杂在血管之间的脑组织可变性坏死。

脑动静脉畸形的继发改变,最常见是畸形血管破坏,血肿形成,畸形血管的血栓形成,脑缺血,脑胶质增生,脑萎缩等。畸形血管破裂常表现为蛛网膜下腔出血、脑内出血、硬膜下出血、脑室内出血。脑内出血常由深在动静脉畸形引起,合并血肿形成,表现为血管移位的占位改变,亦可见有造影剂外溢和动脉痉挛等表现。脑缺血可因"盗血"引起,使缺血区脑组织萎缩,脑胶质增生。畸形血管血栓形成一般难以发现,有时造影可见畸形血管内有充盈缺损。

(二)病理生理

由于动静脉畸形的动静脉之间没有毛细血管,血液经动脉直接流入静脉,缺乏血管阻力,局部血流量增加,血液循环速度加快。这种血流改变,引起大量"脑盗血"现象。由于动脉血直接流入静脉内,使动脉内压大幅度下降,供血动脉内压由正常体循环平均动脉压的 90%,降至45.1%～61.8%,而静脉内压上升,引起病变范围内静脉回流受阻而致静脉怒张、扭曲。动脉压的下降以及脑缺血现象,使动脉的自动调节功能丧失,致使动脉扩张,以弥补远端脑供血不足。动脉内血流的冲击致使动脉瘤形成,以及静脉长期怒张、扭曲,形成巨大静脉瘤。这都是动静脉畸形破裂出血的因素。静脉内血流加快,血管壁增厚,静脉内含有动脉血,手术时可见静脉呈鲜红色,与动脉难以区别,这称之为静脉的动脉化。随着动静脉的扩张,盗血量日益增加使病变范围逐渐扩大。

二、临床表现

小型动静脉畸形可没有任何症状或体征,绝大多数脑动静脉畸形可出现一定的临床表现。

(一)性别、年龄

男性较女性多见,男女之比为(1.1～2.0)∶1。可发生在任何年龄,但以 20～30 岁青年为最多见,80%的患者年龄在 11～40 岁。

(二)症状、体征

动静脉畸形常见的症状和体征有以下内容。

1.出血

动静脉畸形出血的发生率为 20%～88%,并且多为首发症状。动静脉畸形越小越易出血,这是因为动静脉畸形小,其动静脉管径小,在动静脉短路处的动脉压的下降不显著,小静脉管壁又薄,难以承受较高动脉压力的血液冲击,故易发生破裂出血。动静脉畸形多发生在 30 岁以下的年轻患者,出血前患者常有激动、体力活动及用力大小便等诱因,但亦可没有明显的诱因而发生出血。出血常表现为蛛网膜下腔出血,亦可为脑内出血,40%形成脑内血肿,少数患者脑内血肿可穿破脑室壁破入脑室或穿破皮层形成硬膜下血肿,动静脉畸形出血具有反复性。再出血率为 23%～50%,每年再出血率为 2%左右。50%以上出血两次,30%出血 3 次,20%出血 4 次以上,最多可达十余次。再出血的死亡率为 12%～20%,仅为脑动脉瘤出血死亡的 1/3。再出血的间隔时间少数在数周或数月,多数在 1 年以上,甚至在十几年以后,平均 4～6 年。据有人报道,13%患者于 6 周以内再出血。与动脉瘤相比脑动静脉畸形出血的特点有两个:一是出血的高发年龄轻,出血程度轻,再出血率低,再出血间隔时间长且无规律;二是出血后血管痉挛发生率低。

2.癫痫

动静脉畸形患者的癫痫发生率为 30%～60%,其中 10%～30%以癫痫为首发症状。癫痫多发生在 30 岁以上患者,癫痫可发生在出血之前或出血之后,亦可发生在出血时。癫痫的发生率尚与动静脉畸形的部位及大小有关。额顶区动静脉畸形的癫痫发生率最高,达 86%,额叶为 85%,顶叶为 58%,颞叶为 56%,枕叶为 55%。动静脉畸形越大癫痫发生率越高,"脑盗血"严重的大型动静脉畸形癫痫的发生率更高。其癫痫的发作类型与动静脉畸形的部位亦有一定关系,顶叶动静脉畸形多为局限性癫痫发作,额叶者多为全身性癫痫,颞叶者可为颞叶癫痫。

3.头痛

60%以上的动静脉畸形患者有长期头痛史,其中 15%～24%为首发症状。头痛常限于一侧,一般表现为阵发性非典型的偏头痛,可能与脑血管扩张有关。出血时的头痛较为剧烈且伴有呕吐。

4.进行性神经功能障碍

约 40%的病例可出现进行性神经功能障碍,多表现为进行性轻偏瘫、失语、偏侧感觉障碍和同向偏盲等。引起神经功能障碍的主要原因是"脑盗血"引起的脑缺血和动静脉畸形破裂出血形成血肿压迫所致。

5.颅内血管杂音

部分患者在颅外可听到持续性血管杂音,并在收缩期杂音增强,少数患者自己亦能感觉到颅内血管杂音。

6.智力减退

巨大的动静脉畸形由于累及大脑组织范围广泛,可导致智力减退。

7.颅内压增高

动静脉畸形虽非肿瘤,但亦有一定体积,并且逐渐扩大,少数患者可出现颅内压增高的表现,这主要是由于静脉压增高,动静脉畸形使脑脊液循环发生障碍,造成脑积水;蛛网膜下腔出血产生交通性脑积水;出血后血肿形成。

8.其他

少数患者可出现眼球突出,头晕耳鸣,视力障碍,精神症状,脑神经麻痹,共济失调及脑干症状等。小儿可因大型动静脉畸形,静脉血回流过多而导致右心衰竭。

三、辅助检查

(一)腰椎穿刺

出血前多无明显改变,出血后颅内压力多为 1.92～3.84 kPa,脑脊液呈均匀血性,提示蛛网膜下腔出血。

(二)颅内 X 线检查

多数患者无阳性发现。10％～20％病例可见病变钙化,20％～30％的钙化为线状、环状、斑状或不规则状。若脑膜中动脉参与供血,可见颅骨脑膜中动脉沟增宽,颅底像棘孔扩大。颅后窝动静脉畸形致梗阻性脑积水者,可显示有颅内压增高征象。出血后可见松果体钙化移位。

(三)多普勒超声

多普勒超声对动静脉畸形有初步的定性定位诊断能力,能经颞部直接记录到动静脉畸形、血管畸形本身的血流频谱改变,即同时有朝向和离开超声波探头的重叠的和不规则的多普勒的频移图;还能听到强弱各异的机器样血流杂音。部分患者可探测到侧裂静脉作为引流静脉的特殊性搏动性高流速频谱改变。二维多普勒超声和彩色多普勒超声可直接于新生儿头部准确地发现动静脉畸形,并显示其部位;形态、大小和高血流速度的供血动脉和引流静脉。

经颅多普勒显示动静脉畸形的供血动脉血流速度增快,血管阻力指数和搏动指数下降,尚能显示引流静脉流速较快和独特的搏动性低阻力血流图形。但经颅多普勒不能发现小型动静脉畸形。

(四)脑电图

多数患者脑电图可出现异常,多为局限性的不正常活动,包括α节律的减少或消失,波率减慢,波幅降低,有时可出现弥散性 θ 波。有脑内血肿者,可出现局灶的δ波。幕下动静脉畸形脑电图常呈不规则的慢波。约50%有癫痫史的患者可出现癫痫波形。少数患者一侧大脑半球动静脉畸形可表现为双侧脑电图异常，这是由于"脑盗血"现象使对侧大脑半球缺血所致。

（五）放射性核素扫描

90%～95%的幕上动静脉畸形放射性核素扫描时可出现阳性结果，一般用^{99}Tc或^{197}Hg做闪烁扫描连续摄像。多可做出定位诊断，表现为放射性核素集聚。但直径在2 cm以下的动静脉畸形常难以发现。

（六）气脑或脑室造影

目前已很少采用此项检查，但对于有明显脑积水征象的患者仍可考虑行气脑或脑室造影。以癫痫发作或进行性轻偏瘫为主要症状的患者，在气脑造影中，可见脑室系统轻度向患侧移位，患侧侧脑室有局限性扩大。后颅窝动静脉畸形在脑室造影中常显现脑干或小脑占位病变，第三脑室以上对称性脑室扩张。

（七）脑血管造影

脑血管造影不仅是确诊本病最可靠的检查方法，也是为下一步制订治疗方案提供资料的重要手段。因此，怀疑出血可能由动静脉畸形引起者，应首选脑血管造影术。上述辅助检查由于不能确诊，临床上很少采用。为全面了解病变的部位、大小、形状、供血动脉和引流静脉，近年来已采用静脉注射剂做数字减影全脑血管造影，可减少漏诊率。脑动静脉畸形在脑血管造影的动脉期片中，可见到一堆不规则的扭曲血管团，其近端有一条或数条粗大的供血动脉，引流静脉亦常于动脉期显影，表现为极度扩张并导入颅内静脉窦，病变远端的动脉充盈不良或不充盈。一般无脑血管移位，如有较大血肿形成，则有血管移位等占位表现。畸形的血管团可呈团块状、网状、囊状或小簇状等。但一少部分患者可因血栓形成而不显影，其原因如下：①血管钙化。②栓子堵塞动静脉畸形的供血动脉。③血流缓慢。④动静脉畸形的组成血管过度扭曲延长，引起管内血流受阻。⑤体液因素引起血管内过度凝结。

（八）CT扫描

CT扫描虽不如脑血管造影显示病变详细，但对于定位诊断及寻找较小的病灶有独特的优点。CT平扫可显示动静脉畸形的脑出血、脑梗死、脑水肿、脑萎缩、胶质增生、钙化、囊腔形成及脑积水等。病变可为高、低、混杂密度等各种影像，亦可无异常发现（25%）。强化扫描可见病变近缘不整齐、密度不均匀或有斑点状高密度影，并可见粗大扩张扭曲的引流静脉。较大的病变可有占位效应。

（九）MRI

与 CT 相比，MRI 在动静脉畸形的检出率、定性及脑萎缩的诊断方面均优于 CT。由于 MRI 中颅骨不引起伪像，故对脑回、脑表面的萎缩都能充分观察。动静脉畸形在 MRI 中可表现为低信号区，为屈曲蛇行、圆形曲线状或蜂窝状低信号区。在出血病例中，MRI 能抓住血肿和动静脉畸形在 MRI 上的不同信号加以识别，并能清楚地显示供血动脉与引流静脉。大多数动静脉畸形内血流呈涡流、高速状态，因而在常用的标准成像序列上会引起信号丢失现象。畸形内缓慢流动血液在第二回波上可呈高信号。另外，T_1 加权像上粗大的引流静脉呈明显无信号影，还可看到增大的静脉窦。在显示隐性动静脉畸形方面 MRI 优于 CT。隐性动静脉畸形附近的小出血灶，在 MRI 上呈短 T_1 与长 T_2，出血 3 个月仍能清晰可辨。此时，CT 上能见到的高密度血肿早已吸收。

四、诊断与鉴别诊断

（一）诊断

年龄在 40 岁以下的突发蛛网膜下腔出血，出血前有癫痫史或轻偏瘫、失语、头痛史，而无明显颅内压增高者，应高度怀疑动静脉畸形，但确诊有赖于脑血管造影，CT 及 MRI 检查有助于确诊。

（二）鉴别诊断

脑动静脉畸形尚需与其他脑血管畸形、烟雾病、原发性癫痫、颅内动脉瘤等相鉴别。

1.脑海绵状血管畸形

脑海绵状血管畸形也是青年人反复发生蛛网膜下腔出血的常见原因之一。出血前患者常无明显临床症状。脑血管造影常为阴性或出现病理性血管团，但看不到增粗的供血动脉或扩张的引流静脉。CT 平扫可表现为蜂窝状低密度区，强化后可见病变轻度增强。但最后需要手术切除及病理检查才能与动静脉畸形相鉴别。

2.原发性癫痫

脑动静脉畸形常出现癫痫，并且已发生血栓的动静脉畸形更易出现顽固性癫痫发作，这时脑血管造影常不显影，故常误诊为癫痫。但原发性癫痫常见于儿童，对于青年人发生癫痫，并有蛛网膜下腔出血或癫痫出现在蛛网膜下腔出血之后，应考虑为动静脉畸形。另外，动静脉畸形患者除癫痫外，尚有其他症状、体征,例如头痛、进行性轻偏瘫、共济失调、视力障碍等。CT 扫描有助于鉴别诊断。

3.脑动脉瘤

脑动脉瘤是蛛网膜下腔出血最常见的原因,发病年龄比脑动静脉畸形大20 岁左右,即多在 40~50 岁发病,并且女性多见。患者常有高血压、动脉粥样硬化史。癫痫发作少见而动眼神经麻痹多见。根据脑血管造影不难鉴别。

4.静脉性血管畸形

静脉性血管畸形较少见,有时可破裂出血引起蛛网膜下腔出血,并可出现颅内压增高。脑血管造影没有明显畸形血管显示,有时仅见有一条粗大的静脉带有一些引流属支。CT 扫描显示低密度区,强化扫描可见病变增强。

5.烟雾病

此病多见于儿童及青壮年,儿童以脑缺血为主要表现,成人以颅内出血为主要症状。明确鉴别诊断有赖于脑血管造影。烟雾病脑血管造影表现为颈内动脉狭窄或闭塞,脑基底部有云雾状纤细的异常血管团。

6.血供丰富的脑瘤

脑动静脉畸形尚需与血供丰富的胶质瘤、转移瘤、脑膜瘤及血管网状细胞瘤相鉴别。由于这些肿瘤血供丰富,脑血管造影中可见动静脉之间的交通与早期出现静脉,故会与脑动静脉畸形相混淆。但根据发病年龄、病史、病程、临床症状、体征等不难鉴别,CT 扫描可有助于明确鉴别诊断。

五、治疗措施

(一)自然史

如果脑动静脉畸形不予治疗,可遵循以下几种方式之一发展。

1.动静脉畸形自行消失或缩小

这种情况极为罕见,多因自发血栓形成,使动静脉畸形逐渐缩小,最终从脑血管造影中完全消失。脑动静脉畸形是以许多大的异常血管通道伴有内皮和弹力层发育不良为特征的病变。其血管腔内压力低,流速快,容易导致血液不规则流动和湍流。这种血流湍流可造成血管内皮损伤,血小板黏附在暴露的内皮下胶原上,继而促发前列腺素的合成及血小板脱粒,进一步导致血小板聚集,加上从活化的血凝块中产生的纤维束可形成稳固的血小板栓子和血栓,反复内皮损伤可产生病理性血管内血栓形成和局灶性内皮增厚。

2.动静脉畸形保持相对稳定

动静脉畸形在一段时间内既不增大亦不缩小,临床上无特殊表现,在保持不变若干年后,最终因破裂出血而致残或死亡。

3.动静脉畸形破裂后不再显影

动静脉畸形破裂后不再显影,多因动静脉畸形小、出血引起局部脑组织破坏或坏死,使动静脉畸形本身被破坏,或颅内血肿压迫减少了畸形区的血流,导致广泛血栓形成。患者在第一次出血恢复后不再发生出血,脑血管造影亦不再显影。

4.动静脉畸形增大并反复破裂出血

这是动静脉畸形自然史中最常见的一种演变情况,一般认为年轻的患者动静脉畸形易于增大,尤其是 30 岁以下的患者动静脉畸形有增大的危险。故青年患者的动静脉畸形应手术切除,这不仅可预防动静脉畸形破裂,且可预防其进行性增大而导致的神经功能损害。尤其重要的是,由于病灶增大而使一些本来可以手术切除的动静脉畸形变成不能手术者。随着"脑盗血"量的不断增多,动静脉畸形可逐渐增大,并反复出血,日益严重。文献中报道未破裂的脑动静脉畸形每年出血的发生率为 1%～3%,首次出血的死亡率为6.0%～13.6%,出血后存活者的病残率为4%～30%。

(二)保守治疗

对于年龄较大,仅有癫痫症状者或位于脑重要功能区及脑深部病变或病变广泛深在不适宜手术者,均应采用保守治疗。保守治疗的主要目的是防止或制止出血及再出血,控制癫痫,缓解症状等。

1.保持正常生活规律

避免剧烈运动、情绪波动,保持大便通畅,高血压者适当降低血压。有出血者,应绝对卧床休息1～6周。

2.抗癫痫治疗

根据癫痫的类型选择抗癫痫药物,长期坚持规律服药,以控制癫痫发作。大发作和局限性发作可首选苯妥英钠、苯巴比妥或扑米酮,精神运动性发作可选用苯妥英钠、卡马西平、硝西泮、丙戊酸钠等,失神小发作可选用乙琥胺、丙戊酸钠、氯硝西泮等。一般在完全控制癫痫发作2～3年后才考虑逐渐减少药量。

3.对症治疗

有出血者可按蛛网膜下腔出血对症治疗。有颅内压增高者可给予甘露醇等脱水剂降低颅内压。根据患者的症状选择不同的药物进行对症处理,以减轻患者的症状等。

(三)放射治疗(简称放疗)

对于不宜手术者,可采用高能照射、阳离子或 γ 射线照射。其目的是通过放

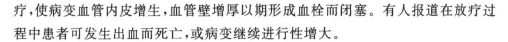

疗,使病变血管内皮增生,血管壁增厚以期形成血栓而闭塞。有人报道在放疗过程中患者可发生出血而死亡,或病变继续进行性增大。

(四)外科治疗

从脑动静脉畸形的自然病史、保守治疗及放疗的效果来看,有必要进行手术治疗。理想的治疗方法应符合以下条件:①能防止病变再出血。②能消除"脑盗血"现象,改善脑供血情况。③能尽可能避免损坏正常脑组织,保持脑功能完善。④缓解升高了的颅内压。但是由于脑动静脉畸形的部位、大小等情况,目前治疗方法没有一种能绝对达到上述要求。外科治疗的目的及原则即是理想治疗方法的条件,即防止再出血、消除"脑盗血"、改善脑缺血等。脑动静脉畸形外科治疗方法:①动静脉畸形切除术。②动静脉畸形供血动脉结扎术。③人工栓塞术。④采用立体定向技术配合治疗。⑤单纯血肿清除术等。

1.脑动静脉畸形切除术

目前仍公认脑动静脉畸形切除术是脑动静脉畸形外科治疗中最为理想的一种治疗方法。近年来随着显微技术的应用与普及、手术方法的改进,以及手术辅助设备的日益完善,使脑动静脉畸形手术切除的死亡率及致残率大大降低,并且手术适应证逐渐放宽。目前,脑动静脉畸形的手术切除的适应证有以下几种情况。

(1)病变远离语言区或运动区,如位于额叶前部或枕叶,手术不至于造成严重脑功能障碍。病变小而表浅,例如位于大脑凸面矢状窦旁和大脑镰旁的动静脉畸形,手术切除对脑功能影响不大。

(2)近年来手术技术的提高,对于年龄在 40 岁以下,病变较局限者均可切除,即使病变位于运动区或语言区、胼胝体等重要功能区,亦可手术切除,效果满意,但手术条件不具备者不宜勉强进行。

(3)年龄在 40 岁以下反复出血有生命危险者,应行手术切除。

(4)癫痫频繁发作,药物难以控制者,亦考虑手术切除病变。

(5)因"脑盗血"严重而出现进行性轻偏瘫,智力减退者,可手术切除病变,以期改善脑功能。

(6)病变广泛深在,手术困难危险性大者一般不主张手术切除,以防术后遗留有严重的神经功能障碍。按照史玉泉分级法,Ⅰ~Ⅲ级的患者均适合行脑动静脉畸形切除术,Ⅳ级患者不宜做全切除术,Ⅲ~Ⅳ级者根据情况选择是否行脑动静脉畸形切除术。脑动静脉畸形切除术后可出现一些并发症,如正常灌注压突破、静脉回流受阻引起的脑肿胀,术后残余病灶的再出血,由于止血不完善以及过度的血液充盈造成血管破裂出血等。

文献中上述术后并发症已有许多报道,但近年来却发现另一种特殊的并发症,即脑动静脉畸形切除术后逆行血栓形成,其发生率为6.6%。大型和中型动静脉畸形患者中,其发生率增加到14%。血栓形成可引起供血动脉和邻近分支闭塞,导致不同程度的神经功能障碍,临床上常误诊为术后脑水肿或再出血等。术后逆行性血栓形成易发生在以下几种情况:①大、中型动静脉畸形切除后。②年龄较大的患者。③造影发现供血动脉显著增粗和拉长的患者。

2.供血动脉结扎术

供血动脉结扎术是一种比较古老的手术方法,结扎可在颈部或颅内进行。手术的目的在于减少动静脉畸形的血供,使之血流减慢、血栓形成或降低动静脉畸形内的灌注压,减少破裂出血的机会。这一手术方式比较简单,但常因结扎后侧支循环建立起新的供血动脉而使手术失败,并且常引起脑组织缺血等并发症,故目前已较少采用。

供血动脉结扎术主要适用于脑重要功能区不能行动静脉畸形切除术的病例,例如以脉络膜前动脉为供血动脉的脑深部动静脉畸形,以大脑前动脉、胼周动脉或返动脉供血的大脑内侧面或脑深部的动静脉畸形,以大脑后动脉为供血动脉的动静脉畸形等,这仍不失为一种治疗方法。对单条供血动脉的动静脉畸形,开颅结扎该条动脉确实能使病变缩小,并有可能治愈。但术前必须做脑血管造影,显示清楚只有1~2条供血动脉,开颅时靠近病变端夹闭或结扎供血动脉,注意不要结扎供血动脉主干,以防引起脑组织广泛缺血。总之,这一手术方式为一种姑息手术,不是彻底治疗动静脉畸形的方法。术后应复查脑血管造影以观察手术疗效。多数患者术后动静脉畸形可明显缩小,甚至不显影,但在术后3~5年的脑血管造影随访中,仍有部分患者出现更多的供血动脉,致使动静脉畸形再现或发生再破裂出血。

3.人工栓塞术

人工栓塞术又称外科栓塞术或血管内治疗。目前,栓塞术作为一种手术的辅助治疗或单独的治疗手段,在国内外的应用日趋广泛。其理论根据如下:①动静脉畸形的供血动脉阻力低,随血液流动运行的人工栓子将自然地被主流带到动静脉畸形的供血动脉中去。②动静脉畸形的供血动脉比供应正常脑区的动脉管径大,故根据脑血管造影预先选定其大小的人工栓子,不会堵塞供应正常脑区的动脉,只能堵塞在动静脉畸形的供血动脉中。③动静脉畸形的供血动脉在达到畸形血管团之前就分成多条小动脉,故栓子恰好停止在供血动脉的终末处,达

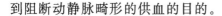

到阻断动静脉畸形的供血的目的。

4.血肿清除术

脑动静脉畸形破裂后形成颅内血肿,造成颅内压增高,当病情持续恶化并有脑疝征象时,应及时清除血肿,根据其情况决定是否同时切除动静脉畸形。

5.其他手术方法

随着现代科学技术的发展,许多新技术已应用到医学领域,例如采用激光手术、电凝术、冷冻术及射频电凝术等手术方法治疗动静脉畸形,并取得一定成功。但手术疗效及手术方法有待于进一步研究和推广。

第/四/章

脊髓疾病

第一节 脊髓损伤

脊髓具有一定弹性，在正常无张力情况下，脊髓能稍伸长变形或缩短，超过弹性限度，会引起脊髓内部断裂。直接暴力或间接暴力作用在正常脊柱和脊髓组织，均可造成脊髓损伤。常见的原因如房屋倒塌、矿井塌方、高处坠落、交通事故、跳水意外等均可直接或间接地造成脊柱脊髓损伤。屈曲性损伤最多见，其次为伸展性、旋转性及侧屈性损伤。由于外力的性质不同，可引起脊髓的挫伤、撕裂伤、挤压伤等。脊柱损伤能引起脊髓损伤的情况：椎体骨折及关节骨折脱位，椎体后缘骨折、关节突跳跃征、关节突骨折，有移位的椎板骨折等。脊柱存在结构异常时，轻微的外力即可造成脊髓损伤而致瘫痪。脊髓损伤多发生于年轻人，40 岁以下的男性占 80%。脊髓损伤好发生于颈椎下部，其次为脊柱胸腰段。病理上按轻重程度将其分为脊髓震荡、脊髓挫裂伤、脊髓压迫、脊髓横断和椎管内血肿等。

一、临床病理

(一)脊髓震荡

脊髓震荡是脊髓的功能性损害，是由于脊髓神经细胞遭受强烈刺激而发生超限抑制，脊髓功能暂时处于生理停滞状态。大体标本上看不到明显的器质性改变或仅有轻度水肿。脊髓实质光镜下无明显解剖结构改变。伤后早期表现为损伤平面以下完全性或不完全性弛缓性瘫痪，24 小时内开始恢复，且在 3～6 周内完全恢复，不留任何神经系统后遗症。其早期表现与不完全性瘫痪难于鉴别，所以脊髓震荡是一回顾性诊断，即在 6 周内获得完全恢复者的最后诊断。

（二）脊髓休克

脊髓休克不是单一独立的临床诊断，是脊髓挫伤和断裂早期伴发的一种病理现象。脊髓被横断与高级中枢失去联系后，断面以下的脊髓暂时丧失反射活动，处于无反应状态，这种现象称为脊髓休克。主要表现为断面以下脊髓所支配的骨骼肌紧张性减退甚至消失，外周血管扩张，血压下降，括约肌功能障碍及发汗反射消失，这表明断面以下躯体和内脏反射均减退或消失。

脊髓休克是暂时现象，损伤后不久可逐渐恢复，需数周至数月，先是一些比较简单的反射如屈肌反射、腱反射恢复，以后才是一些比较复杂的反射如对侧伸肌反射、搔爬反射等逐渐恢复。反射恢复后，血压可升到一定水平，内脏反射活动也有一定恢复。

脊髓休克是由于被横断的脊髓突然失去了高级中枢的调节，特别是因为失去了大脑皮质、脑干网状结构和前庭核对脊髓的易化作用所引起，结果使脊髓的神经元暂时处于兴奋性极低下状态。脊髓休克与脊髓震荡在早期临床表现相似，但两者是不同的，脊髓震荡恢复后不遗留任何神经系统后遗症，脊髓休克恢复后遗留感觉和随意运动障碍。

（三）脊髓挫裂伤

脊髓挫伤最为常见，它可来自骨折脱位时椎体后上缘的顶压、黄韧带皱褶向前挤压、齿突骨折及寰椎横韧带断裂、寰椎脱位、椎间盘髓核突入椎管及关节突跳跃向椎管内挤压等。脊髓侧支血液循环不很丰富，中胸段更为缺乏。脊髓挫伤后的水肿，血液循环障碍引起一系列病理变化。肉眼可见挫伤区脊髓呈紫红色，各层脊膜出血，脊髓血管瘪缩。镜下可见灰质内广泛出血并向白质扩散。有些神经纤维髓鞘消失，神经节细胞染色质溶解，尼氏体消失和胞核移向外周等变化，损伤严重区的脊髓可完全破坏。

（四）脊髓断裂

脊髓破坏横断是脊髓的实质性损伤，包括神经纤维束的撕断和髓质内神经细胞的破坏。多见于椎体脱位、后关节骨折脱位，骨折片嵌于椎管内损伤脊髓，造成脊髓中央进行性出血性坏死、血管痉挛、轴浆外溢、溶酶体释放，表现为脊髓自溶。当脊髓完全横断后，断面以下首先表现为脊髓休克。病变过程约 3 周，最后断端中间形成空腔并为瘢痕组织所填充。

(五)继发性脊髓损伤

1.脊髓水肿

外力作用于脊髓使之发生创伤性反应,脊髓缺氧及脊髓受压突然解除时,都可使脊髓出现不同程度的水肿。脊髓水肿时其功能障碍明显。水肿减轻或消失后,其功能可恢复,但神经组织间渗出物的机化对神经传导功能有一定影响。

2.脊髓受压

脊柱损伤后,移位的椎体骨折片、破碎的椎间盘组织等可压迫脊髓造成瘫痪。由于脊髓本身没有受到直接损伤,当压迫因素很快解除时,其功能可全部或大部分恢复。然而,如脊髓受压时间过长或受压过重时,脊髓因缺血、缺氧而坏死液化,最后形成瘢痕或出现萎缩等继发性病理改变,使其功能永远不能恢复。患者伤后数周由弛缓性瘫痪转变为痉挛性瘫痪。

3.椎管内出血

脊柱外伤后,硬脊膜内的或硬脊膜外的小血管破裂出血。出血逐渐增多而形成血肿,使椎管内压力升高而压迫脊髓,出现不同程度的继发性脊髓压迫症状。如血肿被吸收,其感觉运动功能可有一定程度的恢复;如果继续出血,血肿扩大,则脊髓受压范围逐渐变大,神经症逐渐加重,截瘫平面逐渐升高。如病变在颈段血肿蔓延到延髓,患者可因呼吸循环中枢受压迫而死亡。

二、诊断

患者脊柱外伤后,于损伤平面以下有感觉、运动、反射或括约肌功能障碍时,都应当考虑有脊髓损伤。脊柱的 X 线及 CT 检查,可帮助发现有无脊柱骨折、脱位或骨片突入椎管,腰椎穿刺可了解脊髓有无挫裂伤和受压,脊髓造影可发现 X 线检查所不能发现的脊髓压迫因素,如椎间盘突出、骨赘压迫等;CT 扫描对骨折情况和椎管狭窄情况能提供确切的诊断依据;MRI 检查可明确脊髓损伤的范围和程度,如椎管内出血、脊髓水肿、脊髓受压的情况。仔细进行神经系统的物理检查,可了解脊髓损伤的部位,鉴别其为完全性的还是不完全性的。早期完全横贯性脊髓损伤,在损伤节段支配的平面以下呈弛缓性瘫痪,感觉消失,肌张力低下,自主运动消失;运动系统和自主神经系统反射减弱或消失,患者不能维持正常体温。尿潴留、大便滞留,血压下降,称为脊髓休克。损伤后数天或数周,脊髓反射活动由简单到复杂逐渐恢复,表现为肌张力升高,深反射亢进,可以出现保护性屈曲反射、直立性低血压及由于内脏胀满或过度活动引起的自主神经反射,如血压上升和多汗等。不完全性脊髓损伤若伴有脊髓休克,则在脊髓休克恢复前,临床表现与早期完全性脊髓损伤相同。不伴有脊髓休克时,可有部分感觉和运动功能,反射正常、减退或消失,病理反射可为阳性。脊髓水肿逐渐消退或血肿吸收后,神经功能可得到一定程度的恢复。如脊髓的压迫因素未能及时解除,可造成永久性瘫痪。

(一)脊髓不同平面完全损伤的早期临床神经病学表现

脊髓完全损伤时,双下肢完全瘫痪,上肢瘫痪的情况取决于脊髓受伤的平面。

1.C_1～C_2脊髓节段平面损伤

C_1～C_2脊髓损伤患者多立即死亡,能活下来到医院就诊者有下列神经病学改变。

(1)运动改变:受C_1、C_2神经支配的甲状舌骨肌、肩胛舌骨肌、胸骨舌骨肌和胸骨甲状肌功能麻痹。

(2)感觉改变:可感耳部及枕部疼痛麻木。检查时可发现有局部痛觉过敏或减退。

2.C_3脊髓节段平面损伤

这个部位的脊髓支配膈肌及肋间肌以司呼吸,损伤后由于不能自主呼吸,患者多于受伤后立即死亡。常见的损伤原因为绞刑骨折即C_2、C_3脱位,C_2双侧椎弓骨折,这种类型的骨折亦可因上颈部颈椎过伸位受伤而引起。轻伤患者可因C_2双侧椎弓骨折而使椎管扩大,脊髓和神经根可因此不受损伤而无神经症状。

3.C_4脊髓节段平面损伤

(1)运动改变:患者四肢躯干所有的自主活动全部消失,表现为完全性四肢瘫痪。膈肌受C_3～C_5神经支配,C_4脊髓节段损伤后,创伤反应可向上累及C_3脊髓。故C_4脊髓损伤后,患者的自主呼吸丧失,如不及时采用人工呼吸,将会很快死亡。脊髓休克恢复后,四肢肌肉可由弛缓性瘫痪变为痉挛性瘫痪。创伤反应消失后,膈肌功能可能恢复而行自主呼吸,但呼吸较微弱。

(2)感觉改变:锁骨平面以下的感觉消失,括约肌功能、性功能、血管运动、体温调节功能均消失。患者可出现单侧或双侧霍纳综合征。

4.C_5脊髓节段平面损伤

(1)运动改变:因支配三角肌、肱二头肌、肱肌、肱桡肌、肘后肌的神经节段受损,双上肢完全无自主活动而放置于身体的两侧;肩部因有肩胛提肌、斜方肌的牵拉而耸起。C_5脊髓损伤后创伤性水肿可累及C_4脊髓,影响膈肌功能,患者感到呼吸困难严重。

（2）感觉改变：颈部以下感觉消失，三角肌前上部存在一三角形感觉正常区。

（3）反射改变：肱二头肌反射可明显减弱或消失，其余腱反射全部消失。

5.C_6脊髓平面损伤

（1）运动改变：胸大肌、背阔肌、肩胛下肌、肱三头肌瘫痪。肩不能下垂、内旋，肘不能伸展，由于肩胛提肌、斜方肌、三角肌及肱二头肌仍可收缩，患者表现为肩部提高，上臂外展90°，前臂屈曲，手放在头部附近。C_6脊髓节段以下的神经所支配的手指、躯体及下肢肌肉完全瘫痪。桡侧腕长伸肌呈下运动神经元损害的表现。

（2）感觉改变：除上臂和前臂外侧的一部分外，上肢其余部分感觉均消失，躯干、双下肢感觉丧失。

（3）反射改变：肱二头肌、肱桡肌反射均正常，肱三头肌反射减弱。由于脊髓创伤反应和肋间肌瘫痪，加上肠胀气的影响，患者的呼吸功能可明显受到影响。

6.C_7脊髓节段平面损伤

（1）运动改变：上肢轻度外展，前臂屈曲于胸前，腕可向桡侧偏。指总伸肌肌力减弱，其中伸示指肌的肌力减弱明显；旋前圆肌、桡侧腕屈肌、指深屈肌、拇长屈肌肌力均减弱，手呈半握状态。肱二头肌肌力正常。

（2）感觉改变：躯干、双下肢、上臂前臂内侧，手的尺侧3个手指，有时示指感觉减退或消失。

（3）反射改变：肱三头肌反射、桡骨骨膜反射存在，但肱三头肌反射可减弱。由于肋间肌瘫痪，膈肌功能不受影响，患者表现为腹式呼吸。

7.C_8脊髓节段平面损伤

患者可有单侧或双侧的霍纳综合征，直立性低血压。

（1）运动改变：拇长屈肌、拇短伸肌、骨间肌、蚓状肌、拇对掌肌、对指肌肌力减弱或消失，拇短展肌完全瘫痪而呈爪形手。

（2）感觉障碍：尺侧二指，小鱼际前臂内侧、躯干、双下肢感觉消失。

（3）反射改变：肱三头肌反射正常或减弱消失，腹壁反射，提睾反射，下肢腱反射消失。

8.T_1脊髓节段平面损伤

患者霍纳综合征阳性，表现为面部、颈部、上臂部无汗。

（1）运动改变：拇收肌、骨间肌、蚓状肌部分瘫痪，拇短展肌完全瘫痪，肋间肌及双下肢瘫痪。

（2）感觉改变：上臂远侧内侧、前臂内侧、躯干及双下肢感觉丧失。

（3）反射改变：腹壁反射、提睾反射及下肢腱反射消失。

9.上胸段（$T_2 \sim T_5$）脊髓损伤

损伤平面以下的肋间肌、腹肌、躯干及下肢麻痹。患者仍可有腹式呼吸，损伤平面越低，对肋间肌的影响越小，呼吸功能就越好。损伤平面以下感觉消失，腹壁反射、提睾反射，下肢腱反射消失。平滑肌功能障碍可出现直立性低血压。

10.下胸段（$T_6 \sim T_{12}$）脊髓损伤

$T_6 \sim T_9$节段脊髓损伤时，上段腹直肌功能正常，中段和下段的腹直肌收缩功能丧失，嘱患者发"Kit"音时，可见肚脐向上移动，称为比弗征阳性。T_{10}脊髓段以下损伤，腹内肌和腹外肌的下部肌纤维瘫痪，患者咳嗽时腹压增高，下腹部向外膨出，下肢呈截瘫状态。感觉改变平面T_6为剑突水平，T_7、T_8为肋弓下缘，T_9为上腹部，T_{10}平脐，T_{11}为下腹部，T_{12}脊髓损伤时为腹股沟。腹壁反射的改变：T_6平面损伤时，腹壁反射消失；T_{10}损伤时，上中腹壁反射存在，下腹壁反射消失；T_{12}损伤时腹壁反射正常。提睾反射、下肢腱反射均消失。

11.L_1脊髓节段平面损伤

腰部肌肉力量减弱，下肢肌肉瘫痪，包括提睾肌、髂腰肌、缝匠肌及髋关节外展肌、膀胱括约肌、直肠括约肌功能障碍。腹股沟以下整个下肢、臀部及会阴部感觉消失，提睾反射、下肢腱反射消失。

12.L_2脊髓节段平面损伤

L_2脊髓节段受损时，髂腰肌及缝匠肌肌力减弱，股薄肌可见有弱的收缩，其余下肢肌肉瘫痪。肛门括约肌功能障碍。感觉除大腿上 1/3 正常外，整个下肢和会阴部感觉消失，提睾反射、腹壁反射正常，下肢腱反射消失。

13.L_3脊髓节段平面损伤

损伤后下肢呈外旋畸形，伸肌力量减弱。膝关节以下肌肉瘫痪，大腿下 1/3 平面以下及鞍区感觉缺失；膝腱反射明显减弱或消失；跟腱反射阴性。

14.L_4脊髓节段平面损伤

患者可以勉强站立、行走。因臀中肌肌力弱，步态不稳，行走似鸭步，上楼困难。足不能屈和外翻，但背屈和内翻功能正常。有膀胱和直肠括约肌功能障碍。鞍区及小腿以下感觉缺失。膝反射减弱或消失，踝反射消失。

15.L_5脊髓节段平面损伤

因臀大肌、臀中肌瘫痪，髂腰肌及股内收肌没有拮抗作用，而使髋关节呈屈曲内收畸形，甚至脱位。由于股二头肌、半腱肌、半膜肌肌力弱或瘫痪，可以出现膝关节反屈。臀中肌及阔筋膜张肌肌力弱,患者行走呈摇摆步态。胫前、胫后肌肌力较强而腓骨肌、小腿三头肌瘫痪,患者可有足内翻,有括约肌功能障碍。足背、小腿后外侧、鞍区感觉缺失,膝反射正常、腱反射消失。

16.S$_1$脊髓平面损伤

由于小腿三头肌和屈趾肌瘫痪而伸趾肌有力,足跟畸形;大腿的股二头肌瘫痪或有少许肌力;半腱肌、半膜肌肌力减弱。膀胱、直肠括约肌功能障碍。足跖侧面外侧、小腿外侧、大腿后侧及鞍区有感觉缺失,腱反射存在、踝反射消失。

17.S$_2$脊髓节段平面损伤

屈趾长肌及足部内在小肌肉瘫痪,足趾呈爪状,不能用足尖站立。因跖面屈趾肌力弱,伸肌力强,刺激跖面可以出现足趾背伸现象,称为周边巴宾斯基征。有括约肌功能障碍。足跖侧小腿后上方,大腿后外侧及马鞍区感觉缺失。跟腱反射正常或减弱。

18.S$_3$脊髓损伤

无肢体运动功能障碍。膀胱有部分功能障碍、肛门括约肌失控,阴囊大部分、龟头、会阴、肛门周围及大腿后上 1/3 皮肤感觉障碍。肛门反射及球海绵体反射减弱。性功能障碍。

(二)脊髓非横贯性损伤的临床表现

脊髓非横贯性损伤的临床表现因损伤的部位、节段平面的高低,即损伤程度不同而有差异。损伤的早期可伴有脊髓休克,伴有脊髓休克者无法和完全横贯性损伤区别,不伴有脊髓休克者脊髓损伤的症状很不一致。表现为不完全性瘫痪,不完全性瘫痪所表现的临床感觉症状,可能低于非脊髓损伤的 1～2 个节段平面。其临床表现有以下内容。

1.脊髓震荡

前已叙述。

2.脊髓不全损伤

脊髓损伤的程度近于完全性。在损伤节段平面以下的运动完全消失,仅剩下少许后索的感觉功能。感觉存在区常在骶部亦可残留少许足趾活动或腱反射。

3.脊髓后方损伤综合征

颈椎于过伸位受伤者多见,为脊髓的后部结构受到轻度挫伤所致,也可累及脊髓后角与脊神经的后根。临床表现以感觉丧失为主,也可表现为神经刺激症状,即在损伤平面以下有对称性颈部、上肢与躯干的疼痛和烧灼感。

4.单侧神经根损伤综合征

单侧神经根损伤综合征多见于颈部侧屈位受伤者。其一侧的神经根挫伤,包括脊髓1~2个节段的前角或前根,后角或后根受累。临床表现为颈椎受伤后,上肢有1~2个神经根支配区的功能障碍。症状很不典型,有的症状很轻,甚至完全没有感觉障碍。有的麻痛症状很重,既有感觉障碍又有运动障碍。

5.急性中央脊髓损伤综合征

急性的脊髓中央性损伤是由于挤压伤或缺血所致。颈椎于过伸位受伤时,可伴有骨折或脱位。后方的黄韧带折叠,或椎体后缘有骨质增生,与黄韧带一起压迫脊髓,病理改变为脊髓中央有点状或呈纵行管状出血。骨折片或破裂的椎间盘的压迫刺激可引起根动脉供血障碍,髓前动脉所支配的脊髓灰质前柱、侧柱和后柱的基底及白质的皮质脊髓束、脊髓丘脑束等组织发生缺血、缺氧。皮质脊髓束的排列由内而外为颈、胸、腰、骶,即支配上肢的纤维靠内,支配下肢的纤维靠外。急性中央脊髓损伤的症状特点为上肢瘫痪程度重,下肢轻,或者单有上肢瘫痪。在损伤节段平面下,可有感觉过敏或感觉减退。也可有触觉及本体感觉障碍,有的出现膀胱功能障碍。其恢复过程是下肢运动首先恢复,膀胱功能次之,最后为上肢运动恢复,而手指功能恢复最慢。感觉恢复没有一定形式。

6.急性脊髓前方压迫综合征

颈椎椎体压缩或爆裂骨折,骨折片向后移位;脊椎骨折脱位、椎间盘突出或破裂等原因均可压迫脊髓前方。临床表现为伤后立即出现四肢瘫痪,损伤平面以下的痛觉减退而位置觉、震动觉正常。压颈试验无完全梗阻。

7.单侧脊髓损伤综合征

单侧脊髓损伤综合征多因刺伤引起,典型的单侧横贯性损伤为在脊髓休克期过后,出现损伤平面以下同侧上运动神经元性损害,即痉挛性瘫痪、腱反射亢进,病理征阳性。在损伤平面,由于该节段的前角运动细胞有损伤而表现为下运动神经元性瘫痪。此外还有同侧血管运动障碍、少许或无触觉和深感觉障碍。对侧损伤平面以下(上)1、2节段的痛温觉消失,但触觉功能正常。由于损伤节段上位脊髓受刺激,在同侧感觉消失区的上方,有节段性的感觉过敏。如 T_1、T_2 节段脊髓受伤,同侧头颈、颜面部可有血管运动失调征象和霍纳综合征。单侧脊髓损伤综合征好发于胸椎,发生于腰骶椎者少见。

8.马尾损伤综合征

脊髓在 L_1 以下缩小呈圆锥形,称为脊髓圆锥,该处主要为马尾神经。一般骨折和脱位不易引起该部位的神经损伤,或只引起马尾功能暂停,伤后的6周即可恢复。严重的骨折错位才能引起马尾神经挫伤或断裂。损伤后其瘫痪症状多不完全。马尾轻度损伤时,可以再生直到完全恢复。如完全断裂则于其分布区出现肌肉的弛缓性瘫痪,腱反射消失,病理征阴性。马尾神经损伤后,膀胱括约肌障碍不易恢复,也不能形成自律性膀胱。

(三)脊髓损伤的晚期症状

脊髓损伤度过脊髓休克期后,其功能可部分或全部获得恢复。脊髓功能有部分恢复者,其恢复情况在脊髓横断性损伤与非横断性损伤时也有不同,脊髓横断性损伤时,下肢屈曲,各趾跖屈,肌肉痉挛(少数松弛),感觉完全丧失,刺激下肢任何部位可以引起"全部反射",即引起广泛而显著的肌肉痉挛,髋及膝关节屈曲、踝关节屈曲,两下肢内收,腹壁肌肉痉挛,有时出现反射性排尿,阴茎勃起,瘫痪部位某区域皮肤可有出汗现象。脊髓非横断性损伤时,下肢伸直、各趾背伸,肌肉张力大,感觉不完全消失,刺激膝关节以上时不引起全部反射。

三、辅助诊断

(一)腰椎穿刺

发现脑脊液内有血液或脱落的脊髓组织时,证明脊髓实质有损伤,至少蛛网膜下腔有出血。压颈试验有梗阻时,说明脊髓有受压情况,二者都是早期手术适应证。

(二)脊髓造影

脊髓造影对诊断脊髓受压及椎间盘突出有一定价值。碘苯酯对脊髓神经刺激性较强,吸收慢且造影后并发症较多。目前应用渐少,多用水溶性碘化合物如甲泛葡胺、碘海醇等,有效果好、吸收快的优点,但价格昂贵。

(三)CT

CT 在诊断脊髓损伤方面有价值。用甲泛葡胺做脊髓造影加 CT 扫描能够清晰地观察椎管、蛛网膜下腔、脊髓三者间的关系,了解脊髓断裂与否及软组织、异物等对脊髓的压迫情况。

(四)磁共振成像(MRI)

MRI 在评价脊髓损伤方面表现出极大的优越性,可以无创伤地显示椎体及其附件、椎间盘和脊髓损伤所致的形态和信号强度的变化。纵向显示脊髓损伤的节段长度、范围,观察脊髓水肿、实质内出血、坏死液化,继发性脊髓囊变或空洞形成及陈旧性血肿等。具有 CT 不可比拟的优点。

(五)选择性脊髓动脉造影

颈脊髓前动脉的显影在双侧椎动脉造影时为 50%，在行两侧甲状颈干动脉造影时为 80%。脊髓外伤后常伴有血管的改变，有时可直接损伤脊髓动脉，故脊髓造影对确定脊髓出血、水肿的程度和部位，对预后的估计有帮助。在怀疑有血管损伤而应用常规检查未发现问题时，可应用脊髓动脉造影。

(六)体感诱发电位

应用电刺激周围神经干时，在皮质的相应感觉区可记录出感觉诱发电位。脊髓损伤时，可用来判断脊髓结构和功能的完整性，对预后的估计有一定帮助。对治疗有指导作用。

1.体感诱发电位对预后的估计

(1)受伤 24 小时以后进行检查，根本引不出诱发电位者，截瘫多半不能恢复。

(2)伤后即能引出，或者开始不能，后来却能引出异常诱发电位，包括波的潜伏期延长、波形变异、波的持续时间延长、波幅减低等，表明截瘫可有部分恢复。

(3)不完全截瘫，感觉存在，可引出正常诱发电位。

2.在评估体感诱发电位时应考虑以下影响因素

(1)患者在检查时的精神状态，过于紧张或睡眠状态对检查结果均有影响。

(2)头皮引导电极安放的位置不准，不在皮层代表区头皮的相应部位。

(3)刺激电极未接近神经干，刺激强度过大或过小，四肢肌肉紧张或有抽动。

(七)H 反射测定法

用单一脉冲电流刺激周围神经，可在相应肌腱部位记录到一个潜伏期较短的电反应变化波，这是运动神经纤维受到刺激后，引起的直接电反应，称为 H 波。之后经较长的潜伏期出现第二个肌电反应，这是由于感觉神经纤维受到刺激后，通过脊髓中枢兴奋运动神经元引起的反射性肌电反应，即为 H 反射。这一检查方法是用来判断脊髓灰质是否完整的有效方法。

四、治疗措施

(一)现场急救与护送

脊髓损伤的患者伤情严重，常伴有休克、呼吸道梗阻或重要脏器损伤。现场救护的重点是抢救生命，保护脊髓不再进一步遭受损伤。首先要保持呼吸道通畅，采取心肺复苏、气管切开、输血、输液等急救措施。根据疼痛和畸形的部位、功能障碍情况等对伤情做出粗略估计。凡怀疑有脊柱、脊髓损伤者,一律按脊柱骨折处理,待患者情况允许后,迅速转送医院。搬动需3~4个人平托起患者,动作协调一致,平起平放,勿使脊柱前后晃动或扭转。切忌屈颈一人携抱或一个抬上身另一个抬腿的做法。因为这样会增加患者痛苦,使骨折发生移位,使脊髓由部分挫伤转变为完全撕裂,加重伤情。搬运中应将患者平放到宽长的木板或硬担架上,不得已使用软担架时,患者应取俯卧位。有颈椎损伤者,应保持颈部于中立位,头两侧放置沙袋制动。不应给患者带颈托,因颈托固定不够牢固,反可起到止血带的作用,使头面部缺血。还能掩盖大血管损伤后正在形成的血肿或气管破裂后形成的皮下气肿。天气寒冷时要注意保暖,避免使用热水袋,以免发生皮肤烫伤。开放伤口要予以包扎。搬运过程中要防止硬物压迫皮肤,以免发生压疮。

(二)医院急诊室处理

患者到达急诊室后,应进行全身体格检查。首先明确有无休克,有无颅脑、内脏或其他部位合并伤。有休克者应立即抢救,输血、输液。有危及生命的合并伤时,也应优先处理。对脊柱损伤应明确骨折、脱位的部位和脊髓损伤的情况,在休克已基本控制后,全身情况允许时再进行脊柱的 X 线检查、CT 检查。急诊室除抢救休克处理合并伤外,有尿潴留者要插导尿管,并留置导尿管,腹胀者插胃管做胃肠减压。静脉滴注大剂量激素、利尿脱水药以保护脊髓神经细胞,减轻水肿反应,应用山莨菪碱、纳洛酮、尼莫地平等改善脊髓微循环,并给予吸氧,适当应用能量合剂、胞磷胆碱等神经营养药物。有骨折脱位时,应牵引制动。

(三)脊髓损伤的手术治疗

1.脊髓损伤的治疗原则

(1)早期治疗:治疗越早越好,脊髓遭受严重创伤后,局部发生一系列病理改变,甚至完全坏死。这一演变过程根据损伤程度轻重而有所不同,从十几小时至数十小时不等。任何希望保存脊髓解剖结构完整及功能恢复的治疗,必须在脊髓发生完全坏死之前进行,即在脊髓损伤后早期十几小时内,此为治疗脊髓损伤的黄金时期。根据脊髓损伤试验病理的研究结果,目前认为伤后 24 小时内是急性期,是治疗的早期,超过 24 小时的完全性脊髓损伤,脊髓多已发展为完全坏死,就不属于早期了。

(2)整复脊柱骨折脱位:恢复脊柱正常结构,解除对脊髓的压迫,保持脊柱的稳定性是治疗脊髓损伤的一个重要原则。闭合性脊髓损伤由脊椎骨折、脱位的损伤或压迫所引起,解除脊髓受压的直接方法就是整复脊椎骨折和脱位。虽然脊髓损伤程度主要取决于外伤的一瞬间,但持续遭受骨折、脱位的压迫,可加重脊髓损伤或妨碍脊髓功能的恢复。越早解除骨折、脱位的压迫,就越有利于脊髓功能的恢复,同时也恢复了脊柱的正常解剖生理曲线。如能借用内固定物维持住损伤段脊柱的稳定性,就可防止再移位压迫脊髓,不但有利于脊柱支撑躯干功能的恢复,并且可以防止晚期创伤性脊髓病的发生。

(3)采用综合疗法:对脊髓损伤的治疗观点有两种,一种认为脊髓损伤能否恢复,主要取决于外伤当时脊髓的损伤程度,手术与药物等对之无益。另一种认为有许多因素可妨碍脊髓功能的恢复,脊髓损伤后的病理改变在继续发展,应当采取积极治疗及手术治疗阻止脊髓改变的发展。试验研究也证明,脊髓切开、局部使用多种药物、高压氧治疗等都可能影响脊髓损伤病理改变的某一方面。因此除手术解除脊髓压迫之外,应当采用综合疗法,以期从多方面改善脊髓的病理状态,获得较好的功能恢复。

(4)预防及治疗并发症:呼吸系统并发症、肺栓塞等是早期死亡的重要原因,泌尿系统感染是后期死亡的主要原因,应积极治疗。压疮、呼吸道感染、泌尿系统感染、骨质疏松、关节僵硬挛缩等是多见的并发症。

(5)康复治疗及功能重建:有些截瘫肢体的功能可通过重建而获得部分恢复。如手肌瘫痪、下肢剪刀式畸形等,可通过矫形手术,重建手的部分功能,恢复手捏握功能,或改善步态,提高生活自理能力。对不能恢复的瘫痪患者,通过多种锻炼康复措施、职业训练等,使之结束乘轮椅活动,参加家庭及社会活动,成为对社会有用的人。现代康复治疗已经是截瘫治疗过程中很重要的不可缺少的组成部分。

2.脊髓的手术探查与减压

(1)手术适应证:急性脊髓损伤进行手术的目的是清除突出到椎管的异物、骨片及椎间盘组织,清除血肿,解除脊髓及神经根的压迫,用钢丝、植骨融合等方法稳定脊柱,达到恢复神经功能、预防迟发性脊髓损害的目的,并能使患者早日活动,防止长期卧床的并发症。外伤性截瘫的手术治疗是一个有争论的问题。根据脊髓损伤的病理,需对骨髓进行减压处理的适应证如下。①椎管内有骨折块压迫脊髓者:如椎板骨折下陷压迫脊髓者,需行椎板切除减压;椎体骨折自前方压迫脊髓者,行侧前方减压。②患者为完全截瘫,估计脊髓横断,而为完全性脊髓损伤者,或者严重不全截瘫,拟对脊髓进行探查治疗者。③腰椎严重骨折脱位,完全截瘫,估计马尾断裂,拟手术缝合者。④不完全截瘫,伴有严重神经根疼痛,表示神经根被压迫或者神经症状进行性加重者。不完全截瘫,已行复位,但截瘫无恢复者,应进一步检查并手术探查。

(2)手术时机:对伴有重要脏器损伤的患者,应首先救治危及生命的损伤,在此基础上尽早治疗脊髓损伤,越早越好,对非横贯性的完全脊髓损伤,手术应当越早越好,伤后 6 小时内为黄金时期,患者入院迅速检查确定,在全身情况允许下,即行手术。对于马尾断裂伤,于伤后 24～48 小时内手术。不完全截瘫,具有以上手术适应证者也应尽早手术。

(3)减压手术选择:因脊柱脊髓损伤的部位及类型不同而异。

C_1、C_2 水平的脊髓损伤。①前路手术:为了解除骨片、异物或软组织对 C_1、C_2 的压迫,可采取经口腔入路,切开软腭及咽后壁或经前方入路,在胸锁乳突肌的上端,颈动脉鞘的内侧或外侧到达椎体前方进行减压及侧块关节融合术。必要时可加做后方植骨及钢丝固定术。②后路手术:如有齿状突骨折,横韧带断裂引起寰枢椎脱位可从后路将寰椎后弓与枢椎棘突做钢丝缠绕固定及植骨术;寰椎后弓断裂或寰枕脱位可做枕颈融合术。

C_3～T_1 水平的脊髓损伤。①前路手术:颈椎未脱位,椎体间不稳定,椎体后缘突向椎管,椎间盘破裂压迫脊髓,严重的椎体粉碎骨折,为了切除椎间盘或椎体及进行椎体间植骨术可采用前入路手术,颈椎脱位、小关节交锁牵引复位失败时,也可经前路进行复位。②后路手术:颈椎有未脱位或椎板附件骨折未脱位,骨片压迫脊髓或韧带断裂,可行后路复位单开门或双开门减压,清除骨片,颈椎不稳者可用椎弓根螺钉钢板固定。

胸段骨折脱位脊髓损伤。除椎板骨折下陷压迫脊髓应做椎板切除减压外,胸椎压缩骨折对脊髓的压迫主要来自脊髓前方。胸椎骨折脱位程度多较轻,其对脊髓的压迫来自骨折椎体的后上角或椎体骨片及向前脱位椎体的椎板,虽然脊髓前后部受压,但以前方压迫为主。整复脱位后,后方压迫则解除,但前方压缩骨折的椎体后上角或爆裂骨折的骨片多不能整复而继续压迫脊髓。因此,此类损伤如仅做椎板切除不能完全解除压迫时应行侧前方减压术。胸椎椎管侧前方减压的入路:①伤椎处肋横突切除,外侧减压。②切除胸肋或剖胸胸膜外侧前方减压。③一侧椎板关节突切除,经后外侧行侧前减压。对于急性截瘫者,以选择后者为宜。因前二者只在全麻下手术,显露创伤大,出血较多,对于急性瘫痪的患者来说手术负担较大。而后者可在局麻下手术,手术创伤及出血都较少,未损伤的脊髓及神经根有感觉存在,在术中可避免新的损伤,但去除椎体后缘不如前二者操作容易。

胸腰段脊髓损伤。胸腰段脊柱正常曲线为后弓,椎体损伤多为压缩骨折,椎体右上角向椎管内突出,从前方压迫脊髓是主要病理改变。脱位椎体的椎板亦可从后方压迫脊髓。胸腰段脊椎可发生爆裂骨折,椎体骨折块向后移位,也可从前方压迫脊髓。入路有两种:①经一侧椎板及关节突切除行侧前方减压。②经横突腹膜后行椎管侧前方减压术。应用 CD 棒治疗胸腰椎骨折脱位,撑开复位后,由于后纵韧带及纤维环紧张,脱位的骨折片及突出的椎间盘多能自动复位,来自脊髓前方的压迫多已解除,单纯椎板切除后方减压也能取得很好的效果。除非有骨折片脱落嵌入椎管,仍应行侧前方减压术。

腰椎骨折脱位。腰椎管宽大,其中为马尾神经,有较多的操作空间,多选用后入路减压,关节突脱位也以后入路整复更为方便,硬脊膜前方的骨块或椎间盘可牵拉硬脊膜囊进行去除。CD 等器材内固定后,行侧方植骨融合,也可采用前减压,但探查马尾神经困难,有马尾断裂者,还需切除椎板,探查修复。

3.陈旧性脊髓损伤的减压手术选择

(1)前路手术:适用于颈椎间盘破裂、向后突出及有脊柱不稳定者,可于切除椎间盘的同时做椎体间植骨融合术;陈旧性颈椎半脱位、椎体后缘突向椎管压迫脊髓者,可部分或全部切除颈椎体,行椎体间植骨融合术。

(2)侧前方减压术:适用于胸腰椎骨折、椎体后上角突入椎管压迫脊髓的不全瘫痪,感觉恢复较好或运动恢复较差者;陈旧性骨折脱位,椎体后缘移位压迫脊髓者,有明显向后成角,呈后凸畸形;椎板切除术后,脊椎压迫脊髓的症状获改进者。一般可切除脊髓后方部分或全部关节突和椎板,再切除前方的椎体后凸部分。

(3)全椎板切除术:适用于陈旧性胸腰段严重骨折脱位合并有脊髓损伤,脊柱后凸畸形严重妨碍坐起或平卧,或由于脱位未能整复,脊髓长期受压,功能未能恢复的患者。可切除椎板、椎弓根,探查脊髓,再将椎体切除使脱位整复,然后用器械支持固定,植骨融合。

4.脊髓损伤的治疗方法

完全性脊髓损伤,伤后病理进程继续加重,单纯从外部减压,尚不能停止其病变继续进展,试验研究证明,许多方法治疗脊髓损伤有一定效果。治疗脊髓是建立在脊髓外已完全减压的基础之上。不完全截瘫需要髓外减压,不论闭合复位或手术减压,均可达到治疗目的,不需脊髓治疗。严重脊椎骨折脱位,估计或已知为脊髓横断者,不需脊髓治疗。完全性脊髓损伤及严重不全瘫(如仅保留会阴部感觉或足趾可稍动者),病变可进行性加重,应行脊髓治疗,马尾断裂应予修复。

(1)硬脊膜切开减压术:对全瘫患者应尽早行椎管探查术,发现脊髓有肿胀、张力大于正常时,可行硬脊膜切开术。切开范围以达上下端张力属正常的脊髓为止。脊髓肿胀不太严重者,应保留蛛网膜,以防止术后发生脊髓粘连。

(2)脊髓切开减压术:在椎板切除,切开硬脊膜后进行。以脑棉片堵塞上下蛛网膜下腔,在手术显微镜下观察脊髓后正中沟,用保险刀片或15号小刀片避开脊髓血管,沿后正中切开,深度5 mm,达脊髓中央管或中心部位,长度为2.0~2.5 cm,使脊髓中积血流出,以生理盐水冲洗,缝合或不缝合硬脊膜,以充分减压。适应证:①脊髓严重肿胀。在切开硬脊膜前,触诊脊髓肿胀变硬,切开硬脊膜见脊髓严重肿胀者,进行脊髓后正中切开,长度达肿胀区两端。②触诊脊髓有囊肿感者应切开,引流出液化坏死物质。有囊肿者该区多粗肿,颜色较正常处苍白。脊髓切开放出髓内积血或囊腔坏死物质,使脊髓减压,切开软脊膜亦可使脊髓减压,从而改善脊髓损伤段的微循环。由于在损伤的脊髓积血中,含有对脊髓本身有害物质,如儿茶酚胺、5-羟色胺等神经介质以及血液分解以后释放出来的正铁血红素等。前者可收缩血管使脊髓出现缺血坏死,后者与铜形成化合物可引起脊髓内磷脂和其他物质变性,造成脊髓损害加重,故脊髓切开术除有机械减压作用外,尚有去除脊髓有害物质的作用,终止坏死,以保留周围白质中重要传导通道,使截瘫恢复。切开脊髓后正中联合,对脊髓束带损伤不大,即使偏向一侧,也主要损伤薄束与楔状束。如能换来运动恢复,也是值得的,脊髓切开术在脊髓各阶段受伤时均可施行。

(3)局部脊髓治疗:伤后早期脊髓局部治疗,可以减少出血及水肿,降低细胞代谢率,增强脊髓对缺氧的耐受性,降低脊髓内胺类物质的代谢,从而减轻或延缓脊髓损伤病理的进展,保存周围白质神经纤维。此治疗方式适用于手术椎板切除探查脊髓的完全性脊髓损伤与严重不完全瘫痪病例。

(4)高压氧治疗:受损伤的脊髓,由于水肿、出血、微循环障碍等改变,脊髓组织呈缺氧状态,高压氧治疗可提高脊髓损伤段的氧张力及弥散率;改善其缺氧,从而保存脊髓白质纤维,免于病变坏死,而使截瘫恢复。目前采用短程突击疗法,即损伤后数小时内开始进行,用两个大气压(2 ATA),每次两小时,每天上下午各一次,连续3天或用3次连续两天。对脊髓损伤患者的治疗可能有一定疗效。

(5)药物治疗:动物实验研究表明药物对脊髓损伤有治疗作用。

类固醇:此类药物可维持细胞膜、血管壁细胞的完整,减少脊髓细胞破裂导致的溶酶体释放,从而减轻脊髓的破坏,为临床上常用药物。应用皮质类固醇治疗的原则:①早期开始,在伤后数十分钟至几小时内开始。②第一次静脉给药前,迅速达到有效浓度。③大量用药,甲泼尼龙 15～30 mg/kg,第一天量。④短期用药 3～5 天,很快减量并停止。大量长期应用类固醇的并发症有水肿、抵抗力低、易感染、骨坏死甚至死亡。

阿片拮抗剂:如纳洛酮与促甲状腺激素释放激素(thyrotropin-releasing hormone,TRH)。Faden 等认为脊髓遭受损伤后,其血流减少,是因受伤脊髓释放出鸦片类物质,即内啡肽。内啡肽使脊髓血流自我调节功能丧失,动脉压下降,致脊髓血流减少。β 内啡肽的增加是与动脉压下降及脊髓白质中血流减少相平行的。使用阿片拮抗剂,阻止内啡肽的这种病理作用,从而增加脊髓血流量,保存较多的脊髓白质而促进神经功能恢复。纳洛酮与 TRH 的用量及用法均为 2 mg/(kg·h)。静脉输入,连续 4 小时,一次治疗 TRH 的效果较好于纳洛酮。

东莨菪碱:东莨菪碱有改善微循环的作用,临床应用范围广泛。可肌内注射,每次 0.3 mg,每 3～4 小时一次,便于在无静脉输入条件时给药,行伤后早期治疗。伤后 6 小时内用药,较易发挥药物作用,一般用药持续 2～3 天。

低分子右旋糖酐:应用低分子右旋糖酐静脉输注能扩大血容量,稀释血液,改善组织的微循环,减少缺血坏死,促进水肿消退,能缩短治疗时间,有助于脊髓功能的恢复,对中央性脊髓损害尤为适用。

渗透性利尿剂:各种脊髓损伤都会产生不同程度的脊髓水肿。在损伤的初期或者手术后,立即应用渗透性利尿剂进行脱水治疗,可以减轻脊髓水肿,减少神经元的破坏,对脊髓功能的保护和恢复均有一定好处。一般采用 20% 甘露醇做静脉滴注,每次 1～3 g/kg,每隔 4～6 小时一次。有时可用呋塞米每次 20～40 mg,静脉注射,每天 2～4 次。脱水药物容易引起水、电解质平衡紊乱。最常见者为低血钾症,有肾功能损害时,可出现高血钾症。故在应用脱水药物的同时,应经常行生化检查。

五、并发症及其治疗

(一)排尿障碍及治疗

膀胱的排尿功能需要逼尿肌与尿道括约肌密切协调。逼尿肌与尿道括约肌受大脑与骶髓中枢的支配,脊髓损伤后排尿功能失去大脑控制,骶髓或其以下损伤,则排尿功能失去中枢控制,其排尿功能紊乱或丧失,统称为神经源性膀胱。

1.神经性膀胱的分类

根据尿流计检测膀胱功能的结果,按膀胱逼尿功能分类如下。

(1)逼尿肌紧张有力性膀胱:根据括约肌的情况可分为以下几种。①括约肌协调正常,表现为尿急、尿频。②外括约肌紧张,表现为尿潴留。③内括约肌紧张,表现为尿潴留。

(2)逼尿肌松弛无力性膀胱:①括约肌协调正常,表现尿潴留。②外括约肌紧张,表现为尿潴留。③外括约肌松弛(内括约肌紧张),表现为尿潴留。

2.排尿功能障碍的表现

除括约肌协调正常、逼尿肌有力的膀胱表现为尿频、尿急外,一般早期均表现为尿潴留。不论逼尿肌有力或无力,由于括约肌紧张、尿液不能排出,当膀胱内尿液积累压力增高,超过括约肌张力时,尿液溢出。在后期括约肌松弛者,则表现为尿失禁,膀胱容量变小,少量尿液自行流出。

3.排尿障碍的治疗

治疗排尿肌功能障碍的主要目的是改善排尿状况,减轻日常生活中的不便,使患者在不用导尿管的情况下有规律地排尿,没有尿失禁,防止泌尿系统感染,恢复膀胱正常功能。

(1)持续引流:脊髓损伤早期患者,膀胱逼尿肌无力,尿液被内括约肌所阻不能排出,留置导尿管持续引流尿液为好。一般应留置直径较小的橡皮导尿管或硅橡胶导尿管。最初让其开放使膀胱保持空虚状态以利逼尿肌功能的恢复。1～2周后夹管,每4小时开放一次。为便于膀胱冲洗,防止尿管脱落,可用带气囊的三腔尿管。普通尿管应接一Y形管,分别连接无菌冲洗瓶和尿袋。

(2)预防尿路感染:膀胱功能的恢复与有无感染及感染的程度有密切关系。尿路感染是引起患者死亡的重要原因之一。留置导尿管时预防尿路感染的措施:①插导尿管时严格无菌操作。②抬高床头,以利于尿液从肾脏引流至膀胱,减少尿液逆流。③多饮水,每天饮水量应在2 500 mL以上,增加排尿量有机械冲洗的作用。④膀胱冲洗,每天1～2次。冲洗液可用生理盐水500 mL加庆大霉素8万单位或0.02％～0.55％的呋喃西林溶液。⑤清洁尿道口,每天用生理盐水棉清除尿道口积存的分泌物,防止细菌衍生。⑥更换导尿管:尿管留置过久容易引起结石及感染。一般尿管应每隔1～2周更换一次。三腔硅橡胶尿管可间隔2～3周更换一次。换管前把尿液排空,数小时后再接,尿道可得到休息。其间可令患者试行排尿。若排尿成功,则不必再插管。平日如尿液能沿尿管周围自行溢出,说明排尿功能已恢复,是拔管的指征。⑦注意:导尿管不宜太粗,否则易压迫前列腺在尿道的开口,妨碍引流,引起感染。导尿管固定的位置在低位和高位脊髓损伤时有所不同,低位者应固定于大腿上,高位者导管应当固定于腹壁。因高位截瘫者阴茎常勃起,指向头端,如尿管固定于大腿上,则易压迫尿道口下方,发生压疮,引起尿道下裂。

(3)膀胱训练:膀胱长时间不充盈,会引起膀胱挛缩,容量减少,反之长时间过度膨胀会引起膀胱无力。二者都不利于膀胱正常功能的恢复。故在截瘫的早期,应定期关闭开放导尿管,白天每隔 4 小时开放一次,夜间入睡后则应持续开放,使膀胱习惯于节律性充盈与排空,有助于膀胱功能的恢复。伤后 4 周左右,脊髓休克恢复后,膀胱反射开始建立。如肛门反射和球海绵体反射恢复,提示膀胱括约肌功能有恢复,在每次更换导尿管时,要鼓励患者自行排尿,并用手轻轻按摩膀胱区,如患者感小腹痛,并可见到局部隆起,触及包块,说明膀胱逼尿肌已有收缩功能,即可令患者憋气用力排尿,如此练习多次能成功。脊髓圆锥以上的损伤,经过训练,最终有75%～80%的患者能自行排尿,因低位排尿中枢存在,形成反射性膀胱迅速,属逼尿肌紧张有力型膀胱,故常有尿频现象。脊髓圆锥和马尾损伤,低位排尿中枢破坏。经过 1 年或更长时间的训练恢复,膀胱有可能形成自律性膀胱。

(4)药物治疗:①有尿潴留者,可注射新斯的明、卡巴胆碱等增强逼尿肌功能。应用 α 肾上腺能受体抑制剂如酚苄明、芬太尼等解除内括约肌痉挛。抗尿道外括约肌痉挛的药物有巴氯芬。②尿失禁:膀胱逼尿肌痉挛者可用阿托品、丙胺太林等。膀胱内括约肌无力者可将麻黄碱与炔雌醇配伍应用。

(5)手术治疗:①括约肌切开术。逼尿肌有力性膀胀,外括约肌紧张者,男性可行外括约肌切开,形成尿失禁者可用阴茎夹控制。内括约肌紧张,男性可行内括约肌切开。逼尿肌无力性膀胱,内括约肌紧张者,男性可行内括约肌切开。②回肠代膀胱术:膀胱挛缩者,可行回肠代膀胱术,以扩大膀胱容量,减少排尿次数。③造瘘术:因长期留置导尿管并发泌尿系统感染者可行耻骨上膀胱造瘘术。尿路梗阻合并肾积水、肾盂积脓、肾衰竭者可做肾造瘘术;膀胱挛缩因某种原因不能做回肠代膀胱手术者可行输尿管造瘘。④如排尿不畅是由前列腺肥大引起者,应行前列腺切除术。

(二)压疮

1.好发部位

截瘫平面以下皮肤失去知觉,骨突起处皮肤易发生压疮。卧床期间好发部位为骶尾部和两侧大转子部。肩胛区和足跟部也可发生。俯卧位者,髂前上棘及髌前可发生压疮。久坐的患者,骶尾部及坐骨节处易发生压疮。

2.压疮的分度

皮肤发红,表皮糜烂为Ⅰ度;皮肤破溃不至皮下为Ⅱ度;深达皮下组织至骨面者为Ⅲ度;Ⅳ度者发生骨坏死、骨感染。

3.压疮的预防及治疗

压疮是由于局部组织长时间受压缺血所引起,最重要的措施是勤于翻身,一般每2～3小时翻身一次,夜间要定时翻身。患者衣裤、床单要平整,防止硬褶压迫,在身体易受压的骨突起部位要经常按摩,保持局部皮肤清洁、干燥,防止粪及尿污染,防止尿壶、便盆擦伤皮肤,应用热水袋时要注意勿烫伤皮肤。压疮的治疗包括如下内容。

(1)解除压迫:定时翻身,避免长时间压迫,是压疮愈合的基本条件。

(2)改善全身情况,加强支持疗法,包括增加蛋白质和维生素摄入量,适量输血,调整水、电解质平衡,应用抗生素。

(3)局部伤口的处理:①Ⅰ度压疮,加强翻身次数,局部按摩,保持皮肤清洁、干燥。②Ⅱ度压疮,水泡未破者,清洗后用空针抽吸积液。皮肤已破溃者,局部以1%甲紫,或用红外线照射,使创面干燥,改善局部血运;也可用紫外线照射伤口周围,再照射肉芽创面;也可紫外线与红外线联合应用,即以红外线照射创面干燥后再用紫外线杀菌量照射创面。③Ⅲ度压疮,每天换药、清除坏死组织,用生理盐水或抗生素溶液换药,促进肉芽生长。对肉芽新鲜、创面较大者可用局部转移皮瓣或肌肉瓣修复创面。骶部、骶尾部、坐骨结节部与大转子部的压疮选用臀大肌肌皮瓣、阔筋膜张肌肌皮瓣、股薄肌与股二头肌皮瓣等予以修复,其中以下部臀大肌皮瓣为首选。足跟部压疮,如足底内侧半皮肤感觉存在,可选择𫏋外展肌或𫏋外展肌与趾短屈肌联合肌皮瓣转位修复。如皮肤缺损小,大隐神经功能正常者,可将支配足底的腓肠神经于适当长度切断,将其远端与大隐神经吻合,待恢复神经支配后,溃疡可自行愈合。④Ⅳ度压疮,引流不畅者扩大伤口引流,清除所有的坏死组织包括有骨髓的骨质,每天换药,促进肉芽生长,创面清洁后用局部皮瓣或肌皮瓣转移术,修复创面。

(三)体温异常

高位脊髓损伤,特别是高位颈髓损伤的截瘫患者,可出现体温升高或低体温。

1.体温升高

脊髓损伤后,体温调节中枢的传导路径遭到破坏,脊髓内部体温调节功能破坏,导致产热与散热功能不平衡。呼吸功能差,损伤平面以下无汗,使散热减少。如气温过高,衣服被褥过厚可使体温升高。肺部、压疮感染,水、电解质平衡紊乱可致体温升高,体温升高又加速代谢、产热更多,形成恶性循环。导致急性消耗,加剧机体缺氧,使全身衰竭,患者可很快死亡。

2.体温低下

截瘫患者交感神经麻痹,皮肤血管不能收缩,体热大量散失。由于肌肉不能收缩,产热下降。缺氧、饮食量少导致代谢低下,机体失去体温调节功能,不能维持正常体温。如遇外界温度下降,可导致体温过低,体温不升。体温低于 30 ℃,可发生各系统的严重生理紊乱,包括心血管、呼吸、血液、中枢神经等系统,以及肝、肾功能,水、电解质的酸碱平衡紊乱等,甚至死亡。

治疗:以对症治疗为主。①室温保持在 20～22 ℃。夏季室内要加强通风,冬季应注意保暖。②患者高热时,排除感染因素外,可用温水或乙醇擦浴,或在颈部、腋下、腹股沟等部位放置冰袋;或用 4 ℃生理盐水,葡萄糖溶液静脉滴注降温。③体温低下时,应进行复温和人工调温。复温以提高贴身环境温度和体内温度为主。可提高室温,使用热水袋(45 ℃)、电热毯,注意保暖。一般体温达到34 ℃时,即应停止升温。加强保暖,使体温逐渐上升到 36 ℃,以不超过 37 ℃为宜。复温过快、过高可出现心动过速,呼吸功能不全及急性中毒,高热等。复温中应注意纠正水、电解质紊乱和酸碱平衡失调。监护心血管功能,保持呼吸道通畅。

(四)呼吸道感染

高位脊髓损伤的患者,根据损伤平面的不同,可发生膈肌或肋间肌麻痹,引起不同程度的呼吸困难,胃肠道胀气、膈肌上移使呼吸困难加重。高位截瘫者,早期有严重交感神经功能障碍,而副交感神经功能相对亢进,使气管分泌物增加,支气管痉挛,因咳嗽无力,支气管内分泌物不易咳出,致痰液聚集而继发感染。长期卧床易引起坠积性肺炎。因抵抗力低下易发生上呼吸道感染。

防治:①勤翻身,每2～3小时一次。②鼓励患者咳嗽时,用手压住腹部以协助咳嗽、排痰。③鼓励患者做深呼吸运动。④口服化痰药物,雾化吸入抗生素和糜蛋白酶,或全身应用有效抗生素。⑤气管切开,截瘫平面在 C_4、C_5 以上,或平面较低,呼吸困难严重者可做气管切开,以保证呼吸道畅通,可直接由气管吸痰给药。呼吸停止时使用呼吸器,有肺部感染者,可经由气管切开处取标本培养,选用合适的抗生素。

(五)腹胀

脊髓损伤后自主神经功能紊乱,腹膜后血肿刺激可导致胃肠功能紊乱。

治疗：①胃肠减压。②静脉输液，纠正脱水及电解质紊乱。③灌肠。④肛管排气。⑤药物治疗，可用新斯的明做皮下、肌内注射或行双侧足三里穴位封闭。

(六)排便功能障碍

截瘫患者以便秘最为常见，若有腹泻则表现为大便失禁。便秘的主要原因为肛门括约肌动作不协调，即排便时肛门括约肌紧张而不是松弛。对此不常用缓泻剂，而用肛门栓剂刺激排便。长期使用缓泻剂，耗伤津液，一旦不用便秘更严重。可用肥皂水灌肠。如不能排出者可用手掏法。对 2～3 个月的晚期截瘫患者，应每天坐起，增加腹压，定时给予适当刺激，如按压肛门部及下腹部训练排便。

(七)下肢挛缩畸形

下肢挛缩畸形患者常有下肢屈曲挛缩及足下垂等，是由于长期处于屈曲位及足下垂位所致。预防方法为在卧床期间定期被动活动下肢关节，休息时置下肢于近伸直位，保持踝关节在 90°左右，防止足下垂，已发生挛缩者，可根据情况行矫形手术。

六、晚期康复治疗

康复治疗在截瘫患者的治疗中占着极重要地位，处理恰当可延长患者生命，恢复患者的日常生活，使之能参加力所能及的工作。

(一)防止痉挛和关节挛缩

早期护理不当，将逐渐发生下肢膝、髋、踝、趾的屈曲挛缩，或髋内收、内旋畸形及肌肉痉挛，甚至在肢体挤压处发生压疮。上肢肩肘、腕指也同样发生僵硬挛缩畸形。这些并发症只有靠早期预防。如已形成晚期畸形，则只能行肌肉、肌腱软组织矫形手术，如切断、延长、移位等。肢体屈曲和伸直的强烈痉挛，当解痉药物无效时可考虑肌腱延长、切断、转位的各种手术。对无法控制的痉挛，可行脊髓前根切断术。范围一般为 T_{10}～S_2。关节部异位骨化晚期成熟后可行切除。

(二)训练独立生活能力

若使截瘫患者坐立或站立，必须训练其可能利用的肌肉，使之发达有力。首先训练患者起坐、站立、上下轮椅活动。起立前患者应先逐渐适应直立性低血压，然后在护理人员的协助下，练习使用拐或适当的支具。先直立，再逐渐练习行走和转身，循序渐进，但应注意避免摔倒发生骨折。

（三）职业训练

在患者力所能及的范围内帮助患者成为自食其力的劳动者，以增加患者生活的乐趣，减轻家庭及社会负担。我国在这个方面取得了积极进展，建立了专门机构，为伤残人开展许多有关医疗、康复、功能辅助器材的研制工作，在交通、就业、学习、文化娱乐等方面也努力增加便利残疾患者日常生活的措施。

第二节 脊髓肿瘤

脊髓肿瘤又称为椎管内脊髓肿瘤。脊髓肿瘤是指来自脊髓、硬脊膜、蛛网膜、脊神经根以及从椎管组织向椎管内生长的新生物，包括肿瘤、转移癌、囊肿等。肿瘤在椎管腔内生长、刺激、压迫和破坏脊髓及脊神经，产生一系列临床症状和体征。如运动、感觉、自主神经功能障碍等，为脊髓压迫症表现。脊髓肿瘤多属良性肿瘤，如能早期诊断、及时手术，大都效果良好，恶性肿瘤则预后不良。

一、神经鞘瘤

脊髓神经鞘瘤为脊髓肿瘤中最常见的良性肿瘤。占脊髓肿瘤40%左右，占脊髓外硬脊膜内肿瘤的70%以上。多见于青壮年，20～40岁发病率较高，老年人发病率低，儿童较少见，男性发病率略高于女性。

（一）病理

神经鞘瘤起源于脊神经鞘膜和神经束纤维结缔组织。大多发生于脊髓神经后根。肿瘤在椎管内呈膨胀性生长，肿瘤组织不侵入脊髓实质，而压迫于脊髓之上。瘤体有完整包膜，多呈圆形或椭圆形。大小不一，一般发生在胸段脊髓者瘤体较小，发生在马尾部的肿瘤可较大。一般为单发，多发者可见于多发性神经鞘瘤。神经鞘瘤其组织结构比较硬实，少数可发生囊性变。显微镜下检查：神经鞘瘤是由纤维致密的纤维束交织构成。大致有两种组织类型，一种是细胞核呈栅状排列，另一种组织稀松呈网状结构。少数情况下，肿瘤可发生恶性改变。脊髓神经鞘瘤大部分都位于脊髓外、硬脊膜内、蛛网膜下腔。少数可发生在硬脊膜外，有的通过椎间孔或椎体，由椎板间隙向椎管外生长，呈哑铃状。哑铃状神经鞘瘤多发生于颈段,其次是胸段,腰骶部较少见。脊髓神经鞘瘤多起源于脊神经后根,位于脊髓旁和1～2神经根相连。其次是位于脊髓腹侧或腹外侧。位于腰骶部的神经鞘瘤,大都和马尾神经粘连明显。

(二)临床表现

神经鞘瘤病情发展与其他脊髓良性肿瘤大致相同,临床表现可为早期刺激症状,脊髓部分受压症状,脊髓横贯性损害症状3个阶段。其特点有以下几点。

(1)肿瘤生长较缓慢,病程一般较长。如果肿瘤囊性变或恶性变,病情可突然加重。

(2)因脊髓神经鞘瘤多发生于脊髓神经后根,肿瘤直接刺激和牵拉感觉神经,首发症状为肿瘤所在相应的部位有根性疼痛,如位于上颈段表现为枕颈部疼痛,位于下颈段表现为肩或上肢疼,位于上胸段多为胸背疼或束带样感,位于下胸段可出现腹部疼痛。位于腰骶部多出现下肢疼。神经根痛往往在脊髓受压症状出现之前,有的可持续很久。

(3)脊髓神经鞘瘤多位于脊髓旁侧,故随着肿瘤长大部分脊髓受压,临床上易出现脊髓半切综合征。

(4)脊髓横贯性损害及自主神经功能障碍大多在晚期出现,且多不严重。

(三)腰椎穿刺及脑脊液检查

因脊髓神经鞘瘤多发生于蛛网膜下腔,肿瘤生长较容易造成蛛网膜下腔堵塞,所以腰椎穿刺压颈试验多表现为不同程度的蛛网膜下腔梗阻。因蛛网膜下腔梗阻,使肿瘤所在部位以下脑脊液循环发生障碍,以及肿瘤细胞脱落,造成脑脊液蛋白含量增高。另外因肿瘤在椎管内,一般较游离,故腰椎穿刺放出脑脊液后症状可以加重。这是由于椎管腔内动力学改变,肿瘤加重压迫脊髓所致。

(四)辅助检查

1.X 线平片检查

肿瘤在椎管内呈膨胀性生长,不但压迫脊髓及脊神经,同时也压迫相应的椎管壁,慢性压迫造成椎管腔隙扩大,X线平片表现为肿瘤相应部位椎弓根变窄,椎弓根间距增宽。如果肿瘤位于脊髓腹侧压迫椎体后缘,侧位片可见椎体后缘有弧形硬化现象。如果肿瘤呈哑铃形可见有椎间孔扩大,少数可出现椎旁软组织阴影。

2.椎管造影

造影剂在肿瘤梗阻处停滞,呈杯口状充盈缺损。如果肿瘤位于硬脊膜外,梗阻呈毛刷状。在没有 MRI 检查设备情况下,术前进行椎管造影对于确定病灶部位很有帮助。

3.CT 检查

分辨率较高的 CT 可以检出 5 mm 直径的肿瘤,强化扫描使图像更清晰。

4.磁共振成像(MRI)

这是目前诊断脊髓肿瘤最好的手段之一。对于脊髓病变的定位、病变形态和性质可提供最有价值的诊断信息。使不同轴位的断层图像及解剖结构清晰可见。一般表现为边界清楚,T_1 为等或稍低信号,T_2 为高信号。增强扫描呈多样的强化。亦有人认为"靶征"是椎管内神经鞘瘤的特征。

5.核素扫描

可用放射性[99]Tc或[131]I做脊髓全长扫描,易判断病变阻塞部位。

(五)诊断

(1)起病缓慢,一般病史较长,青壮年发病率高,儿童较少见。

(2)首发症状多为肿瘤相应部位的根性疼痛且持续时间较长。脊髓半切症状多见。脊髓横贯性损害及自主神经功能障碍出现较晚,且不严重。

(3)腰椎穿刺蛛网膜下腔梗阻发生较早,脑脊液检查蛋白定量显著增多。甚至脑脊液呈黄色放置凝固。腰椎穿刺后症状大都加重。

(4)X 线平片多表现为椎弓根变窄、椎弓根间距增宽。脊髓碘油造影,造影剂梗阻端多呈杯口状充盈缺损。

(5)CT 和 MRI 检查可以明确诊断。

(六)治疗措施

脊髓神经鞘瘤为良性肿瘤,包膜完整,脊髓外肿瘤应予手术切除,一般手术效果良好。若肿瘤压迫脊髓出现横贯性损害,由于长期脊髓压迫变性,有时脊髓功能恢复并不理想,因此手术宜早期进行。

1.位于硬脊膜外的神经鞘瘤

切除肿瘤部位的椎板,即可发现肿瘤。生长在硬脊膜下,位于脊髓背侧,背外侧或旁侧,剪开硬脊膜即能发现瘤体。剪开肿瘤表面的蛛网膜放出脑脊液,分离肿瘤四周,提起肿瘤剪断蒂部神经根摘除肿瘤。并将受压的脊髓复位,如有蛛网膜粘连则进行分离。

2.位于脊髓腹侧或腹外侧肿瘤

剪开硬脊膜,见肿瘤所在部位脊髓向后膨出。剪开蛛网膜放出脑脊液后,用棉片保护脊髓,将脊髓轻轻推移,可发现肿瘤。如果肿瘤较大可分块切除。

3.哑铃形肿瘤

先将伸入椎间孔的肿瘤峡部切除,再分别切除椎管及其内外部瘤组织。如果椎管外部瘤组织较大,一次切除困难,则应二期另选入路切除。

4.切除马尾部的神经鞘瘤

剪开蛛网膜后提起肿瘤,仔细分离与其周围粘连的神经,然后摘除肿瘤。如果肿瘤较大和马尾神经粘连明显,勉强整个切除肿瘤可能损伤较多马尾神经,应先行包膜内分块大部切除,然后剥离切除肿瘤包膜。

5.压颈试验及压腹试验

肿瘤切除后应行压颈试验及压腹试验了解蛛网膜下腔通畅情况。脊膜一般应缝合。

二、脊膜瘤

脊膜瘤发病率在脊髓肿瘤中仅次于神经鞘瘤,居第二位,占脊髓肿瘤的10%～15%。多见于中年人,青年人发病率低,儿童极少见。女性发病率明显高于男性。

(一)病理

脊膜瘤起源于蛛网膜内皮细胞或硬脊膜的纤维细胞,为良性脊髓肿瘤。在椎管内局限性生长,包膜完整,与硬脊膜紧密附着,有较宽的基底。瘤组织不侵入脊髓实质,而仅压迫其上。肿瘤血运来自蛛网膜或硬脊膜的血管供应且比较丰富。大多为单发,多发者很少见。瘤体一般不大,多呈扁圆形或椭圆形,肿瘤组织结构较致密硬实,切面呈灰红色。有时肿瘤基底部有钙化砂粒,瘤体内出血坏死较少见。脊膜瘤大都位于硬脊膜内,少数位于硬脊膜外,哑铃状较少见。显微镜下检查:脊膜瘤的组织结构和颅内脑膜瘤大致相同。有以下3种类型。

1.内皮型

肿瘤是由多边形的内皮细胞嵌镶排列而成,有时可见有旋涡状结构。肿瘤细胞分化良好。此种类型的脊膜瘤多起源于蛛网膜内皮细胞。

2.成纤维型

肿瘤由梭形细胞交错排列组成,富有网状纤维和胶原纤维,有时可见有玻璃样变。此种类型脊膜瘤多起源于硬脊膜的纤维细胞。

3.砂粒型

砂粒型脊膜瘤是在内皮型或纤维型的基础上,有散在多数砂粒小体。

(二)发病部位

1.肿瘤和脊柱纵轴关系

脊膜瘤多位于脊椎的胸段,其次是颈段,腰骶部较少。

2.肿瘤和脊髓的关系

脊膜瘤大都发生在脊髓外硬脊膜内,多位于脊髓的背外侧,其次是脊髓的背侧或腹外侧及腹侧,位于脊髓旁侧较少。

(三)临床表现

脊膜瘤生长较缓慢,早期症状多不明显,故一般病史较长。常见的首发症状是肿瘤所在部位相应的肢体麻木,其次是乏力,根性疼痛者居第三位。脊髓受压的症状及病情发展和脊髓神经鞘瘤病程发展相似。

(四)神经影像学检查及腰椎穿刺

脊膜瘤和神经鞘瘤同属脊髓外、硬脊膜内的良性肿瘤,X线及脊髓碘油造影检查所见大致相同,不同点是脊膜瘤在X线检查时,有的可发现砂粒状钙化。腰椎穿刺压颈试验:蛛网膜下腔出现梗阻,一般较神经鞘瘤晚。脑脊液蛋白含量一般为中度增加。CT及MRI表现如前所述,采用MRI检查可以对此做出定位和定位诊断。

(五)诊断

(1)病史较长,早期症状不明显。首发症状以肿瘤所在部位相应肢体麻木、不适多见。

(2)多发生于中年以上妇女,儿童较少见。

(3)X线检查:有的可见有砂粒样钙化。

(4)腰椎穿刺后症状可加重,脑脊液蛋白含量中度增加。

(六)治疗措施

脊膜瘤属于良性脊髓肿瘤,手术切除治疗效果良好。有的患者虽已出现脊髓横贯性损害,但肿瘤切除后,脊髓功能仍可能恢复。手术技巧如下。

(1)脊膜瘤大都和硬脊膜有紧密相连的较宽基底,术中可在显微镜下操作,先沿肿瘤基底硬脊膜内层剥离,如有困难可将附着的硬脊膜全层切除,以减少出血和肿瘤复发的概率。

（2）脊膜瘤大多血运较丰富，手术时应先电凝阻断通往肿瘤的供血，以减少出血。

（3）对于生长在脊髓背侧或背外侧的肿瘤，经剥离肿瘤基底阻断血运后，肿瘤体积缩小游离后，再分离瘤体周围粘连，以完整取下肿瘤。

（4）对于位于脊髓前方或前侧方的肿瘤，切忌勉强做整个切除，以免过度牵拉脊髓造成损伤，应先行包膜内分块切除，肿瘤体积缩小后再切除包膜。为了充分暴露术野，有时需要切1～2个神经根和齿状韧带。

三、室管膜瘤

室管膜瘤是一种常见的脊髓神经胶质瘤，占髓内肿瘤的60％左右，多发生在青壮年，男女发病率大致相同。

（一）病理

一般认为脊髓室管膜瘤起源于脊髓中央管的室管膜细胞或退行性变的终丝。肿瘤在脊髓内，沿脊髓纵轴膨胀性生长，可累及多个脊髓节段，多呈梭形，很少为圆形或椭圆形。发生在终丝的室管膜瘤可充满腰骶部椎管腔，肿瘤呈灰红色，质地较软，血运不丰富，肿瘤与脊髓组织常有明显分界，多数为实质性，少数可有囊性变。显微镜下检查：肿瘤细胞密集呈梭形，可见有管腔样排列或乳头状排列，或呈菊花状结构。瘤组织内血管反应一般不明显，有的可见钙化。出血坏死很少见。若肿瘤细胞明显异型，出现核分裂和瘤巨细胞，血管丰富，内皮细胞和外膜细胞增生，有出血、坏死等表现，就称为恶性室管膜瘤或室管膜母细胞瘤。有些作者也将胶样囊肿列入室管膜瘤中。肿瘤为一梭形囊性肿物，囊内为水样液体，有完整包膜，包膜由单层柱上皮细胞组成。

（二）临床表现

脊髓室管膜瘤的病程一般较长，早期症状多不明显，首发症状多表现为肿瘤部位相应肢体麻木、乏力，疼痛症状较少见，且不明显。感觉障碍多为自上而下发展，感觉平面多不明显。常有不同程度的感觉分离现象。自主神经功能障碍出现较早，早期多表现为尿液潴留，受累平面以下皮肤菲薄，汗少。晚期有小便失禁、皮肤脓肿等，易发生压疮。

（三）腰椎穿刺

因肿瘤在脊髓内生长，脊髓受累出现在蛛网膜下腔梗阻以前，所以腰椎穿刺压颈试验，多表现为不完全梗阻。脑脊液检查见淋巴细胞数轻度增多，脑脊液蛋白定量轻度增高。

（四）辅助检查

（1）X 线检查多数病例无异常发现，少数可表现为椎管腔隙扩大，且累及范围较广。

（2）脊髓碘油造影剂在梗阻处多呈喇叭口状充盈缺损。如果蛛网膜下腔不完全梗阻，有的可出现梭形肿瘤轮廓阴影。

（3）CT 及 MRI 表现显示椎管内肿瘤影像。

（五）诊断

（1）病程较长，早期症状多不明显，首发症状为受累平面以下的肢体麻木和无力，根性疼痛者少见。

（2）病变平面以下出现感觉和运动障碍，可出现感觉分离现象，感觉障碍由上而下发展。

（3）脑脊液蛋白含量轻度增高，淋巴细胞数轻度增加。

（4）X 线检查多无异常发现。脊髓碘油造影梗阻端多呈喇叭口状充盈缺损。MRI 可以明确诊断。

（六）治疗措施

脊髓室管膜瘤属良性肿瘤，对于肿瘤边界清楚或比较表浅局限者，应全部切除。如果肿瘤累及范围较广，切除有困难，亦可沿肿瘤做纵行切开分块切除并行减压手术。手术技巧：切除椎板，剪开硬脊膜，见到梭形膨大的脊髓，在手术显微镜下操作，背侧正中穿刺抽吸发现肿瘤后，沿脊髓背侧正中纵行切开，暴露肿瘤沿肿瘤边界仔细分离取下瘤体，操作中应轻柔仔细、勿伤及脊髓。马尾部的巨大室管膜瘤由于和马尾神经粘连明显，整块切除多有困难，应分块切除，手术时应注意保护脊髓和马尾神经。恶性室管膜瘤可行大部切除减压，术后进行放疗或化学治疗（以下简称化疗）。

四、脊髓星形细胞瘤

星形细胞瘤在脊髓内肿瘤发病率中次于室管膜瘤，居第二位，约占髓内肿瘤的 30%，多发生在青年女性，以颈髓胸髓节段多见。

（一）病理

脊髓星形细胞瘤起源于脊髓的星形细胞。在脊髓内，肿瘤沿脊髓纵轴浸润性生长。肿瘤和脊髓无明显界限。瘤体多呈梭形，并常累及多个脊髓节段。星形细胞瘤按其组织结构的特点,一般可分为两种类型。一种是纤维型星形细胞瘤,另一种是原浆型星形细胞瘤,前者质地比较坚韧,后者质软。星形细胞瘤大都是灰红色,常有囊性变,囊液多呈金黄色。瘤体出血、坏死较少见。显微镜下检查:肿瘤组织由星形细胞组成,细胞分化一般比较成熟。纤维型星形细胞瘤富含胶质纤维;原浆型星形细胞瘤富含胞质。核分裂少见,血管反应不明显,可见有囊性变和小灶状钙化。若是肿瘤细胞比较密集,且有核分裂,细胞呈异型性,血管内皮细胞和外膜细胞增生,有灶状出血、坏死,则称生长活跃星形细胞瘤,或称为分化不良星形细胞瘤。另外一些作者按胶质瘤组织细胞分化不良的程度进行分级,分为星形细胞瘤 1 级、2 级、3 级、4 级,其级别越高分化程度越差,恶性程度越大。

(二)临床特点

脊髓星形细胞瘤的临床表现和脊髓室管膜瘤相似。肿瘤生长缓慢,所以病程较长,早期症状多不明显。疼痛者较少见,大都表现为肿瘤部位以下肢体麻木、无力。病情逐渐发展,出现脊髓受压症状。肿瘤囊性变病情可突然加重出现瘫痪。由于星形细胞瘤位于脊髓内,故感觉障碍由上向下发展,有时感觉平面不明显,可出现感觉分离现象。自主神经功能障碍出现较早。脊髓内星形细胞瘤患者行腰椎穿刺和脑脊液动力学检查及放射检查与脊髓压迫症表现一样,压颈试验显示梗阻椎管内脑脊液蛋白含量增高,CT 和 MRI 显示脊髓内占位性病变特征。

(三)治疗措施

脊髓星形细胞瘤虽然肿瘤细胞分化比较成熟,恶性程度较低,但因肿瘤在脊髓内呈浸润性成长和脊髓无明显界限,加上脊髓组织娇嫩,极易损伤,所以手术难以完全切除,目前均多行肿瘤部分切除和减压。术后采用放疗或化疗。

手术技巧:切除椎板,剪开硬脊膜后即可见到肿瘤的部位,脊髓呈梭形膨胀、增粗,在手术显微镜下进行操作,先在增粗脊髓背侧正中用针头穿刺抽吸,如有囊性变,可将囊液吸出,若无囊液,可抽取肿瘤组织进行活检以确定诊断。根据肿瘤大小,沿脊髓背侧正中纵行切开脊髓背索,用小刮匙刮除部分肿瘤。显微手术有时可将肿瘤大部分切除,术中应尽力保护脊髓的血管和神经组织。

第三节 脊髓空洞症

脊髓空洞症与延髓空洞症是一种由各种原因引起的,缓慢进行性脊髓和(或)延髓的退行性病变。脊髓内由于各种因素的影响,形成管状空腔,在空洞周围常有神经胶质增生。临床表现为受累脊髓节段神经损害症状,以痛温觉减退或消失,而深感觉保留的分离性感觉障碍为特点,兼有脊髓长束征损害的运动障碍及神经营养障碍。

一、病因与发病机制

关于空洞形成的原因,目前尚无一致认识,确切病因不明。可分为先天性,多合并 Chiari Ⅰ型畸形;后天性,由于外伤肿瘤炎症等引起。

后天性病因多为脊髓肿瘤、蛛网膜炎及外伤等。外伤可使脊髓中心部坏死,造成渗出液及破坏产物的积聚,使渗透压升高,液体潴留,由于髓内压力升高,可破坏周围组织,使空洞逐渐扩大。动物实验中发现,在切断的脊髓断端附近出现一些微小囊肿,由此可推测这些囊肿的破裂、汇合可能是空洞形成的原因。对于蛛网膜炎后的脊髓空洞症,主要由缺血及静脉栓塞造成。脊髓肿瘤引起的脊髓空洞症主要与肿瘤细胞分泌蛋白性液体有关。

脊髓空洞症发病机制复杂,枕骨大孔区畸形或梗阻是导致空洞形成的重要因素之一。由于每个人的病因、体质及机体代偿能力的不同,空洞的形成和发展也各不相同,所以应根据临床特点及病期的不同,进行不同病因探讨及综合分析。

二、病理

有空洞的脊髓外观可能正常,亦可能呈梭形膨大或萎缩。空洞壁不规则,由环行排列的胶质细胞及纤维组成,包含有神经纤维和神经胶质退行性病变,空洞内常含有无色或黄色液体。空洞周围有时可以见到异常血管,管壁具有透明变性。大多数病例的空洞发生在脊髓颈段,亦可向上到脑干,向下伸展到胸段,少数延伸到腰段。偶尔可有多发性空洞,互不连通。少数空洞仅发生在延髓部位。极个别病例发生在腰段脊髓。空洞形状不一,有时可被胶质组织分割成多房状。在某些部位,胶质增生多于空洞形成。通常空洞由中央管的背侧横向发展。早期可能局限于一侧后角的底部,以后累及脊髓后角的腹侧部分及前角的底部,最后扩展到该水平的极大部分,以致只剩下薄薄的一层脊髓组织围绕在周围。由于解剖部位不同,可以造成临床症状的极大差别。Chiari 将与脊髓空洞同时存在的后脑畸形分成两型。①Ⅰ型小脑疝:Magendie 孔通畅,疝入的小脑组织正常并可以移动。②Ⅱ型小脑疝:早在胎儿时期已有脑组织向下移位,合并有脊柱裂的儿童病例中,疝入的小脑部分不能移动,脊髓内似一团不能分辨的血管块,多数常伴有严重的脑积水、延髓受压、枕骨大孔扩张及第四脑室下降和狭窄。这些畸形在脊髓空洞症患者中变化极大,不少患者的脑疝界于Ⅰ型或Ⅱ型之间,目前常用后脑疝来形容这些畸形。神经细胞与传导束可能有继发的变性,主要在脊髓丘脑束交叉处、脊髓丘脑束、锥体束、后柱、前角细胞以及后角。在延髓空洞症病例中,空洞通常呈纵裂状,有时可能仅为胶质瘢痕形成而无空洞。常见主要位置有 3 处:①在中线切断内侧丘系交叉纤维。②在锥体及下橄榄核之间累及舌下神经。③向腹外侧延伸于下橄榄核及三叉神经脊髓束之间侵犯迷走神经。此外,深入脑桥者多位于背盖部,深入中脑者比较罕见。在延髓空洞症病例中还常常累及面神经核、前庭下核到内侧纵束的纤维、脊髓丘脑束及锥体束等。

三、临床表现

发病年龄通常为 20～30 岁,偶尔发生于儿童期或成年以后,文献中最小年龄为 3 岁,最大年龄为 60 岁。男性与女性比例为 3∶1。

脊髓空洞症:病程进展缓慢,最早出现的症状常呈节段性分布,首先影响上肢。当空洞逐渐扩大时,由于压力或胶质增生的作用,脊髓白质内的长传导束也被累及,在空洞水平以下出现传导束功能障碍。两个阶段之间可以间隔数年。

(一)感觉症状

空洞时常始于中央管背侧灰质的一侧或双侧后角底部,最早症状常是单侧的痛觉、温度觉障碍;如病变侵及前联合时可有双侧的手部、臂部尺侧或一部分颈部或胸部的痛、温觉丧失,而触觉及深感觉完整或相对地正常,称为分离性感觉障碍。患者常在手部发生灼伤或刺伤、割伤后才发现痛、温觉的缺损。以后痛、温觉丧失范围可以扩大到两上肢、胸、背部,呈短上衣样分布。如向上影响到三叉丘脑束交叉处,可以造成面部痛、温觉减退或消失,包括角膜反射消失。许多患者在痛、温觉消失区域内有自发的中枢痛。晚期后柱及脊髓丘脑束也被累及,造成病变水平以下痛、温、触及深感觉的感觉异常及不同程度的障碍。

(二)运动障碍

细胞受累后,手部小肌肉及前臂尺侧肌肉萎缩软弱无力,且可有肌束颤动,逐渐波及上肢及其他肌肉、肩胛带以及一部分肋间肌。腱反射及肌张力减低。以后在空洞水平以下出现锥体束征、肌张力增加,以及腱反射亢进、腹壁反射消失,巴宾斯基征呈阳性。空洞内如果发生出血,病情可突然恶化。空洞如果在腰骶部,则在下肢部位出现上述的运动及感觉症状。

(三)营养障碍及其他症状

关节的痛觉消失引起关节磨损、萎缩和畸形。关节肿大,活动度增加,运动时有摩擦音而无痛觉,称为夏科氏关节。在痛觉消失区域,表皮烫伤及其他损伤可以造成顽固性溃疡及瘢痕形成。如果皮下组织增厚、肿胀及异样发软,伴有局部溃疡及感觉缺失时,形成 Mervan 综合征。颈胸段病变损害交感神经通路时,可产生霍纳综合征。病变节段可有出汗功能障碍,出汗过多或出汗过少。晚期可以有神经源性膀胱以及大小便失禁现象。其他如脊柱侧凸、后凸畸形、脊柱裂或弓形足等亦属常见。

延髓空洞症:由于延髓空洞常不对称,症状和体征通常为单侧型。累及疑核可造成吞咽困难,软腭与咽喉肌无力,悬雍垂偏斜。舌下神经核受影响时造成伸舌偏向患侧,同时舌肌萎缩伴有肌束颤动。如面神经核受累时出现下运动神经元型面瘫。三叉神经下行根受累时造成同侧面部感觉呈中枢型痛、温觉障碍。侵及内侧弓状纤维则出现半身触觉、深感觉缺失。如果前庭小脑通路阻断可引起眩晕,可能伴有步态不稳及眼球震颤。有时可能出现其他长传导束征。但后者常与脊髓空洞症同时存在。

四、辅助检查

成年期发病,其他先天性缺陷的存在节段性分布的分离性感觉障碍,手部及上肢的肌肉萎缩,以及自主神经与营养障碍。但进一步确诊需要依靠下列检查。

(一)CT

80%的空洞可在 CT 平扫时被发现,表现为髓内边界清晰的低密度囊腔,其 CT 值与相应蛛网膜下腔内脑脊液相同,平均较相应节段脊髓 CT 值<15 HU,相应脊髓外形膨大。少数空洞内压力较低而呈萎缩状态,此时其外形欠规则。当空洞较小或含蛋白量较高时,平扫可能漏诊。椎管内碘水造影 29 小时 CT 延迟扫描,可在脊髓空洞内见到高密度造影剂。当空洞部直接与蛛网膜下腔相通时,造影剂可通过脊髓血管间隙或第四脑室的交通进入空洞,因此,注射造影剂后延迟扫描发现髓内高密度影的机会较高。伴发脊髓肿瘤时,脊髓不规则膨大,密度不均,空洞壁可较厚。外伤后脊髓空洞常呈偏心性,其内常可见分隔。

（二）MRI

MRI 矢状面图像能清晰地显示空洞全貌，T_1 加权图像表现脊髓中央低信号的管状扩张；T_2 加权图像上空洞内液呈高信号；无论 T_1 或 T_2 加权图像，空洞内液信号都均匀一致。横断面上空洞多呈圆形，有时形态不规则或呈双腔形，边缘清楚光滑。在空洞的上、下两端常有胶质增生，当增生的胶质组织在空洞内形成分隔时，空洞呈多房性或腊肠状。空洞相应节段的脊髓均匀膨大。由于脑脊液的搏动，T_2 加权像上脑脊液呈低信号，这种现象称为脑脊液流空现象。脊髓空洞内液与脑脊液相交通，并可有搏动性，因此这些患者在 T_2 加权图像上可见到低信号的流空现象，与 T_1 加权所见颇为相似。由于空洞内液搏动程度不同，信号缺失区的形态可与 T_1 加权时的范围不一致。多房性空洞由于分隔的存在导致搏动较弱，流空现象出现率较低，但当其交通以后空洞内流空现象出现率明显增多，因此如发现流空现象缺失则提示多房分隔的存在。非搏动性空洞常为单发，其长度直径均小，施行分流术后空洞内搏动幅度减弱甚至消失，因此空洞内流空现象的观察亦可作为手术疗效观察的指标之一。与脑室或蛛网膜下腔交通的空洞，称为交通性脊髓空洞症；而无交通的空洞，称为非交通性脊髓空洞症或脊髓积水。MRI 是诊断的最有效工具。

五、鉴别诊断

（一）脊髓肿瘤

脊髓髓外与髓内肿瘤都可以造成局限性肌萎缩以及节段性感觉障碍，在肿瘤病例中，脊髓灰质内的星形细胞瘤或室管膜瘤分泌出蛋白性液体积聚在肿瘤上、下方，使脊髓的直径加宽，脊柱后柱侧凸及神经系统症状可以类似脊髓空洞症，尤其是位于下颈髓部位时难以鉴别。但肿瘤患者的病程进展较快，营养障碍少见。早期脑脊液中蛋白有所增高，可以与本病相区别。对疑难病例 CT、MRI 可鉴别。

（二）颈椎骨关节病

颈椎骨关节病可以造成上肢肌肉萎缩以及长束征象，但根性痛常见，病变水平明显的节段性感觉障碍是少见的。鉴别可行颈椎 X 线片，必要时做脊髓造影。颈椎 CT 或 MRI 助于证实诊断。

（三）颈肋

颈肋可以造成手部小肌肉局限性萎缩以及感觉障碍，伴或不伴有锁骨下动脉受压的证据,而且由于在脊髓空洞症中常伴有颈肋,诊断上可以发生混淆。不过,颈肋造成的感觉障碍通常局限于手及前臂的尺侧部位,触觉障碍较痛觉障碍更为严重,上臂腱反射不受影响,而且没有长束征,能做出鉴别,颈椎 X 线片也有助于建立诊断。

(四)尺神经麻痹

尺神经麻痹可造成骨间肌及中间两个蚓状肌的局限性萎缩。但感觉障碍相对的比较轻微而局限,触觉及痛觉一样受累,在肘后部位的神经通常有压痛。

(五)麻风

麻风可以引起感觉消失,上肢肌肉萎缩,手指溃疡。但有正中神经、尺神经及桡神经及臂丛神经干的增粗,躯干上可以有散在的脱色素斑。

(六)梅毒

梅毒可以在两方面疑似脊髓空洞症。在少见的增殖性硬脊膜炎中,可以出现上肢感觉障碍、萎缩以及无力和下肢锥体束征,但脊髓造影可以显示蛛网膜下腔阻塞,而且病程进展也较脊髓空洞症更为迅速。脊髓的梅毒瘤可以表现出髓内肿瘤的征象,不过病程的进展性破坏迅速而且梅毒血清反应阳性。

(七)穿刺伤或骨折移位

穿刺伤或骨折移位有时可引起髓内出血,聚集在与脊髓空洞症相同的脊髓平面内。但损伤病史及 X 线片中的脊椎损伤证据均足以提供鉴别的依据。

六、治疗措施

人类认识此病已 100 多年,但一直未找到有效的治疗方法。过去曾采用药物及放疗,疗效均不理想。目前手术治疗渐成趋势。

(一)外科治疗

1.颅后窝减压术

颅后窝减压术适用于合并 Chiari Ⅰ 型畸形及有延髓症状者。手术目的在于解除小脑扁桃体的压迫。在部分病例中,用手术纠正先天性小脑扁桃体及延髓下疝畸形、颅底凹陷,以及延髓周围粘连性蛛网膜炎,使颅腔与脊髓腔的压力达到平衡,可能使临床症状有所改善。但必须注意,如果未能充分纠正压力的失衡时,有可能使延髓下疝加重,以致不能再手术纠正。另外减压的颅骨椎板部位不能开得太宽,否则亦有可能使延髓小脑再次下疝。成功的减压手术可以使直接受到扁桃体下疝压力所影响的长传导束解放出来,减轻颈部及后枕部疼痛,也可能使后组脑神经从直接压迫和下疝引起的牵拉中解脱出来,减轻延髓症状。据报道术后好转者可达50%。

2.空洞切开术

在做枕骨大孔区减压时,如发现脊髓有空洞,表面只剩一薄层脊髓,可采用这一式式。但与放置引流管相比,效果是有限的。问题在于切口保持开放较困难;局部切开对液体无吸引作用;按脑脊液脊髓实质渗透学说,空洞切开使脑脊液更容易灌注;易损伤脊髓,加重神经系统症状。

3.引流术

引流术适用于病情恶化,无或有轻度小脑扁桃体下疝者。包括脑室和空洞引流术。部分脊髓空洞症患者伴有脑积水,可代偿性地使中央管扩大,对此行脑室引流,可改善空洞症状,这种引流包括脑室-心房、脑室-腹腔、脑室-上矢状窦的引流等;但此方法对某些患者效果并不理想。Hall在试验中发现空洞内压力是伴随脑室压改变而升高的,而减低脑室压力,空洞压力并不迅速下降,由此提示脑室与空洞之间可能有活瓣存在,这个活瓣的作用对脑室压力的升高是开放的,而脑室压力下降时是关闭的,所以认为这个活瓣作用可能是部分患者单纯脑室引流效果不好的原因。

空洞引流术目前种类很多,常用的主要有以下几种。

(1)空洞-蛛网膜下腔引流术:一般用硅橡胶引流管、带蒂硬脊膜或肌肉,向头部方向插入空洞2～3 cm,并将其固定缝合在脊髓切开部的软膜或蛛网膜上,再将另一端向尾部插入蛛网膜下腔2～3 cm。目的是引流空洞液体,平衡空洞内外压力,以阻止空洞进展。

(2)空洞-腹腔引流术:腹腔是低压系统,空洞-腹腔引流术不仅可避免空洞-蛛网膜下腔引流术的反流现象,而且对空洞内液体有较强的吸引作用。其缺点有感染、低颅压性头痛及引流管阻塞等并发症。

(3)中央管末端开口术:此手术主要是切开终丝及圆锥末端,引流中央管内异常灌注的脑脊液。虽然一部分患者扩大的中央管可延伸到终丝部,但大部分患者中央管并不是全部开放,空洞可是多房的。其优点是比颅后窝减压及空洞切开安全,但手术不能缓解枕骨大孔区受压,不能阻止空洞的灌注等,治疗上不能作为首选。此外,还有空洞-胸腔引流术、带蒂大网膜脊髓移位植入空洞手术、空洞穿刺术及二氧化碳及激光显微手术等,用于治疗脊髓空洞症。但至今尚无一种公认理想的治疗方法。

（二）放疗

用深部 X 线照射或放射性核素[131]I治疗，以后者较好。方法有两种：①口服法。先用复方碘溶液封闭甲状腺，然后空腹口服碘化钠溶液 $50\sim200~\mu\text{Ci}$，每周服两次，总量 $500~\mu\text{Ci}$ 为 1 个疗程。$2\sim3$ 月后重复疗程。②椎管注射法。腰椎穿刺后，取头低 15°穿刺针头倾向头部，注射碘化钠溶液 $0.1\sim0.4~\mu\text{Ci/mL}$，每 15 天1 次，共 $3\sim4$ 次。

第四节　椎间盘突出症

一、颈椎间盘突出症

颈椎间盘突出症是在颈椎间盘退行性变的基础上，因轻微外力或无明确诱因导致椎间盘突出而致脊髓和神经根受压产生相应症状。颈椎间盘突出通常为单节段突出，与颈椎病可多节段颈椎间盘退行性变突出不同。颈椎间盘突出不并发骨折与脱位。

（一）病因与病理

颈椎间盘突出的病因与病理与颈椎病相似，原先归纳入颈椎病中，但因其发病的特点，现单列为一项疾病。当颈椎间盘退行性变时，颈椎间盘后侧纤维环部分断裂，在轻微外力下使颈椎过伸或过屈运动，前者致近侧椎骨向后移位，后者致近侧椎骨向前移位，使椎间盘纤维环突然承受较大的牵张力，导致纤维环完全断裂，髓核组织从纤维环破裂处突入椎管，压迫颈髓和颈神经根而产生症状。较大的髓核组织突出可经颈椎后纵韧带突入椎管，导致颈髓严重受压。

（二）临床表现

患者原先可有颈项疼痛史或无症状，在轻微外力下，如坐汽车突然刹车或突然转头向后观看等，突发颈肩痛或上肢痛。依据颈椎间盘组织突出量及部位，出现颈髓或颈神经根症状，临床上以压迫颈神经根症状为多，压迫脊髓或兼有神经根者较少。压迫颈神经根时，患者有颈项痛，颈肩痛或上肢放射痛，疼痛较重，呈神经根分布范围放射，疼痛较久者后期以感觉到麻木为主。

1.C_2、C_3 椎间盘突出

由于颈椎的屈、伸运动很少涉及 C_2、C_3 节段，故 C_2、C_3 椎间盘突出较少。

C_2、C_3 椎间盘突出可累及 C_3 神经根,患者感颈项痛放射至耳部或后枕部,很少有运动、感觉障碍,仔细检查时可有上述部位感觉减退。

2.C_3、C_4 椎间盘突出

相对常见,累及 C_4 神经根。C_4 神经支支配膈肌运动,但未见有报道 C_3、C_4 椎间盘突出时,在胸部透视下证实有膈骶运动障碍。患者颈肩痛,麻木部位在肩部及肩胛骨区,当颈部后伸时症状加重。

3.C_4、C_5 椎间盘突出

累及 C_5 神经根患者有肩部至上臂外侧中部疼痛,呈所谓的肩章型部位疼痛和麻木。患者诉不能上举上肢,上肢穿衣、梳头困难。此时可误认为肩关节病变,但检查时肩关节运动无障碍,肩部无压痛,检查双侧肩关节外展,发现一侧三角肌肌力减弱。有时冈上肌、冈下肌和肱二头肌受累,可出现肱二头肌反射减弱。

4.C_5、C_6 椎间盘突出

C_5、C_6 椎间盘突出占颈椎间盘突出发病率中的第二位。C_6 神经根受累。疼痛麻木从颈项部、上臂桡侧至手背拇、示指。检查时上述部位痛觉减退。特别在前臂外侧和拇、示指背侧。肱二头肌肌力减弱。肱二头肌反射有 C_6 神经根参与,可发现肱二头肌反射减弱。C_6 神经根支配冈下肌、前锯肌、旋后肌、桡侧腕长伸肌和伸拇长肌,检查时可发现这些肌力改变。

5.C_6、C_7 椎间盘突出

C_6、C_7 椎间盘突出占颈椎间盘突出发病率第一位。C_7 神经根受累患者肩背部疼痛,放射至上臂后侧至前臂后外侧至中指,有时可涉及拇指和示指。检查时肱三头肌肌力减弱,肱三头肌反射减弱或消失。有时可见胸大肌萎缩。患者可诉说推门等需要前臂伸直的动作无力。由于肱三头肌的功能前臂伸直可由地心引力代偿,患者肢体力量的减弱不易发现。C_7 神经根支配胸大肌、旋前圆肌、背阔肌。检查时可发现上述肌肉肌力减弱。

颈椎间盘突出较严重时,严重压迫颈髓可表现为四肢不同程度的感觉、运动障碍及括约肌功能障碍,表现为偏瘫、截瘫、四肢瘫或 Brown-Sequard 综合征和相应的锥体束体征。

由于颈椎间盘为单节段突出,肌电图(electromyogram,EMG)检查对神经根受累的定位诊断具有意义。

(三)辅助检查

CT 或 MRI 影像学检查广泛应用后,特别是 MRI 所示颈椎的解剖学形态,使诊断颈椎间盘突出症有可靠的依据。在 T_1 像时，可显示颈椎间盘突出的形态，T_2 像显示颈髓受压的情况。亦可通过 MRI 检查排除脊髓脱髓鞘病变、脊髓空洞症及椎管内肿瘤等。

(四)治疗措施

应依据患者的临床表现决定治疗方式。以神经根受压为症状，可行牵引、理疗等非手术治疗，牵引量开始为 2～3 kg，以后逐渐增加至 4～5 kg，牵引时间为 20～30 分钟，一天 2～3 次，两周为 1 个疗程。若非手术治疗无效或疼痛严重和肌肉瘫痪症状加重时应及时手术治疗，行颈前路颈椎间盘切除，解除脊髓和神经根压迫，并行椎间融合术。

二、腰椎间盘突出症

腰椎间盘突出症是腰腿痛常见及重要的原因。

(一)病因

腰椎间盘在脊柱的负荷与运动中承受强大的应力。从近 18 岁时开始持续退行性变，腰椎间盘退行性变是腰椎间盘突出症的基本病因。引发腰椎间盘退行性变的有力学、生物化学、年龄、自身免疫和遗传易感因素等。腰椎间盘突出与下列因素有关。

1.外伤

外伤是椎间盘突出的重要因素，特别是儿童与青少年的发病与之密切相关。当投掷铁饼，脊柱轻度负荷和躯干快速旋转时，可引起纤维环的水平破裂；而当跳高、跳远时，脊柱承受的压力可使软骨终板破裂或椎体后缘骨骺离断。

2.职业

汽车和拖拉机驾驶员长期处于坐位和颠簸状态，从事重体力劳动和举重运动者和煤矿工人或建筑工人，因过度负荷造成椎间盘早期和严重退行性变。

3.妊娠

妊娠期间整个韧带系统处于松弛状态，后纵韧带松弛易于使椎间盘膨出。

4.遗传易感因素

腰椎间盘突出症有家族发病的报道，亦可有Ⅸ型胶原基因变异。

5.腰骶先天异常

腰椎骶化、骶椎腰化和关节突关节不对称，使下腰椎承受异常应力，是构成椎间盘旋转性损伤的因素之一。

(二)病理生理

椎间盘由髓核、纤维环和软骨终板构成。由于椎间盘组织承受人体躯干及上肢的重量,在日常生活及劳动中,劳损较其他的组织为重。但椎间盘仅有纤维环获得少量血液供应,营养依靠软骨终板渗透甚为有限,从而极易退行性变。

椎间盘生化成分主要为蛋白多糖、胶原、弹性蛋白与水。椎间盘干重的50%为胶原,髓核的中央部蛋白多糖为50%,外周部10%。髓核中水分出生时占90%,30岁时占70%,并以后保持较稳定至老年。随着年龄的增加和椎间盘退行性变,椎间盘中蛋白多糖的含量明显下降,其中硫酸软骨素含量下降而硫酸角质素增加。髓核区蛋白多糖的下降大于纤维环的含量。椎间盘中Ⅰ型胶原增加而Ⅱ型胶原减少。

有关突出椎间盘压迫神经根引起疼痛的机制目前主要的理论有以下几种。①机械压迫学说:机械压迫神经根是引起腰背痛、坐骨神经痛的主要原因。受压迫的神经根处于牵张状态易致损伤,继而发生神经根炎症与水肿,导致神经内张力增高,神经功能障碍逐渐加剧。②化学性神经根炎学说:椎间盘退行性变,纤维环薄弱破裂后,髓核从破口中溢出,沿着椎间盘和神经根之间的通道扩散,神经根又无束膜化学屏障,髓核的蛋白多糖对神经根有强烈的化学刺激,激活纤维环、后纵韧带等中的伤害感受器,因而产生化学性神经根炎。③椎间盘自身免疫学说:椎间盘髓核组织是体内最大的、无血管的封闭组织,与周围循环毫无接触,因此人体髓核组织被排除在机体免疫机制之外。当椎间盘退行性变,髓核突出,在修复过程中新生的血管长入髓核组织,髓核与机体免疫机制发生接触,髓核中的多糖蛋白成为抗原,产生免疫反应。

腰椎间盘突出分为5种病理类型。①椎间盘膨出:纤维环超出其附着于相邻椎体骺环之间,纤维环呈环状凸起,纤维环完整,而无断裂,由于均匀性膨出至椎管内,可引起神经根受压。②椎间盘突出:椎间盘局限性隆起,内层纤维环断裂,髓核向内层纤维环薄弱处突出,但外层纤维环仍然完整。产生临床症状。切开外层纤维环髓核并不自行突出。③椎间盘突出:突出的髓核为很薄的外层纤维环所约束,产生严重的临床症状。切开外层纤维环后髓核自行突出。④椎间盘脱出:突出的髓核穿过完全破裂的纤维环,位于后纵韧带下,髓核可位于神经根的外侧、内侧或椎管前方正中处。⑤游离型椎间盘:髓核穿过完全破裂的纤维环和后纵韧带,游离于椎管内,甚至位于硬脑膜内蛛网膜下腔,压迫马尾神经或神经根。

(三)临床表现

1.症状

(1)腰痛和坐骨神经痛:95%的腰椎间盘突出症发生在 L_4、L_5 或 L_5、S_1 椎间盘,故患者多有腰痛和坐骨神经痛。坐骨神经痛多为逐渐发生。疼痛多为放射性神经根性痛,部位为腰骶部、臀后部、大腿后外侧、小腿外侧至跟部或足背部。少数病例可由下向上放射。为了减轻坐骨神经受压所承受的张力而取弯腰、屈髋、屈膝位,以减轻疼痛。因此,患者主诉站立疼痛重而坐位时轻,多数患者不能长距离步行,但骑自行车远行无明显的困难。因为取此位置时,可使神经根松弛,缓解疼痛。有关的试验结果证实:在腰椎前屈时,椎管内容积增大。当咳嗽、喷嚏、排便等腹压增高时,则可诱发或加重坐骨神经痛。少数病史较长者,可有坐骨神经伴腹股沟区疼痛,此为交感神经受刺激引起的牵涉痛。腰椎间盘突出症的患者,在后期常表现为坐骨神经痛重于腰背痛或仅有坐骨神经痛。

(2)下腹部痛或大腿前侧痛:在高位腰椎间盘突出,L_1～L_4 神经根受累,可刺激这些神经根与神经根之间的交通支及椎窦神经中的交感神经纤维出现下腹部、腹股沟区或大腿前内侧疼痛。

(3)麻木:当椎间盘突出刺激了本体感觉和触觉纤维,引起肢体麻木而不出现下肢疼痛,麻木感觉区按受累神经区域皮节分布。

(4)间歇性跛行:患者行走时,随着距离的增多而出现腰背痛或患侧下肢放射痛或麻木加重。行走距离短者仅十余米,多为数百米。取蹲位或坐位休息一段时间症状可缓解,再行走症状又复出现,称为间歇性跛行。这是因为椎间盘组织压迫神经根或椎管容积减小,使神经根充血、水肿及发生炎性反应。当行走时,椎管内受阻的椎静脉丛逐渐扩张,加重了对神经根的压迫,引起缺氧而出现症状。这在老年人尤为明显,因为老年人腰椎间盘突出症多伴有不同程度的腰椎管狭窄,容易引起间歇性跛行,而且症状明显。

(5)马尾综合征:此出现于中央型腰椎间盘突出症。患者可有左右交替出现的坐骨神经痛和会阴区的麻木感。有些患者在重体力劳动后或在机械牵引和手法复位后,突然出现剧烈的腰骶部疼痛,双侧大腿后侧疼痛,会阴区麻木、排便和排尿无力或不能控制,出现严重的马尾神经受损的症状。以后疼痛消失,出现双下肢不全瘫,括约肌功能障碍,大小便困难,男性出现阳痿,女性出现尿潴留和假性尿失禁。

(6)肌肉瘫痪:神经根严重受压使神经麻痹,肌肉瘫痪。L_4、L_5 椎间盘突出,

L_5神经根麻痹,胫前肌、腓骨长肌、腓骨短肌、踇长伸肌及趾长伸肌瘫痪,出现足下垂。其中以踇长伸肌瘫痪最常见,表现踇趾不能背伸。L_5、S_1椎间盘突出,S_1神经根受累,腓肠肌和比目鱼肌肌力减退,但小腿三头肌瘫痪罕见。

2.体征

(1)脊柱外形:腰椎前凸减小或消失或后凸,L_4、L_5椎间盘突出常出现腰椎侧凸,L_5、S_1侧凸不明显。腰椎侧凸与腰椎间盘突出组织和相邻神经根的部位有关。突出物在神经根内侧——腋部,腰椎凸向健侧使神经根松弛,减轻神经根所受突出椎间盘的压力。突出物在神经根的外侧——肩部,腰椎凸向患侧使患侧纤维环紧张和髓核部分还纳,达到减轻椎间盘对神经根的压迫。腰椎侧凸也受到骶棘肌痉挛的影响。但腰椎棘突偏歪不能作为腰椎间盘突出症的特有体征。约50%的正常人有棘突偏歪。

(2)压痛点:在后侧椎旁病变间隙有深压痛,压痛点多在病变间隙的棘突旁。有时向同侧臀部和下肢沿着坐骨神经分布区放射。深压痛刺激了骶棘肌中受累神经的背根神经纤维,产生感应痛。压痛点在L_4、L_5椎间盘突出较L_5、S_1椎间盘突出更为明显,但也有部分患者可仅有腰背部压痛而无放射痛。

(3)腰椎运动:在腰椎间盘突出症时,腰椎各方向的活动度都会减低。有腰椎侧凸时,腰椎向凸侧侧弯受限。根据椎间盘突出的类型,腰椎的前屈后伸运动受限程度也不同。纤维环在未完全破裂时,腰椎后伸受限。因为腰椎前屈时,后纵韧带紧张及椎间隙后方加宽,使突出的髓核前移,从而减轻了对后方神经根的压迫。而在后伸时,后方间隙狭窄而突出物更为后凸,加重了对神经根的刺激和压迫。纤维环完全破裂时,腰椎前屈受限。因为腰椎前屈时,促使更多的髓核物质从破裂的纤维环向后方突出,加重了神经根的压迫。

(4)肌肉萎缩与肌力的改变:受累神经根所支配的肌肉,如胫前肌、腓骨长肌、腓骨短肌、踇长伸肌及踇趾长伸肌、腓肠肌等,皆可有不同程度的肌肉萎缩与肌力减退。L_4、L_5椎间盘突出症时踇趾背伸肌力明显减弱。严重时胫骨前肌瘫痪表现踝关节背伸无力。L_5、S_1椎间盘突出症可见小腿三头肌萎缩或松弛,肌力亦可改变但不明显。

(5)感觉减退:感觉障碍可表现为主观麻木与客观的麻木。神经感觉障碍按受累神经根支配区分布。其中以固有神经支配区尤为明显。L_4神经根受损,大腿内侧和膝内侧感觉障碍。L_5神经根受损,足背前内方、踇趾和第二趾间感觉障碍。S_1神经根受损,足外侧及小趾感觉障碍。

(6)腱反射改变:L_3、L_4椎间盘突出,膝反射减弱或消失;L_5、S_1椎间盘突出,跟腱反射改变。

3.特殊体征

（1）直腿抬高试验：检查时，检查者将患肢置于轻度内收、内旋位，保持膝关节完全伸直位，一手扶住足跟抬高患肢，当出现坐骨神经痛时为阳性。并记录下肢抬高的度数。

（2）健肢抬高试验：直腿抬高健侧肢体时，健侧神经根袖牵拉硬脑膜囊向远端移动。从而使患侧的神经根也随之向下移动，当患侧椎间盘突出在神经根的腋部时，神经根向远端移动受到限制则引起疼痛。如突出的椎间盘在肩部时则为阴性。检查时患者仰卧，当健侧直腿抬高时，患侧出现坐骨神经痛者为阳性。

（3）直腿抬高加强试验：患者仰卧，将患肢直腿抬高到一定的程度而出现坐骨神经痛。然后将抬高的患肢略降低，以使坐骨神经痛消失，此时将踝关节被动背屈，当又出现坐骨神经痛时为阳性。

（4）仰卧挺腹试验：患者仰卧，做挺腹抬臀的动作。使臀部和背部离开床面，出现患肢坐骨神经痛者为阳性。

（5）股神经牵拉试验：患者取俯卧位，患肢膝关节完全伸直。检查者上提伸直的下肢使髋关节处于过伸位，当过伸到一定程度时，出现大腿前方股神经分布区域疼痛者为阳性。此用于检查 L_2、L_3 和 L_3、L_4 椎间盘突出的患者。

（6）屈颈试验：患者取坐位或半坐位，两下肢伸直，此时坐骨神经已处于一定的紧张状态。然后向前屈颈而引起患侧下肢的放射性疼痛者为阳性。

（四）辅助检查

影像学检查是诊断腰椎间盘突出症的重要手段。但正确诊断腰椎间盘突出症，必须将临床表现与影像学检查相结合。仅以影像学检查为依据或片面强调影像学检查的诊断是不正确的。仅有影像学检查证实而无相应腰椎间盘突出的临床表现，则不能诊断腰椎间盘突出症。

1.腰椎 X 线检查

腰椎间盘突出症患者，腰椎平片可示完全正常，但也有一部分患者可出现以下征象：①腰椎正位片腰椎可呈侧弯，髓核位于神经根内侧，则腰椎侧弯凸向健侧；髓核位于神经根外侧，则腰椎侧弯凸向患侧。②腰椎侧位片对诊断腰椎间盘突出症有较大参考价值。正常腰椎间盘呈前宽后窄的楔形，这样可以保持腰椎的生理前凸弧度。正常的腰椎间隙宽度除 L_5、S_1 间隙以外，均是下间隙较上一间隙宽。在腰椎间盘突出症时，除 L_5、S_1 间隙以外，可表现下一间隙较上一间隙为窄。腰椎间盘突出时，腰椎生理前凸变小或消失，严重者甚至反常后凸。

2.CT 检查

CT 诊断椎间盘突出,主要是观察椎管不同组织密度的变化。表现为椎间盘组织在椎管内前方压迫硬脑膜囊,使硬脑膜囊向一侧推移,或前外侧压迫神经根,使神经根向侧后方向移位。在大的椎间盘突出,神经根由突出椎间盘影所覆盖,硬脑膜囊受压变扁。以水溶性造影剂做脊髓造影与 CT 检查结合,能提高诊断的准确性。CT 除观察椎间盘对神经的影响外,亦可观察到骨性结构及韧带的变化。前者能清晰地了解到腰椎管的容积、关节突退行性变、侧隐窝狭窄以及黄韧带肥厚与后纵韧带骨化等。

当前影像诊断学的发展使得人们对突出的腰椎间盘病理、形态、部位、大小和毗邻关系较前有了更确切的了解,为在治疗前建立椎间盘突出的三维立体概念创造了条件。在此基础上提出腰椎间盘突出的区域定位,以便做出更精确的诊断,为病情严重程度的评估和治疗的选择以及评定疗效建立客观的标准。

(1)腰椎运动节段:腰椎间盘突出症涉及腰椎运动节段。Junghanns将由椎间盘及其上、下椎骨构成的单元命名为脊柱运动节段,在腰椎则为腰椎运动节段。此腰椎节段的椎管内为神经根、硬脊膜囊、马尾神经,与其毗邻的结构为关节突、黄韧带、后纵韧带、椎体后缘及椎间盘。单一椎间盘突出涉及一个腰椎运动节段,多发椎间盘突出则涉及多个腰椎运动节段。

(2)区域定位的划分:依据腰椎间盘突出的病理和程度,突出的椎间盘组织可在腰椎运动节段椎管内的任何部位。从三维立体来表达,即突出椎间盘组织在矢状位、水平位和冠状位均有相应的位置。

矢状位:分为 3 个层面。①椎间盘层面称为Ⅰ层面。②椎间盘上层面即上一椎体的椎弓根下切迹椎体平面至椎间盘上界,此层高约为椎体高度的 1/3,称为Ⅱ层面。③椎间盘下层面为椎间盘下界至下一椎体的椎弓根下切迹椎体平面,此层高约为椎体高度的 2/3,亦称为Ⅲ层面。

水平位:以椎体后缘为界分为 1、2、3、4 区。1、2 区为两侧椎弓根内界,即椎管前界,将此分为三等份,中 1/3 即为 1 区,左、右 1/3 为左、右侧 2 区。1 区称为中央区;2 区称为旁中央区;3 区称为外侧区,为椎弓根内、外界之间,亦即在椎间孔界之间;4 区称为极外侧区,为椎弓根外侧以外。旁中央区、外侧区和极外侧区尚有左、右侧之分。

额状位:从椎体后缘中线至棘突椎板前缘骨界为骨性椎管矢径,将此矢径分为四等份,分别命名为 a 域、b 域、c 域和 d 域。Ⅰ层面和Ⅱ层面均有相同的区和域。Ⅲ层面即椎间盘下层面,该处的外侧区即 3 区被椎弓根所占,为无实际区域的空间区。

矢状位和水平位为确定椎间盘突出的部位,额状位主要反映突出的大小和严重度。

3.MRI 检查

MRI 对诊断椎间盘突出有重要意义。通过不同层面的矢状位图像及所累及椎间盘的矢状位像可以观察病变椎间盘突出形态及其所占椎管内位置。

(五)鉴别诊断

1.纤维组织炎

中年人发病最多。多因肌肉过度运用,或因剧烈活动后出汗受凉而起病。亦可因受凉或上呼吸道感染之后而出现症状。患者主要感觉脊背疼痛,常见部位在附于髂嵴或髂后上棘的肌群,如骶棘肌和臀肌。其他部位的肌肉和肌筋膜、腱膜等也可受累。腰骶部纤维组织炎时,寰椎神经受到刺激,可引起局部疼痛和下肢牵涉痛。检查时因腰背痛肌肉保护性肌痉挛而出现侧弯和运动受限。多数患者能扪到痛性结节或条索状物,这在俯卧位检查时更为清晰。腰背部痛性结节常在 L_3 横突尖部、髂嵴部和髂后上棘处等。压迫痛性结节,特别是肌肉中的痛性结节,可引起局部疼痛并放射至其他部位,如下肢牵涉痛。用 2% 普鲁卡因局部封闭则疼痛消失。此种现象称为"扳机点"。引起的放射痛不按神经节段分布。

2.腰椎关节突关节综合征

腰椎关节突关节综合征患者多为中年女性,既往无明显外伤史,多在正常活动时突然发病,患者常诉在准备弯腰取物或转身取物时,突然腰部剧痛,不敢活动。这种疼痛第一次发作后可经常发作,1 年或 1 个月可发病数次。检查时可见脊椎向痛侧侧弯,腰段骶棘肌出现痛侧保护性肌痉挛。在 L_4、L_5 或 L_3、L_4 棘突旁有压痛点,直腿抬高试验为阴性。

3.腰椎结核

腰椎结核患者可有全身结核中毒症状,常有较长期的腰部钝痛,休息好转,但无完全缓解的间歇期而呈持续疼痛。下肢痛通常较腰痛症状为晚,因腰椎病灶部位而异,表现为一侧或两侧下肢痛。检查可见腰部保护性强直,活动受限,活动时痛感加重。腰椎可出现后凸畸形。髂凹部或腰三角处能扪及寒性脓肿。有区域感觉运动障碍、腱反射改变、肌萎缩。化验检查可见血沉增快。X 线片示两椎体相邻缘破坏,椎间隙变窄,腰大肌影增宽或边缘不清,腰椎向后成角畸形。CT 和 MRI 示椎体破坏,腰大肌增宽和异常信号。

4.腰椎肿瘤

腰椎或腰骶椎的原发或继发性肿瘤以及椎管肿瘤可出现腰痛和下肢痛,此种疼痛不因活动和体位改变而变化,疼痛呈持续性逐渐加重,并可出现括约肌功能障碍,影像学检查无退行性改变,椎骨可有破坏,椎管造影和 MRI 检查可见椎管内有占位性病变。

(六)治疗措施

1.非手术治疗

腰椎间盘突出症 80%～90% 的患者可以通过非手术治疗而愈。其适应证为初次发作病程较短以及经休息后症状明显缓解,影像学检查无严重突出者。非手术治疗中卧床休息甚为重要,卧床休息可以减少椎间盘承受的压力,缓解原先突出椎间盘组织对神经根局限性的压迫,达到临床症状减轻或消除。一般卧床 3～4 周症状大多能缓解。牵引可使椎间隙增大及后纵韧带紧张,有利于突出的髓核部分还纳。推拿、按摩可缓解肌肉痉挛,松解神经根粘连,或者改变突出髓核与神经根的相对关系,减轻对神经根的压迫。

硬脑膜外类固醇注射疗法是在硬脑膜外腔注入少量激素和麻醉药物,可抑制神经末梢的兴奋性,同时改善局部血运,减轻局部酸中毒,从而起到消炎作用,阻断疼痛的恶性循环,达到止痛目的。常用硬脑膜外腔注射药物为复方倍他米松 1 mL、2% 利多卡因 4～6 mL、维生素 B_6 100～200 mg、维生素 B_{12} 500～1 000 μg 或用利美沙松 8 mg 替代复方倍他米松。1 周注射一次,共注射 3～4 次。

2.手术治疗

临床诊断腰椎间盘突出症后,有 10%～20% 的患者需经手术治疗。

(1)手术指征:①腰椎间盘突出症病史超过半年,经过严格保守治疗无效;或保守治疗有效,经常复发且疼痛较重者。②首次发作的腰椎间盘突出症疼痛剧烈,尤以下肢症状为著者,患者因疼痛难以行动及入眠,被迫处于屈髋屈膝侧卧位,甚至跪位。③出现单根神经麻痹或马尾神经受压麻痹的症状和体征。④患者为中年,病史较长,影响工作或和生活。⑤病史虽不典型,经影像学检查,CT或 MRI 或造影证实椎间盘对神经或硬脑膜囊有明显的压迫。⑥腰椎间盘突出症并有腰椎椎管狭窄。

(2)手术治疗的目的为切除突出的椎间盘组织,解除对腰骶神经的压迫,手术方法分 3 类。

微创手术:①髓核化学溶解疗法。②经皮穿刺腰椎间盘切吸术:用特殊器械穿入椎间盘,切吸椎间盘组织。③窥镜腰椎间盘切除术。④显微腰椎间盘切除术:在手术显微镜辅助下切除椎间盘组织。

传统手术:腰背部入路,切除部分黄韧带、椎间板和关节突,进入椎管,显露突出椎间盘组织予以切除。

人工椎间盘置换术:切除退行性变的椎间盘组织,行人工腰椎间盘置换。

各种手术治疗效果的优良率报告为 $80\%\sim98\%$。常见的手术并发症:血管损伤、神经损伤、假性脊膜囊肿等。

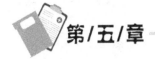第/五/章

功能性神经疾病

第一节 癫 痫

一、概述

(一)病因

癫痫是多种病因引起的一组综合征。癫痫的病因中除部分患者病因不明而称之为特发性癫痫外,大多数患者多由各种病因引起而称之为症状性或继发性癫痫。

特发性癫痫也称原发性癫痫,是指用目前的诊断技术尚找不到明确病因的一组患者。随着电子计算机辅助诊断技术的飞速发展,例如用 CT、MRI、单光子发射计算机体层摄影、正电子发射体层摄影,血、脑脊液和氨基酸等检查手段的出现,很多所谓特发性癫痫已逐渐被找到病因。从理论上讲,由于诊断技术的进步,原发性癫痫应逐渐减少,最后均有可能找到原因。当在已知局限或一般性原因被排除以后,遗传因素就成为大家比较关心与重视的一个病因,在一组 200 例癫痫患者调查中,有家族史者为 28%。流行病学调查还发现,癫痫患者的亲属中的癫痫发病率远高于一般人群发病率,一般人群患病率为 0.5%,而癫痫患者的直系血源同胞发病率为 22.8%,父母为 19.9%,其叔伯姨舅为 6.2%,(外)祖父母为 3%;而双亲均为癫痫,其子女的患病率可高达 80%,双卵双生子癫痫的发生率为 13.2%,单卵双生者达 60.2%。有的学者发现癫痫患者父母的脑电波正常者仅为 5%,而异常者为 35%,所以遗传因素是值得重视和深入研究的问题,现多数人已认为癫痫是多基因遗传。

症状性癫痫也称继发性癫痫,由急性、慢性脑病或脑的器质性损伤所引起,

最常见的是儿童早期的脑损伤,其他病证有脑瘤、脑血管畸形、脑外伤、脑炎、脑萎缩、脑缺氧、脑中毒等。25岁以后发生的迟发性癫痫都应视为症状性癫痫,多由外伤、脑瘤和脑血管病三大主因引起。

(二)病理

癫痫灶多位于原发病变的周围,其病理学的改变应以原发病灶为基础,其病灶的病理变化主要有如下表现。

1.肉眼所见

局部与硬脑膜粘连或瘢痕形成,局部蛛网膜增厚与软膜粘连,有的局部脑皮质萎缩,苍白质硬,软脑膜毛细血管增多或稀少,有的形成局部蛛网膜囊肿等。

2.光镜所见

大脑皮质癫痫灶区神经细胞深染、皱缩、变性,有的细胞肿胀,神经元数量减少,形态分布异常,胶质细胞增生,小血管结构缺陷或畸形等。

3.电镜所见

癫痫灶组织可见细胞肿胀,部分细胞质内初级溶酶体增多,并有次级溶酶体出现,细胞核膜皱缩,异染色质呈团块状,并有核边染现象,严重者神经细胞可见残骸。血管内皮细胞肿胀,周围间隙增生,有的血管腔闭塞,神经元内线粒体增多、肿胀并有异常,突触小泡消失,部分髓鞘出现膜性空泡,粗面内质网扩大呈空泡状,核蛋白体脱失,高尔基体呈不规则的片段结构;神经元轴索变性,髓鞘板层结构分离或崩溃呈空泡性磷脂碎屑;突触终板内突触小泡呈球形。

神经毯内见轴-轴突触,轴浆基质内见囊性扩张的滑面内质网。部分患者见胶原纤维增生,血管基膜增厚,内皮细胞内有较多的吞噬小泡。

(三)电生理病理学

癫痫灶的电生理病理学变化对手术至关重要,主要病理基础是神经元的病理兴奋和病理性放电扩散。

1.正常脑电活动节律

正常大脑皮质神经元都进行着有节律的自发电活动,即自发静止节律,其电压波动为$50\sim100~\mu V$,其频率则随部位的不同而有一些规律性变化,如 α 节律($8\sim12~Hz$)多见于颞顶枕叶;β 节律($20\sim25~Hz$)和慢节律($6\sim8~Hz$)则见于中央前、后回;不定形低压节律并混有$8\sim12~Hz$的 α 节律多见于前额叶;$14\sim16~Hz$的低压节律并偶见 $2\sim4~Hz$ 的慢节律可见于岛叶边缘叶。各神经元放电呈非同步化,而这些变化则相当恒定并和细胞膜的周围性去极化相一致,在正常生理状况下这些自发节律受意识状况,注意力、精力集中程度,随意活动,各种感觉刺激和皮层下活动等的影响,以上这些脑波的节律变化就是正常脑电的生理学基础。

2.癫痫患者的脑电活动

当在病理情况下,脑波由于大量异常兴奋冲动传入时,形成超同步化节律,在脑电图上就出现高波幅病理波,这种神经元超同步化放电就是癫痫放电的电生理学基础,癫痫灶放电可通过3种形式传播。①皮质局部区域内突触环内传播。②通过皮层第1～3层细胞的水平树突纤维或皮层下 U 纤维传播。③神经元膜电位呈现过度去极化或反跳式过度极化状态。

癫痫灶的电活动有两个特点:①脑组织中存在异常放电的癫痫灶。②脑组织中存在着对电刺激有过敏现象的区域,异常放电灶就是癫痫发作的来源。

癫痫患者的脑电图(EEG)改变有非特异性发作波和特异性发作波两种。①非特异性异常波:主要是爆发性异常波,是大量神经元过量同步放电所致,在EEG 上表现为单个或多个高幅θ波或 δ波,突然出现,突然消失,多见于癫痫大发作的间歇期。②特异性异常波有 3 种波型。棘波:是最具有特征的异常波,波幅高于背景脑波的3～5倍,波型似针样尖锐,多为位相向上的阴性棘波,是神经元异常放电的标志,也是癫病灶定位的标志。尖波:与棘波相似,但波峰不那么尖,周期较长,波幅较高,波型一般呈上升快下降慢的曲线,又称慢的棘波。这种阴性尖波是由于癫痫源灶的空间分布较广,导致神经元的不完全性同步放电或由远处棘波灶传播来的电活动,总之阴性尖波的出现意味着附近的病源灶范围面广或原发性灶源在远隔部位。棘-慢波综合:在棘波之后出现一个持续性的慢波,而称之为棘-慢波综合,出现的部位则是有癫痫源灶存在的部位。

(四)临床表现

根据癫痫临床表现,可分为大发作、小发作、局限性发作和精神运动性发作4 类。

1.大发作

发作时意识突然丧失,全身痉挛性抽搐,多持续数分钟,可间歇数周或数月一次,也可一周数次,发作过程分 4 期。

(1)前驱期:发作前 1～2 天内可表现精神不振,兴奋、易激惹,头痛头晕,全身不适等,反复发作患者多有将要出现癫痫发作的感觉。

(2)先兆期:临床表现为癫痫放电时所产生的各种不同类型的先兆症状,有运动性先兆,即手、脚或面部出现抽动,头颈向一侧扭转等;感觉性先兆,即身体肢体或躯干某部分麻木感、蚁走感或电击感,偶见疼痛的先兆;听、视觉先兆,即视物模糊,闪光或彩色幻觉,眼前火球飞过感觉,还有声响、言语、歌曲声等;内脏性先兆,即腹部不适、疼痛、恶心;精神性先兆,即有兴奋、愤怒、恐惧等。一般多为数秒钟到两分钟不等。

(3)痉挛期:患者尖叫一声,即刻昏倒。头面部可有跌伤,双侧瞳孔散大、对光反射消失,全身肌肉呈强直性痉挛性抽搐,双上肢多呈内收位,双下肢伸直位。由于喉肌及呼吸肌痉挛而引起呼吸困难或呼吸暂停,全身缺氧,口唇青紫,经数秒钟后进入阵挛期,表现为全身肌肉呈现节律性抽搐,常有咬肌痉挛而将唇舌咬破,口吐血性泡沫。由于膀胱肌肉痉挛而引起小便失禁,每次发作约持续数分钟。

(4)痉挛后期:全身肌肉痉挛停止后,呼吸逐渐恢复平稳,缺氧状态改善,呼吸节律恢复正常,约 10 分钟后患者由昏迷转清醒,但对其发作过程不能记忆。多数发作后患者进入睡眠状态持续数小时,再清醒后患者多头痛、头昏、四肢酸痛无力,有时出现精神异常兴奋表现。有时还可出现暂时性偏瘫或单瘫。由于患者反复多次的强直性痉挛发作,常伴有呼吸困难或短时间呼吸暂停而引起一定程度的脑缺氧;持续发作导致脑弥散性损害,而造成患者智力减退或呈现迟钝、痴呆状态;有时也可一次发作后患者未清醒又进入再次发作,呈现癫痫持续状态进入深昏迷,引起严重脑缺氧、脑水肿;长时间全身肌肉痉挛还可引起心功能障碍。每一次大发作都要引起一定程度的大脑缺氧、充血和水肿,多次反复发作则造成严重脑缺氧和脑水肿,使之容易又产生癫痫大发作,这样就形成癫痫发作的病理性恶性循环,若不及时控制则可造成癫痫持续状态产生严重脑水肿而死亡,对此应视为急症抢救处理。

2.小发作

小发作可有多种类型,即惊颤-点头-迎客式痉挛(BNS);肌阵挛性起立不能性发作;频繁小发作;冲动性小发作等。小发作多发生于青春期前的患者,高峰在 6～10 岁间瞬间意识丧失,每次发作只有几秒钟,每日达数十次或上百次,精神特别兴奋,受刺激时或过度换气时加剧,发作时可突然面色苍白,眼发呆,停止活动,不跌倒,呼之不应,某局部肌肉抽搐或点头运动,有时还有眼球向上颤动,头向后仰。若不治疗,长期发作则可使体力、智力发育受到抑制。

3.局限性发作

局限性发作可发生在任何年龄,但在青春期发作较频繁,局限性发作多有意识保存或只轻度意识混浊,发作可有如下几型:杰克逊发作、旋转性发作、一侧痉挛发作。持续性部分癫痫也是一种局限性发作,发作中有肌肉强直性或间歇性抽搐并伴有感觉异常,患者并不跌倒,肌肉抽搐多在上肢或下肢,扩散方向保持从远端向近端,亦可从面、口角开始,不扩散到全身,不伴有意识障碍。有的发作眼睛呈震颤向一侧转动,也可是强直性旋转,有的口面部或几个手指头几个小时或整天持续不断抽搐。

4.精神运动性发作

精神运动性发作即复杂性部分发作,这种发作又称为朦胧发作。当 Jackson 发现发作的兴奋是从颞叶底部扩散时,曾称之为钩回发作。精神运动性发作过程复杂,其特征是发作时有意识障碍,主要症状在基本感觉运动的基础上,多先出现各种各样的先兆,患者常难以描述,常见的有上腹部不适或奇异的内脏感觉,热感或胸闷感,由胃上升到咽喉部;一种不舒适的幻嗅、幻听、幻视。精神方面的先兆有环境生疏,对环境不信任,人格解体,情绪改变,发怒或恐惧心态,痛苦或欣快感。有的患者觉旧事如新或觉环境远了或近了,也可出现一些无意识的动作(自动症),即吵闹、伤人、毁物、自伤、奔跑、裸体、神游,也有的有咀嚼、吞咽、嘴动、舐舌等无意识动作。一般在 30～120 秒后,患者意识逐渐清楚,自动活动亦减少或完全停止,又恢复与环境的正常关系。

与失神发作不同的是,精神运动性发作是个别的或一连串的,但绝不是每天都有,频繁发作而为精神运动性发作者很少见。

(五)辅助检查

癫痫患者应进行以下检查。

1.颅骨 X 线检查

颅骨 X 线检查可作为一种常规检查,这对了解病因有一定帮助,如外伤性癫痫可发现颅骨骨折、颅骨缺损、碎骨片或金属异物颅内存留等。如颅内发现有病理性钙化,可根据其钙化部位、大小、形态等判断其原因。当颅内有占位性压迫存在时,可有脑回压迹增多,蝶鞍床突骨质吸收和颅缝分离。在婴儿性偏瘫时多有颅骨不对称的表现。

2.腰椎穿刺

腰椎穿刺可作为常规检查,对分析癫痫的病因有一定帮助,如为特发性癫痫,脑脊液检查常在正常范围,而症状性癫痫,则常可发现一些异常改变,如脑脊液中细胞增多,应考虑为炎症或寄生虫;脑脊液中蛋白增多且压力增高时应怀疑有颅内肿瘤的可能。

3.蛛网膜下腔脑池造影

蛛网膜下腔脑池造影可作为一种选择的检查方法,对了解癫痫的致病原因很有帮助,同时,也有治疗(分离粘连)的作用。若在脑表面气体增多,脑沟变宽时多为脑萎缩表现,脑某一部位蛛网膜下腔不充盈,多表示有脑蛛网膜炎。在颅骨缺损处蛛网膜下腔不充盈,侧脑室向缺损处牵拉变形,说明损伤部位已形成脑膜脑瘢痕。脑室受压移位变形可考虑有颅内占位性病变存在。

4.脑血管造影

脑血管造影可根据需要进行检查,对怀疑有颅内占位性病变或动静脉畸形者,脑血管造影很有帮助。

5.神经影像学检查

脑 CT 扫描可作为癫痫手术前一项常规检查,对寻找致病原因很有帮助,而MRI 检查,可作为条件性检查方法。一般说来多数癫痫患者致病灶多有病理学改变,故通过 CT 或 MRI 检查时可发现其原发病,如大脑半球或局部脑萎缩、脑穿通畸形、脑囊肿、脑室憩室、颞叶发育不全、脑膜脑瘢痕形成、脑内微小病变、灰白质异位、小血管畸形、脑局部软化等,其癫痫灶多在原病变的周围,结合 EEG改变有助于原始癫痫灶的定位。

6.脑电图检查

脑电图(EEG)检查对癫痫患者的诊断及病灶定位具有独特的价值,常表现为阵发性的脑波异常。一般在检查前 3 天停用抗癫痫药物,采用头皮电极描记,多在患者清醒状态下进行,对不合作者或小儿也可做睡眠脑电图描记。为了提高阳性诊断率,可反复多次检查,必要时应进行癫痫诱发试验,其诱发方法有多种,常用者有以下几种。

(1)过度换气诱发及闪光刺激诱发:嘱患者深呼吸 3 分钟,然后进行检查,但其诱发成功率低,也可用闪光刺激诱发。

(2)贝美格诱发:以贝美格 50～90 mg 静脉注射,当发作波一出现就立刻停止注射,诱发成功率高。

(3)睡眠诱发:10％水合氯醛口服,或硫喷妥钠 0.1～0.2 g 静脉注射,或异戊巴比妥钠 0.2～0.4 g 静脉注射,可将阳性率提高到 80％～90％,特别对精神运动发作的颞叶棘波有效。自然睡眠比药物睡眠有更多优点。

(4)剥夺睡眠诱发:Rodin 报告剥夺睡眠可诱发出爆发性放电,故作为癫痫的诱发试验,阳性率可达 69％～83％,多数可达 50％。方法:令被试者 24～48 小时不睡眠并禁用兴奋性饮料与兴奋性药物,然后进行 EEG 检查。

选择诱发方法时的注意事项：①过度换气诱发，闪光刺激诱发可作为常规诱发方法。②对小儿或检查不配合的精神症状患者可采用自然睡眠或药物睡眠诱发。③对难以找到原发癫痫灶的患者可采用剥夺睡眠诱发。④为诱发癫痫或器质性脑病的慢波时可用贝美格诱发。⑤对严重高血压、呼吸及心脏系统疾病、颅内高压时不做贝美格诱发。

另外，还可采用脑电地形图与 EEG 配合应用，对寻找原发癫痫灶的定位很有价值。

(六)鉴别诊断

癫痫应与以下疾病进行鉴别。

1.癔症

癔症发病前常有情绪变化与精神刺激因素，其发作缓慢，多在有人处发作，意识不完全消失，手足乱动，面色潮红，双眼紧闭，试做角膜反射检查可引起眼轮匝肌强烈收缩，瞳孔散大，无舌咬伤或尿失禁，多伴有哭笑。癔症性抽搐非癫痫中的阵挛动作而系随意乱动，若在抽搐时进行仔细观察则易与癫痫相鉴别。

2.晕厥

晕厥常见于血管舒缩功能不稳定或因循环衰竭、出血而身体虚弱患者，晕厥发生常先有头昏、恶心、眼黑，随即昏倒。患者面色苍白，软弱无力，脉快细弱或摸不清，血压降低，全身出冷汗，多无肌肉抽搐，休息片刻多自行好转，一般与癫痫区别不困难。耳性晕厥有其他耳病症状如失听或耳鸣。

3.自发性低血糖

自发性低血糖可引起无力、疲劳、焦虑、出汗、眩晕、复视及精神错乱，在禁食时血糖低下，做血糖检查则可诊断。

4.猝倒症

当患者情绪激动、过度大笑或紧张恐惧时，可突然全身肌肉软弱无力而跌倒，但无随意运动丧失或意识障碍，无肢体或全身性抽搐，待情绪稳定后则逐渐恢复正常。

(七)治疗措施

治疗措施分药物治疗和手术治疗两种。

1.药物治疗

药物治疗为癫痫患者主要的且必须进行的治疗方法，应在医师指导下进行，否则达不到控制发作的效果。近些年来随着科学技术的进步、分析仪器的发展和一些灵敏、特异的微量分析方法的建立和应用,使得抗癫痫药物在血液浓度的监测及药动学的研究成为现代癫痫治疗学的重要组成部分,对指导临床合理用药、提高药物疗效、减少毒副作用、优化给药方案起了重要作用。常用的药物有以下几种。

(1)苯巴比妥:对大发作效果好,局限性、精神运动性发作亦有效,对小发作则作用小。剂量:成人每天 60~80 mg,儿童 3~8 mg/kg,长期服用应减量,如 0.03 g,3 次/天。

(2)苯妥英钠:对大发作、局限性发作和精神运动性发作疗效好,对小发作无效。剂量:成人每天 300 mg,儿童 4~7 mg/kg,每天分 1~2 次服,长期服用时应减量为 0.1 g/d。

(3)扑米酮:对大发作、局限性发作和精神运动性发作均有良好疗效。剂量:成人每天500~1 500 mg,儿童 10~25 mg/kg,分 2~3 次口服。

(4)丙戊酸钠:具有广谱抗癫痫作用,毒副作用少,对大发作、精神运动性发作、失神发作疗效最好。剂量:成人每天 600~1 500 mg,儿童 30~50 mg/kg,分 3 次口服。

(5)丙戊酰胺:同丙戊酸钠。

(6)密那丁:对小发作有效。剂量:成人 0.5 g,3 次/天,儿童30~50 mg/kg,分 3 次口服。

(7)三甲双酮:对小发作有效,对其他类型发作无效。剂量:成人 0.5 g,儿童10~20 mg/kg,3 次/天,口服。

(8)地西泮:可以控制大、小发作,但主要用于癫痫持续状态时静脉注射。剂量:成人 10~30 mg 分次静脉滴注,儿童 0.15~0.50 mg/kg,分次静脉滴注。地西泮类药物,如硝基西泮、氯硝西泮、氧异西泮皆可应用,但这类药应从小剂量开始,缓慢加量,以减少毒副作用,长期应用易产生耐药性。

应用抗癫痫药物治疗过程中,不可突然停药,以免癫痫复发。应经过长期服药观察,在 1 年的连续服药过程中,如无任何发作征象时,才可将药物缓慢减量,再经过 1~2 年逐渐减药观察,仍无癫痫发作,才可停药。若在减量过程中,又出现癫痫复发,则应将药物适量增加,以控制癫痫再发作。

一旦出现癫痫持续状态,必须尽快用药控制发作,否则,患者有呼吸、循环衰竭的危险。必要时可用硫喷妥钠、异戊巴比妥钠或苯巴比妥钠,以及地西泮、水合氯醛、副醛交替使用,一般可收到良好效果,避免因单用 1~2 种药物而致剂量过大引起中毒。

2.手术治疗

(1)手术患者的选择:具备下列条件可采用手术治疗。①长期服用抗癫痫药物或经正规服用抗癫痫药或经血药物浓度监测抗癫痫药物已达有效浓度,仍不能控制癫痫发作,发作频率每月2次以上,病程在4年以上者。②因癫痫发作不能正常工作、学习或生活,已引起一定的智能、精神与发育障碍者。③癫痫灶为一侧性,并局限某脑区,发作恒定,无自行缓解趋势,手术不会造成严重功能障碍者。④两侧大脑半球广泛性脑电图异常或癫痫灶放电位于脑主要功能区,药物控制无效可采用多软膜下横纤维切断术或大脑半球间连合切断术。

(2)麻醉:由于术中多须用皮质电极探测致痫灶,故最好用局麻,或先用全麻,当进行皮质电极探测时减少麻醉用量使患者清醒,探测完毕再加深麻醉;也可用硫喷妥钠诱导插管,然后用笑气加用肌肉松弛剂,这样很少影响脑皮质电活动,利于脑电检查。

(3)脑皮质电极探测:手术部位的脑区显露后,将皮质电极支架固定在颅骨切口缘上,安装好皮质电极,采用地毯式在手术野的皮质区探测,对发现棘波灶活动区域标以黑数字号码,然后绘出癫痫灶地域图,以确定手术切除范围。若当探测不到异常波时,则应用电刺激诱发的方法,一般使用双形波电流,1.0～2.5 V,每秒50周,刺激3～5分钟,然后进行描记观察后放电的持续时间,如后放电持续时间14秒内,则属正常范围;后放电持续时间超过15秒及电刺激时产生先兆或发作与平时相似时,应考虑该区就是致痫灶。

(4)致痫灶的切除:切除致痫灶,对治疗癫痫是最有价值的,但手术必须将癫痫连同致痫灶一并切除,致痫灶切除应采用软膜下切除的方法,切除后仍需用皮质电极进行复查,直到后放电呈现正常节律为止。对位于主要功能区的癫痫灶则应采用多软膜下横纤维切断的方法,也可获得良好的控制癫痫发作的疗效。

(5)手术后治疗:术后应继续服用苯妥英钠或苯巴比妥等抗癫痫药,观察1年如不发作则可减少服药量,再继续观察1年无发作后才能逐渐停药。

二、颞叶癫痫

以颞叶前内基底部癫痫灶为主引起的钩回发作,即为颞叶癫痫,它占所有癫痫患者的50%,是局限性癫痫的代表。

(一)病理及病因学

在颞叶的钩回、海马回、海马和杏仁核等都有硬化性改变。过去曾有人认为颞叶癫痫的癫痫灶在海马,现经大量颞叶癫痫灶切除的病理证明,海马只是颞叶受累的一部分,除发现海马硬化外,也发现颞叶的小血管病变、微小脓肿或肿瘤、局部萎缩瘢痕、胶质细胞增生、神经细胞变性等。病理变化在病因上虽有各种各样,但小儿的致痫性惊厥被认为是最常见的原因,最近把围生期的诸多因素和分娩时疾病看成是引起颞叶癫痫的高危因素,特别是新生儿与胎盘分离进入新环境的代谢变化,经产道时可能发生的脑损伤。有研究发现,10%～14%的颞叶癫痫与围生期并发症有关。一般认为成人的颞叶病变多是局限性的和单侧性的,而小儿热性惊厥和产伤所致的颞叶损害多为广泛性的和两侧性的。

另外,脑外伤时所引起的脑膜脑瘢痕、颅内感染、缺氧、变性疾病等均可成为其病因。

(二)临床表现

颞叶癫痫主要发生于青年人(10～20岁),且62%患者首次发作在15岁以前。临床症状以精神运动发作和大发作最常见,小发作和混合性发作也可见到。有人把颞叶癫痫的临床表现分为6种主要发作类型:①感觉性(听幻觉、味幻觉、嗅幻觉)。②情感性(烦躁不安、狂怒状态、攻击行为、恐惧、惊怕、狂躁、自杀观念)。③自律性(腹部的、心脏的)。④记忆障碍(遗忘、幻觉、错觉、怀念往事)。⑤自动症或精神运动发作(咽、口、单纯或复杂性运动)。⑥意识朦胧状态(精神错乱等)。在观察中应重视询问发作先兆,大约3/4颞叶癫痫患者存在各种先兆,如幻听、幻嗅,人格解体,似曾相识状态。缺乏任何目的的自主运动都可见到,兴奋、欣快、攻击行为、暴躁情绪、愤怒恐惧状态、狂躁不安、发作性精神错乱、记忆力损害,应与精神运动发作同等看待。当癫痫灶位于左颞叶时常伴幻听、遗忘和复杂性运动的自动症;当癫痫灶位于右颞叶时情感性发作和人格解体多为主要表现,记忆力损害癫痫灶多在左颞叶。

(三)辅助检查

在颞叶癫痫时可进行如下检查。

1.颅骨 X 线检查

颅骨 X 线检查可发现颞叶发育不良,患侧中颅凹底变小,个别漫长的颞叶小肿瘤可以发现病理钙化影等。

2.脑室或蛛网膜下腔充气造影

颞叶癫痫患者脑室或蛛网膜下腔充气造影可见侧脑室颞角扩大;也可见颞角因占位性病变受压移位、变形等。

3.脑血管造影

脑血管造影对确定颞叶内血管性病变或占位性病变有帮助。

4.影像学检查

影像学检查对颞叶内占位性病变,发现脑室的变形、扩大、移位有很大帮助。曾有人报告:过去诊断为特发性癫痫的患者经影像学检查后找到了致病因,如囊肿、脑膜脑瘢痕形成和颞叶发育不全等。因此,应把影像学检查作为颞叶癫痫术前常规检查方法之一。

5.脑电图检查

脑电图检查是对本病定侧定位的主要手段。一般头皮电极的诊断率只可使1/4患者得到确诊,故应加用咽部或蝶骨电极以提高诊断的准确率。对颞叶癫痫的患者EEG反复多次检查包括发作期与发作间歇期,停药前后,睡眠期或禁睡期,将会进一步提高诊断率。在颞叶癫痫浅睡眠状态下记录EEG所发现的颞叶癫痫的异常波比清醒状态可提高达80%。

在一侧颞叶病变引起两侧颞叶异常放电活动屡有报道,这主要是由海马经过边缘系统环路放电扩散的结果,在这种情况下如何确定癫痫灶侧,对手术治疗十分必要,如遇两侧颞叶都有放电,则应在一侧颈动脉注射异戊巴比妥钠200 mg后该侧癫痫放电消失,而另一侧继续存在,更换另一侧颈动脉注射异戊巴比妥钠进行同上试验,当病侧注药后,则两侧颞叶癫痫样放电均消失,而对侧注药后只能使同侧消失此乃镜面灶侧。最近有人采用深部埋藏电极,将电极置入杏仁核及海马,进行长时间(几天至几周)检查,可提供最有价值的结果。

(四)治疗措施

颞叶癫痫的治疗可以分为药物治疗和手术治疗两种。

1.药物治疗

药物治疗是基本的治疗方法,每个患者必须首先经过药物治疗,常用药物有苯巴比妥、苯妥英钠、扑米酮等单独或联合使用,当药物治疗无效时考虑手术治疗。

2.手术治疗

(1)手术适应证:①经长期药物治疗,癫痫发作频繁仍不能控制其发作者。②经脑电图检查证实癫痫灶位于一侧颞叶者。③双侧颞叶均有癫痫灶波,但经异戊巴比妥钠颈动脉注射试验排除镜面灶而确定原始癫痫灶侧者。④CT、MRI或X线检查提示一侧颞叶有致病源病变者。⑤一侧脑室下角扩大或变形显示有脑膜脑瘢痕癫痫灶者。

(2)手术禁忌证:①两侧颞叶病变,癫痫样放电两侧差别不大者。②经长期癫痫发作,患儿智力低下严重或需要辅助生活,估计难以恢复自理生活能力。③超出颞叶范围的广泛性弥散性癫痫灶病变。

（3）麻醉：除不能合作的患者与小儿使用全麻外，一般局麻下手术，以便术中应用脑皮质电极，探测致痫灶部位与范围。在左侧颞叶切除时尚可进行功能定位，以避免损伤重要功能区。

（4）手术操作：采用颞叶及颞底部骨瓣开颅，将中央沟下部和外侧裂显露在手术野内，骨瓣尽量靠近中颅凹底及颞尖部，以便利于切除颞极及颞叶内基底部，切除癫痫灶可在皮质电极指导下进行，如不用脑皮质电极则可根据事先确定的范围切除颞尖及颞叶前部，如用皮质电极在切除这部分颞叶后应进行复查以无异常放电后才达手术目的。目前颞叶癫痫灶切除范围有 4 类方法：①颞极部切除。②颞叶前部及内侧基底部切除（包括海马和杏仁核）。③切除下吻合静脉以前的大部颞叶。④颞下回及颞叶外侧面切除。

颞叶的切除则多使用细的吸引器，从外侧裂下方颞上回开始，左侧切除时应保留颞上回上部防止感觉性失语，特别注意保护侧裂内血管，一般颞叶前后切除的长度以 5～6 cm 为好，以不超过下吻合静脉为度，切除的脑叶应包括钩回、杏仁核和海马的前部，侧脑室下角前端常被打开，切除内侧基底部时要防止损伤动眼神经与后交通及大脑后动脉，如切除颞叶的长度超过 6 cm 时要注意视放射的损伤。若癫痫灶放电超过颞叶范围波及外侧裂上方或额叶基底部时，在这些部位应补以软膜下横切手术以减少癫痫样放电的扩散。当癫痫灶位于右侧必要时可切除岛叶的下部。当把致痫灶切除后，应行皮层电极再探查，发现残留之棘波灶仍应再切除，直至癫痫灶放电波消失，脑电节律恢复正常，在切除癫痫灶边缘上要保留软脑膜，在软膜下把癫痫灶切除，这样使术后癫痫灶放电就会大大减少。

（5）手术结果：当把颞叶癫痫灶切除后，不仅癫痫发作可以停止或减少，而且脑功能也可得到很大的改善。根据多数病例报告的分析，颞叶切除对精神运动发作，术后完全停止或显著减少者占 80％以上；对癫痫大发作者，术后亦可停止或明显减少；颞叶癫痫性精神障碍术后可得到明显改善。

（五）术后并发症与后遗症

颞叶切除后可能出现同向性偏盲，应尽量避免，左侧颞叶内基底部切除有出现记忆力的影响，应进行长期观察。

三、额叶癫痫

额叶癫痫的发病率仅次于颞叶癫痫，占第二位。多为继发性癫痫，少数为原因不明的特发性癫痫。

临床表现:多表现为癫痫大发作,且意识丧失较早,常伴有运动性先兆,如头部或双眼向对侧转动或凝视,对侧上肢或下肢出现抽搐,继之出现全身肌强直性痉挛大发作,发作后可出现对侧肢体一过性偏瘫或轻瘫无力,左侧多发生一过性运动性失语。

脑电图可发现一侧或双侧额部出现广泛性异常放电,反复检查可确定出致痫灶的部位与范围在一侧额叶局部。CT 或 MRI 检查可发现病侧脑室呈局限性扩大,变形或脑室脑穿通畸形结合临床症状和发作过程分析则可确定额叶癫痫的诊断。

患者经过长期药物治疗无效者,癫痫灶只局限于额叶时可考虑额叶癫痫灶切除。

手术方法:采用癫痫灶侧额部骨皮瓣开颅,女性采用冠状皮瓣及小额骨瓣手术,一般采用全麻,手术显露额叶癫痫灶时常在脑表面看到萎缩性或瘢痕性变化,多有局限性蛛网膜粘连增厚,术中可用脑皮质电极探测癫痫灶范围,一般应将致痫灶连同病变前额叶一并切除,为保留一些精神功能与运动功能,在癫痫灶周围可加用多软膜下横切术,额叶癫痫灶切除很少产生明显的脑功能障碍。

额叶癫痫的手术结果:约 1/3 患者发作可完全消失;1/3 发作次数明显减少,发作程度减轻;余 1/3 患者有的无变化,有的可使轻微发作频率减少,因此,手术疗效稍逊于颞叶癫痫。

第二节　帕金森病

帕金森病(parkinson's disease,PD)是一种多发于中老年期的中枢神经系统变性疾病。目前,已知黑质和纹状体中多巴胺能神经元变性是本病的主要病理变化。震颤、肌强直和运动障碍为其主要特征。

一、病因与分类

目前,虽然已查明本病的主要病变是黑质变性,但引起黑质变性的原因至今不明,临床上常称此类帕金森病为原发性帕金森病;将那些因为感染、中毒、创伤、肿瘤、药物以及其他因素所致的帕金森病称为继发性帕金森病;而遗传变性和多系统变性等亦可产生与帕金森病类似的症状和病理改变,将此统称为帕金森综合征。

二、病理

此病主要的病理改变在黑质、苍白球、纹状体和蓝斑。黑质和蓝斑脱色是其肉眼变化特点。显微镜下最明显的变化是神经细胞变性和减少，黑色素细胞中的黑色素消失，胞体变性，黑质和纹状体中多巴胺含量显著减少，其减少与黑质变性的程度成正比，同时伴有不同程度的神经胶质细胞增生。据报道，纹状体多巴胺含量下降到50%以下时才出现症状。残留的神经细胞胞内有路易小体形成，所有这些改变以黑质最明显，且黑质的致密带改变比网状带重。另一病理变化是进行性弥漫性脑萎缩，有脑萎缩者占90%以上，并且脑萎缩程度与年龄的大小，疾病的严重程度、类型和病程的长短有明显关系。

免疫细胞化学也揭示了黑质多巴胺能神经元减少。帕金森病不仅多巴胺含量减少，而且基底节中多巴胺代谢产物高香草酸、多巴胺合成的限速酶（酪氨酸羟化酶）和多巴胺脱羧酶也明显减少。脑内多巴胺能神经元大量丧失，多巴胺含量下降，使多巴胺绝对和相对不足而乙酰胆碱的兴奋作用相对增强，导致帕金森病。

三、临床表现

（一）震颤

震颤为静止性、姿势性震颤，多从一侧上肢的远端开始，后逐渐扩展到同侧下肢及对侧上、下肢。早期随意运动时震颤减轻，情绪激动时加重，睡眠时消失。手部可形成搓丸样动作。

（二）肌强直

因患肢肌张力增高，关节被动运动时，可感到均匀的阻力，称为"铅管样强直"；若合并有震颤则似齿轮样转动，称为"齿轮样强直"。躯干、颈面部肌肉均可受累，患者出现特殊姿势，头部前倾，躯干俯屈，上肢肘关节屈曲，腕关节伸直，前臂内收，下肢的髋关节及膝关节均略为弯曲。手足姿势特殊，指间关节伸直，手指内收，拇指对掌。

（三）运动障碍

平衡反射、姿势反射和翻正反射等障碍及肌强直导致的一系列运动障碍，具体表现为运动缓慢和减少，不能完成精细动作，出现"写字过小征"；步态障碍甚为突出，首先下肢拖曳，然后步伐变慢变小，起步困难，一旦迈步则向前冲，且越走越快,出现慌张步态。

(四)其他

自主神经系统症状可表现为大量出汗和皮脂腺分泌增加,且出汗仅限于震颤一侧。食管、胃及小肠的运动障碍导致吞咽困难和食管反流,患者可有顽固性便秘。精神异常可表现为忧郁、多疑、智能低下及痴呆等。有时患者也有语言障碍,少数患者可有动眼危象。

四、诊断

(一)诊断要点

原发性帕金森病的诊断主要根据以下几点。

(1)至少具备4个典型症状和体征(静止性震颤、少动、强直和位置性反射障碍)中的两个。

(2)是否存在不支持诊断原发性帕金森病的不典型症状和体征,例如锥体束征、失用性步态障碍、小脑症状、意向性震颤、凝视麻痹、严重的自主物神经功能障碍、明显的痴呆伴有轻度锥体外系症状等。

(3)脑脊液中多巴胺的代谢产物高香草酸减少。

(二)诊断分级

目前分级的方法有多种,如 Hoehn-Yahr 修订分级、Schwab 和 England 日常活动修订分级、联合帕金森病评分分级和 Webster 评分。临床常用以评价病情程度和治疗效果较客观全面的是 Webster 评分法,其详细内容如下。

1.手部动作和书写

0分:无异常。1分:患者自述在拧毛巾、系衣扣、写字时感到困难,检查时手内转外转动作缓慢。2分:明显或中等程度手的轮替动作缓慢,一侧或双侧肢体有中等程度的功能障碍,书写明显困难。3分:严重的轮替动作困难,不能书写,不能系衣扣,应用食具明显困难。

2.僵硬

0分:未出现。1分:可出现颈肩部僵硬,反复运动后僵硬增加,一侧或双侧上肢有轻度休止状态下的僵硬。2分:颈肩关节中等度僵硬,患者在不服用药物情况下有休止性全身性僵硬。3分:颈肩严重僵硬,全身的休止性僵硬用药后也不能控制。

3.震颤

0分:未出现。1分:休止状态下手、头部震颤,振幅<2.54 cm。2分:振

幅<10.16 cm,但患者能采取某种姿势控制震颤。3分:振幅>10.16 cm,持续不能控制(小脑性意向性震颤除外),不能自己进食。

4.面部

0分:正常,无惊恐、嘴紧闭、忧郁、焦虑等表情。1分:面部表情障碍,嘴紧闭、忧虑、焦虑。2分:中等程度的面肌运动障碍,情绪变化引起面部表情变化迟钝,中等程度的焦虑、忧郁,有时出现张口流涎的表情。3分:面具脸,仅能张口0.635 cm。

5.姿势

0分:正常,头部前倾,离开中线不超过10.16 cm。1分:驼背,头部前倾,离开中线超过12.7 cm。2分:开始上肢屈曲,头前屈明显,超过15.24 cm,一侧或双侧上肢曲线形,但腕关节的水平位置低于肘关节的水平位置。3分:猿猴样步态,手呈屈曲样,指间关节伸直,掌指关节屈曲,膝关节屈曲。

6.上肢摆动

0分:双上肢摆动正常。1分:一侧上肢摆动不如对侧(行走时)。2分:一侧上肢在行走时无摆动,另一侧摆动变弱。3分:行走时双上肢无摆动。

7.步态

0分:步幅45.72~76.20 cm,转身不费力。1分:步幅30.48~45.72 cm,转身缓慢,时间延长,走路有时脚跟碰脚跟。2分:步幅15.24~30.48 cm,两脚跟拖地。3分:拖曳步态,步幅<7.62 cm,有时走路常停步,转弯时非常慢。

8.皮脂腺分泌

0分:正常。1分:面部出汗多,无黏性分泌物。2分:面部油光样,为黏性分泌物。3分:头面部皮脂腺分泌明显增多,整个头面部为黏性分泌物。

9.语言

0分:声音清楚、响亮,别人可以理解。1分:声音开始嘶哑,音量、音调、语调变小,但能理解。2分:中等度嘶哑,声音弱,音量小,语调单调,音调变化迟缓,别人理解困难。3分:明显声音嘶哑,无力。

10.生活自理能力

0分:正常。1分:能自己单独生活,甚至从事原来的工作,但缓慢。2分:生活自理能力减退(尚能缓慢地完成大多数天常工作),在软床上翻身困难,从矮椅上站起困难等。3分:生活不能自理。

以上各项分为正常(0分)、轻度障碍(1分)、中度障碍(2分)及严重障碍(3分)。临床病情轻重程度按总分值可分为轻度(1~10分)、中度(11~20分)、重度(21～30 分)。治疗效果按下列公式计算。

疗效＝治疗前分数－治疗后分数/治疗前分数

计算结果 100％为痊愈,50％～99％为明显进步,20％～49％为进步,0％～19％为改善,0 为无效。

五、治疗措施

帕金森病治疗的原则是使脑内多巴胺-乙酰胆碱系统重获平衡,或是补充脑内多巴胺的不足,亦或是抑制乙酰胆碱的作用而相对提升多巴胺的效应,或二者兼用,以达到缓解症状的目的。临床医师根据这一原则采用药物治疗和手术治疗。

(一)药物治疗

1.多巴胺替代疗法

此类药主要是补充多巴胺的不足,使乙酰胆碱-多巴胺系统重新获得平衡而改善症状。多巴胺本身不能通过血-脑屏障,故选用其能够通过血-脑屏障的前体——左旋多巴,或者应用多巴胺脱羧酶抑制剂。

左旋多巴可透过血-脑屏障,经多巴胺脱羧酶脱羧转化为多巴胺而发挥作用。开始应用时,125 mg/次,每天 3 次,在 1 周内渐增至 250 mg/次,每天4 次,以后每天递增 125 mg,直至治疗量达 3～6 g/d。不良反应有食欲差、恶心、呕吐、低血压及心律不齐。服药期间禁止与单胺氧化酶抑制剂和麻黄碱同时应用,与维生素 B_6 或氯丙嗪合用将降低疗效。

卡比多巴为外周多巴胺脱羧酶抑制剂,本身不透过血-脑屏障,从而使低剂量的左旋多巴即可产生有效的多巴胺脑内浓度,并降低外周多巴胺的不良反应。主要与左旋多巴合用治疗帕金森病。有 10/100、25/250 和 25/100 3 种片剂,分别含左旋多巴 100 mg、250 mg 和 100 mg,以及卡比多巴 10 mg、25 mg 和 25 mg。开始时用信尼麦 10/100 半片,每天 3 次,以后每隔数天增加1 片,直至最适剂量为止。苄丝肼也是多巴胺脱羧酶抑制剂,与左旋多巴合用治疗帕金森病,美多巴的用法与信尼麦类似。强直、呕吐、恶心、厌食、失眠、肌痉挛、异常动作为其不良反应。妊娠期间避免使用卡比多巴和左旋多巴。

长期服用左旋多巴可产生开关现象等不良反应,"开"是指多动,"关"是指本病三主征中的不动,出现开关现象的患者可于原来不动状态中突然变为多动,或于多动中突然变为不动。产生该现象的原因尚不清楚,但多巴胺受体状况的改变是值得注意的。因为多巴胺受体一方面神经超敏,另一方面又失敏。超敏很可能是突触后多巴胺受体(D_2)亚型增多,失敏可能是突触前多巴胺受体(D_3)亚型丧失,失去反馈调控功能,不能调节多巴胺使其适度释放。目前对这类患者的有效药物是多巴胺受体激动剂麦角碱类衍生物。其中溴隐亭较常用,其作用机制不同于左旋多巴。溴隐亭作用时程较长,可减少开关现象出现机会;它能有效地直接兴奋突触后多巴胺受体,而不涉及突触前多巴胺受体功能;溴隐亭是伴有部分阻滞作用的混合型激动剂,有多巴胺受体激动剂与阻滞剂的双重特性,这种混合型作用可能有助于阻滞多巴胺受体出现低敏反应。

2.抗胆碱能药物

此类药物可抑制乙酰胆碱的作用,并相应提升多巴胺的效应。常用的有盐酸苯海索 2 mg,每天 3 次,可酌情适量增加;丙环定 5～10 mg,每天 3 次;东莨菪碱0.2 mg,每天 3～4 次;甲磺酸苯扎托品2～4 mg,每天1～3 次。甲磺酸苯扎托品通过阻滞纹状体突触对多巴胺的重摄取而起作用,治疗强直的疗效比震颤好,运动不能的疗效最差。此类药有头昏、眩晕、视物模糊、瞳孔散大、口干、恶心和精神症状等不良反应。老年人偶有尿潴留。青光眼和重症肌无力患者禁用。

3.溴隐亭

激动纹状体的多巴胺受体,其疗效比左旋多巴差,但可用于对左旋多巴失效者。现多与左旋多巴或复方多巴合用,作为它们的加强剂。与左旋多巴合用时可产生幻觉。开始时每天0.625 mg,缓慢增加,但每天量不超过 30 mg。不良反应有恶心、头痛、眩晕、疲倦。肝功能障碍时慎用,禁用于麦角碱过敏者。

各种药物治疗虽然能使患者的症状在一定时间内获得一定程度好转,但均不能阻止本病的自然进展。长期服用药物均存在疗效减退或出现严重不良反应的问题。另外约 15% 的患者药物治疗无效。

(二)外科治疗

对于药物治疗无效的患者,常采用外科治疗。学者们曾进行脊髓外侧束切断术、大脑脚切断术、大脑皮质区域切除术、脉络膜前动脉结扎术、开颅破坏豆状襻和豆状束等手术,终因手术风险大、疗效差而废弃。立体定向手术治疗帕金森病始于 20 世纪 40 年代,丘脑腹外侧核毁损术和苍白球毁损术曾是治疗帕金森病的热门手段,但不能够长期维持疗效,且双侧损毁术并发永久性构音障碍和认知功能障碍的概率较高,逐渐被脑深部电刺激术取代。脑深部电刺激术是 20 世纪 70 年代发展起来的,它最早用于疼痛的治疗,具有可逆性、可调节性、非破坏性、不良反应小和并发症少等优点,可以通过参数调整达到对症状的最佳控制,长期有效,不存在复发问题,并保留新的治疗方法的机会,现已成为帕金森病外科治疗的首选方法。

1.丘脑毁损术

(1)手术原理:毁损丘脑腹外侧核可阻断与帕金森病发病相关的两个神经通路。一个是苍白球导出系即从苍白球内侧部,经豆状襻、豆状束、丘脑腹外侧核前下部到达大脑皮质(6区)。阻断此通路,对解除肌强直有效。另一个来自对侧小脑,经结合臂核丘脑腹外侧核后部,到达大脑皮质(4区)。阻断此通路,对解除震颤有效。根据帕金森病的发病机制,肌强直是因γ运动系统受抑制所致,震颤是因α运动系统亢进所致。阻断此两通路可恢复α和γ运动系统的平衡,达到治疗效果。这两个系统均经丘脑下方Forel-H区,然后向上和稍向外,进入丘脑腹外侧核的下部。此区为毁损灶所在。

(2)手术适用证和手术禁忌证。

手术适用证:①诊断明确的帕金森病,以震颤为主,严重影响生活和工作能力。②躯体一侧或双侧具有临床症状。③一侧曾行丘脑腹内侧中间核损毁手术的,另一侧可行电刺激手术。④年龄在75岁以下,无重要器官严重功能障碍。⑤无手术禁忌证。

手术禁忌证:①严重精神智能障碍、自主神经功能障碍及有假性延髓性麻痹者。②严重动脉粥样硬化、心肾疾病、严重高血压、糖尿病、血液系统疾病及全身情况很差者。③主要表现为僵直、中线症状及单纯的运动减少或不能运动者。④症状轻微,生活及工作无明显影响者。

(3)术前准备和评价:手术前应注意进行全面的体格检查。在手术过程中需要患者的完全配合,因此,对于言语表达能力困难的患者,术前应进行必要的训练,以便在手术过程中医师和患者之间能顺利交流。由于手术在局麻下进行,可不给予术前用药,以保证整个手术过程中观察患者症状。一般在术前1天停药,对用药剂量大、对药物有依赖性的患者,可逐渐停药或不完全停药,只要在术中观察到症状即可;如果即使在"开"状态下,患者症状仍然非常明显,则没有必要停药。术中应进行监护,保持生命体征平稳。术前应进行帕金森病的震颤评分。

(4)手术步骤。

靶点选择:丘脑腹外侧核包括腹嘴前核(Voa)、腹嘴后核(Vop)和腹内侧中间核(Vim),一般认为毁损Voa及Vop对僵直有效,毁损Vop及Vim对震颤有效,靠近内侧对上肢效果好,外侧对下肢效果好。靶点选择一般在后连合前5~8 mm,中线旁开11~15 mm处。

靶点定位:①安装立体定向头架。患者取坐位将立体定向头架固定于颅骨上,安装时要使头架不要左右倾斜,用耳锥进行平衡;前后方向与前连合与后连合的连线(AC-PC线)平行。②MRI扫描。安装好定位框后,将患者头部放入MRI扫描圈内,调整适配器,使扫描线与头架保持平行。进行轴位 T_1 和 T_2 加权像扫描,扫描平面平行于前连合与后连合(AC-PC)平面。扫描层厚为 2 mm,无间隔,将数据输入磁带或直接传输到计算机工作站。③靶点坐标计算。各种立体定向仪的靶点计算方法不尽相同,可以用 MRI 或 CT 片直接计算,但较烦琐,可采用先进的手术计划系统,这套系统具有准确、直观和快速的特点。④微电极记录和电刺激:微电极技术可以直接记录单个细胞的电活动,可以根据神经元的放电类型,提供良好的丘脑核团生理学分析基础。

一般认为,丘脑内治疗震颤有效的部位如下:①聚集着自发放电频率与震颤频率一致的神经元(震颤细胞)。②电极通过时,机械的损伤或小的电流刺激能够抑制震颤。试验性的靶点位置位于生理学资料确定的 Vim 核。由于 Vim 核被认为是运动觉的中继核,Vim 核高频刺激引起对侧肢体的感觉异常。刺激Vim 核还可引起对侧肢体的运动幻觉,如果电极针位置太低,也可引起其他特殊感觉,如眩晕、晕厥或恐惧等。在 Vim 核内低频刺激(2 Hz)方可引起震颤加重,而高频刺激则可使震颤减轻,如果高频刺激在 1~4 V 电压范围内使震颤减轻,则表明电极针位置良好。在 Vim 核内存在由内到外的体表部位代表区,Vim 的最靠内侧为口面部代表区,最外侧即靠近内囊部位是下肢代表区,中部为上肢代表区。靶点位置应与震颤最明显的肢体部位代表区相对应,因此上肢震颤时位置应稍偏内,下肢震颤时偏外,靠近内囊。

麻醉、体位和手术入路:患者仰卧位于手术床上,头部的高低以患者舒适为准,固定头架,常规消毒头部皮肤,铺无菌单,头皮切口位于冠状缝前中线旁开2.5~3.0 cm,直切口长约 3 cm,局部 1% 利多卡因浸润麻醉,切开头皮,用乳突牵开器牵开。颅骨钻孔、电灼硬脑膜表面后,"十"字剪开,电灼脑表面,形成约2 mm 软膜缺损,用脑穿针试穿,确定无阻力,以使电极探针能顺利通过,将立体定向头架坐标调整至靶点坐标后,安装导向装置。

靶点毁损:核对靶点位置后,先对靶点进行可逆性的毁损,射频针直径为1.1 mm或1.8 mm,长度为 2 mm,加热至 45 ℃,持续60秒,此时要密切观察对侧肢体震颤是否减轻,有无意识、运动、感觉及言语障碍。若患者症状明显改善,而又未出现神经功能障碍,则进行永久性毁损,一般温度为60~85 ℃,时间为 60~80 秒,超过上述温度和时间,毁损灶也不会增大。毁损从最下方开始,逐渐退针,根据丘脑的大小,可毁损 4~6 个点,毁损期间仍要密切注意患者肢体活动、感觉及言语情况,一旦出现损害症状,立即终止加热。毁损完毕后,缓慢拔除射频针,冲洗净术野,分层缝合皮肤。

术后处理:手术结束后,在手术室内观察约 30 分钟,若无异常情况,将患者直接送回病房。最初 24～72 小时内,继续进行心电监护及血压监测,并观察患者瞳孔、神志及肢体活动情况,直至病情稳定为止。应将血压控制在正常范围,以防颅内出血。患者可取侧卧位或仰卧位,无呕吐反应者可取头高位。手术当日即可进食,有呕吐者暂禁食。切口 5～7 天拆线,患者一般术后7～10 天出院。

术后是否服药应根据具体情况决定,若手术效果满意,患者本人认为不用服药已经可达到满意效果,即使另一侧仍有轻微症状,也可不服药或小剂量服用非多巴胺类制剂。当然,如果另一侧症状仍很明显,严重影响患者生活,则需继续服用抗帕金森病药物,其服药原则是以最小剂量达到最佳效果。

(5)手术疗效:丘脑毁损术能改善对侧肢体震颤,在一定程度上改善肌强直。而对运动迟缓、姿势平衡障碍、同侧肢体震颤无改善作用。各家报道震颤消失的发生率在 45.8%～92.0%,41%～92%患者的肌强直得以改善。

(6)手术并发症:①运动障碍。运动障碍多为暂时性,但少数可长期存在。偏瘫发生率约为 4%,平衡障碍发生率约为 13%,异动症发生率为1%～3%。多因定位误差、血管损伤、血栓和水肿等累及邻近结构所致。②言语障碍。术后发生率为8%～13%。言语障碍表现为音量减小、构音障碍和失语症 3 种形式,多见于双侧手术与主侧半球单侧手术患者。言语功能障碍的发生与否,与术前言语功能无关。它们多为暂时性,常于数周后自行改善或消失。不过不少患者长期遗留有命名困难、持续言语症、言语错乱等。③精神障碍。发生率为 7%～8%。④脑内出血可为穿刺时直接损伤血管所造成或为损毁灶局部出血,CT 检查可及时确诊得到相应处理。

2.苍白球毁损术

(1)手术原理:在帕金森病患者,由于黑质致密部多巴胺能神经元变性,多巴胺缺乏使壳核神经元所受到的正常抑制减弱,引起壳核投射于外侧苍白球(Gpe)的抑制性冲动过度增强,从而使 Gpe 对丘脑底核(STN)的抑制减弱,引起STN 及其纤维投射靶点内侧苍白球(Gpi)的过度兴奋。STN 和 Gpi 的过度兴奋被认为是帕金森病的重要生理学特征。在帕金森病患者也发现了类似的生理学和代谢改变。Gpi 过度兴奋的结果是通过其投射纤维使腹外侧丘脑受到过度抑制,从而减弱丘脑大脑皮质通路的活动,引起帕金森病症状。一般认为 Gpi 电刺激术同苍白球毁损术的作用原理一样,也是通过减弱内侧苍白球的过度兴奋或阻断到达腹外侧丘脑的抑制性冲动而实现抗帕金森病作用的。

（2）手术适应证和禁忌证。

手术适应证。①原发性帕金森病至少患有下列4个主要症状中的两个：静止性震颤、运动迟缓、齿轮样肌张力增高和姿势平衡障碍（其中之一必须是静止性震颤或运动迟缓）。没有小脑和锥体系损害体征，并排除继发性帕金森综合征。②患者经过全面和完整的药物治疗，对左旋多巴治疗有明确疗效，但目前疗效明显减退，并出现症状波动（剂末和开关现象）和（或）运动障碍等不良反应。③患者生活独立能力明显减退，病情为中度或重度。④无明显痴呆和精神症状，CT和MRI检查没有明显脑萎缩。⑤以运动迟缓和肌强直为主要症状。

手术禁忌证：①非典型的帕金森病或帕金森综合征。②有明显的精神和（或）智能障碍。③有明显的直立性低血压或不能控制的高血压。④CT或MRI检查发现有严重脑萎缩，特别是豆状核萎缩、脑积水或局部性脑病变者。⑤近半年内用过多巴胺受体阻滞剂。⑥伴有帕金森病叠加症状，如进行性核上性麻痹及多系统萎缩。⑦进展型帕金森病迅速恶化者。⑧药物能很好控制症状者。

（3）术前准备和评价：患者要进行全面的术前检查，所有患者术前应进行UPDRS评分、Schwab和England评分、Hoehn-Yahr分级，还应对患者进行心理学测试、眼科学检查，术前常规进行MRI检查，以排除其他异常。术前12小时停用抗帕金森病药物，以便使患者的症状能在手术中表现出来，至少术前两周停用阿司匹林及非激素类抗感染药物。全身体检注意有无心血管疾病，常规行血尿常规、心电图等检查，长期卧床及行动困难的患者，应扶助患者下床活动，进行力所能及的训练，以增强心功能。高血压患者应用降压药物使血压降至正常范围。如果患者精神紧张，手术前一晚应用适量镇静药物。

（4）手术步骤。

靶点选择和定位：MRI检查的方法基本上与丘脑电刺激术相同。由于Gpi位于视盘后缘水平、视束外侧的上方，为了精确的计算靶点，MRI检查要清楚地显示视束。为使MRI能够很好地显示基底核的结构，可将Gpe和Gpi分别开来。在轴位像上，Gpi通常占据一个矩形的前外侧的三角部分，这个矩形的范围是中线旁开10～20 mm，在前后位像上Gpi从前连合一直延伸到前连合后10 mm。Gpi的靶点坐标是AC-PC中点前方2～3 mm，AC-PC线下方4～6 mm，第三脑室正中线旁开17～23 mm。

微电极记录和微刺激：微电极记录和微刺激对于基底核的功能定位是一种

重要手段。利用微电极单细胞记录的方法先后在猴和人证实,苍白球内、外侧核团的放电特征不同,并发现帕金森病患者通常在苍白球腹内侧核放电活动明显增加。因此,通过记录和分析单细胞放电特征、主被动关节运动和光刺激对细胞放电影响以及电刺激诱发的肢体运动和感觉反应,可以确定电极与苍白球各结构及与其相邻的视束和内囊的关系及其准确部位。微电极记录通常在预定靶点Gpi 上方 20~25 mm 就开始,根据神经元的不同放电形式和频率,可以确定不同的神经核团和结构(如内、外侧苍白球)。根据由外周刺激和自主运动所引起的电活动,可以确定 Gpi 感觉运动区的分布,而且微电极记录可以确定靶点所在区域神经元活动最异常的部位。微电极还可以被用于微刺激以确定视束和内囊的位置。在不同部位应用微电极和微刺激(内、外侧苍白球,视束,内囊)可记录到特征性电活动,通过微刺激所诱发的视觉反应(如闪光、各种色彩的亮点)和所记录到的闪光刺激诱发的电活动,可以确定视束的位置。微刺激所引起的强直性收缩、感觉异常等表现则可用于内囊的定位。

体位、麻醉与入路:基本同丘脑毁损术,头皮切口应为中线旁开 3.0~3.5 cm。

靶点毁损:基本同丘脑毁损术。

术后处理:术后处理同丘脑电刺激术。

(5)手术疗效:苍白球毁损术对帕金森病的主要症状都有明显改善作用,尤其对运动迟缓效果好,它一般对药物无效或"关"期的症状效果明显,它对药物引起的症状波动和运动障碍也有很好的效果,对步态障碍也有作用。苍白球毁损术能够改善帕金森病患者个人生活质量,提高其生命活力和社会功能,而又不引起明显的认知和精神障碍。

(6)手术并发症:最近的许多研究表明,苍白球毁损术是一种死亡率和致残率较低的相对比较安全的手术。苍白球毁损术有可能损伤视束及内囊,因为这些结构就在苍白球最佳毁损位点附近,发生率为 3%~6%。苍白球毁损术急性并发症包括出血、癫痫、视觉障碍、术后语言困难或构音障碍、意识模糊、感觉丧失、偏瘫、认知障碍等;远期并发症很难预测,需定期随访和仔细询问。

3.脑深部电刺激

(1)手术原理:①丘脑腹中间内侧核(Vim)电刺激术。由于脑深部电刺激(deep brain stimulation,DBS)核毁损术作用于 Vim 都能减轻震颤,因而有人认为 DBS 可能是通过使受刺激部位失活发挥作用,而这种失活可能是通过一种去极化阻滞的机制而发生的。此外,DBS 可能激活神经元,但这种激活可能通过抑制或改善节律性神经元活动来阻滞震颤性活动。②苍白球内侧部(Gpi)电刺激术。Gpi电刺激术治疗帕金森病的机制可能与丘脑电刺激术类似。Gpi电刺激术引起的帕金森病运动症状的改善,很可能是因Gpi输出减少引起的。而Gpi输出的减少是通过去极化阻滞直接抑制(或阻滞)神经元活动,或者是激活对Gpi神经元有抑制作用的其他环路(即逆行激活)而产生的。③丘脑底核(STN)电刺激术。

与Gpi电刺激术类似,STN电刺激术对帕金森病的治疗作用也有几种可能的机制:①电刺激直接使STN失活。②改变Gpi的神经元活动来激活STN,这种改变可能是降低,也可能是阻滞其传导或使其活动模式趋于正常化。③逆行激动Gpe,从而抑制STN及(或)丘脑的网状神经元,并最终导致丘脑神经元活动的正常化。

(2)电刺激装置与手术方法:①脑深部电刺激装置的组成。脉冲发生器是刺激治疗的电源。刺激电极由4根绝缘导线统成一股线圈,有4个铝合金的电极点。每个电极长1.2 mm,间隔0.5 mm。延伸导线连接刺激电极和脉冲发生器。②手术方法。局麻下安装头架。CT或MRI扫描确定把点坐标。颅骨钻孔,安装导向装置。微电极进行电生理记录及试验刺激,进行靶点功能定位。植入刺激电极并测试,然后固定电极。影像学核实电极位置。锁骨下方植入脉冲发生器并连接刺激电极。③刺激参数的设置。DBS的刺激参数包括电极的选择,电压幅度、频率及宽度,常用的刺激参数为幅度为1~3 V,频率为135~185 Hz,脉宽为60~90 μsec。患者可以根据需要自行调节,以获得最佳治疗效果而无不良反应或不良反应可耐受。可以24小时连续刺激,也可以夜间关机。

(3)脑深部电刺激术的优点:①高频刺激只引起刺激电极周围和较小范围(2~3 mm)内神经结构的失活,创伤性更小。②可以进行双侧手术,而少有严重及永久性并发症。③通过参数调整可以达到最佳治疗效果,并长期有效,即使有不良反应,也可通过调整刺激参数使之最小化。④DBS手术具有可逆性、非破坏性。⑤为患者保留新的治疗方法的机会。

(4)脑深部电刺激术的并发症:①设备并发症。发生率为12%,其中较轻微的并发症占了一半以上。感染的发生率仅1%,而且仅在手术早期出现。设备完好率为99.8%。②手术本身的并发症。与毁损手术并发症类似,但发生率低于毁损手术。③治疗的不良反应。包括感觉异常、头晕等,多较轻微且能被患者接受。

总之,应用DBS治疗帕金森病,应根据需治疗的症状选择靶点。DBS仅仅是在功能上阻滞了某些产生特殊帕金森病症状中发挥重要作用的靶点,但由于它具有疗效好、可逆、永久性创伤轻微、适用于个人需要、能改变用药等优点，DBS 正成为立体定向毁损手术的替代治疗方法。

第三节　三叉神经痛

三叉神经痛(trigeminal neuralgia，TN)表现为颜面部三叉神经分布区域内，闪电式反复发作性的剧烈性疼痛，是神经系统疾病中常见的疾病之一。临床上将三叉神经痛分为原发性三叉神经痛和继发性（或称症状性）三叉神经痛两类：前者是指有临床症状，检查未发现明显的与发病有关的器质性或功能性病变；后者是指疼痛由器质性病变如肿瘤压迫、炎症侵犯或多发性硬化引起。三叉神经痛的年发病率为(3～5)/10 万人，随年龄的增长而增加。患病率国内外报道不一，为(48～182)/10 万。从青年人至老年人均可发病，但以 40 岁以上中老年人居多，占患者的 70%～80%。女性发病率略高于男性，多为单侧发病，右侧多于左侧。以三叉神经第二、三支分布区域为多见，累及第一支较少。

一、病因与发病机制

(一)原发性三叉神经痛的病因与发病机制

原发性三叉神经痛的发病机制目前尚不十分明确，对其发病机制有多种理论，但至今仍没有一个理论可以完整解释它的临床特征。近年来的研究发现本病是由多种因素导致的，且各因素并非孤立存在，而是相互影响、相互作用、共同致病。传统上有中枢病变学说和周围病变学说。近年随着研究技术和方法的不断改进，发现免疫和生化因素也与三叉神经痛密切相关。

(二)继发性三叉神经痛的病因与发病机制

近年来，人们对继发性三叉神经痛的病因有了新的认识，对继发性三叉神经痛的诊断率也明显提高。继发性三叉神经痛常由其所属部位和邻近部位的各种病灶引起，如各种肿瘤、炎症、血管病变或血管压迫、蛛网膜粘连等。

1.脑干内部的病变

延髓及脑桥内部的病变，如脊髓空洞症、脑干肿瘤、血管病变、多发性硬化、炎症等。

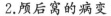

2.颅后窝的病变

如脑桥小脑角的肿瘤（表皮样囊肿、神经鞘瘤、脑膜瘤等）、蛛网膜囊肿或粘连等,均可引起三叉神经痛的发作。

3.颅中窝病变

颅中窝底后部肿瘤以脑膜瘤、三叉神经节神经鞘瘤、表皮样囊肿和颅底转移瘤多见,肿瘤生长累及位于 Meckel 囊内的三叉神经节,出现三叉神经痛症状。颅中窝底前部肿瘤以脑膜瘤、表皮样囊肿和颅底转移瘤多见。肿瘤累及眶上裂、圆孔,出现相应症状。

4.三叉神经周围支病变

眶内的肿瘤、蝶骨小翼区的肿瘤、海绵窦的病变及眶上裂的病变,均可累及或侵犯三叉神经根,引起继发性三叉神经痛。鼻窦的病变以及牙源性的病变也可引起三叉神经痛。

二、临床表现

(一)性别、年龄、病程与合并症

男女之比为 1∶1.18。从青年人至老年人均可发病,10 岁以下少见,84.4％的患者发生在40 岁以上,平均为 52 岁。病程为两个月至 40 年,平均为 6 年 4 个月。主要合并症有高血压、冠状动脉粥样硬化性心脏病、肺源性心脏病、慢性支气管炎、结核病、糖尿病、癌症、脑血管病等其他慢性疾病。

(二)发病部位

疼痛发作仅限于三叉神经分布区。

(三)原发性三叉神经痛的典型表现

约 65％的患者具有典型的三叉神经痛表现:①三叉神经痛分布区域出现短暂的、剧烈的、闪电样疼痛,反复发作。②存在扳机点。③相应区域皮肤粗糙、着色或感觉下降。

1.疼痛的诱发因素与扳机点

疼痛发作绝大多数有明显的诱发因素,少数病例无诱发因素即可疼痛发作。常见的诱发因素包括咀嚼运动、刷牙、洗脸、剃须、说话、打呵欠、面部机械刺激、张嘴、笑、舌头活动、进食、饮水、风、声、光刺激等。64.5％的病例中存在明显扳机点,扳机点多发生在上唇、下唇、鼻翼、鼻唇沟、牙龈、颊部、口角、舌、眉、胡须等处。

2.疼痛的性质

患者描述疼痛的性质常为难以忍受的电击样、刀割样、撕裂样、火烧样疼痛,并伴有面部特有的极其痛苦的情感表情。疼痛常达到如此剧烈,以至于患者要停止谈话、饮食、行走,以双手掩住面部,严重者咬牙,用力揉搓面部,并且躲避开谈话的人,颜面发红,咀嚼肌和面肌抽搐,故称单面肌痛性肌痉挛现象或称痛性抽搐。疼痛可骤然消失,在两次发作期间完全无痛,如同正常人。在患者发病初期,疼痛发作次数较少,常在受凉感冒后出现,间歇期长达数月或几年。自行停止而自愈的病例很少。以后发作逐渐频繁,疼痛加重,病程可达几年或数十年不一。严重者发作日夜不分,每天可达几十次,甚至数百次,不能进食、喝水,体质消瘦,患者终日处于疼痛难耐状态,表情沮丧痛苦,乃至失去生活信心而轻生。有些患者早期,呈季节性发作,疼痛在每年的春天或秋天的一定时间,呈周期性发作,而且每次发作持续时间 1～3 个月不等,然后无任何原因的自然消失,直到下 1 年的同一季节开始发作。

3.疼痛持续的时间

绝大多数疼痛持续数秒至数分钟,一般为 1～5 分钟,个别病例疼痛可持续半小时以上。发作间歇期,疼痛可消失,间歇期随病情的进展而缩短,一般为数十分钟至数小时不等。重者可每分钟内都有发作。白天发作多,晚上发作少,亦可日夜不停发作。

4.其他症状

由于疼痛使面部肌肉痉挛性抽搐,口角可向患侧歪侧。发病初期,患者表现为面部和眼结膜充血发红、流泪、流涕等。发病后期,患者可有结膜发炎、口腔炎等。有的患者在疼痛发作时,用手掌握住面颊并用力地搓揉,以期缓解疼痛。久而久之使患侧面部皮肤变粗糙、增厚,眉毛稀少甚至脱落。

5.神经系统体征

神经系统查体:原发性三叉神经痛除有部分患者角膜反射减弱或消失之外,均无阳性体征发现。少数患者发病后期多因采用过乙醇封闭及射频治疗,患侧疼痛区域内感觉减退,以致部分麻木。对于这种情况应进行详细的神经系统查体,以排除继发性三叉神经痛。

(四)继发性三叉神经痛的表现

继发性三叉神经痛因其病因不同,临床表现不完全相同。

1.脑桥旁区及桥小脑角肿瘤

此区肿瘤多见于胆脂瘤,其次为听神经瘤、脑膜瘤及三叉神经鞘瘤,因肿瘤发生部位与三叉神经的关系不同其临床表现不同。三叉神经鞘瘤和胆脂瘤的面部疼痛多为首发症状,而听神经瘤和脑膜瘤首发症状多为耳鸣、头痛,而肿瘤后

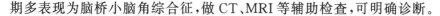

期多表现为脑桥小脑角综合征,做 CT、MRI 等辅助检查,可明确诊断。

2.蛛网膜炎

蛛网膜炎多见于颅底部蛛网膜,面部疼痛特点多为持续性钝痛,无间歇期,查体可有面部疼痛区域感觉减退或消失,同时炎症可累及相邻的脑神经出现相应受损害体征。

3.颅底恶性肿瘤

颅底恶性肿瘤常见于鼻咽癌,少见于转移瘤、肉瘤等。表现多为同侧发作性或持续性面部疼痛,伴有原发肿瘤和广泛脑神经损害的体征。

4.多发性硬化症

大约 1% 患者出现三叉神经痛。患者多较年轻,多呈双侧性的疼痛,疼痛特点也多不典型,神经系统查体、CT、MRI 可查到多发性病灶。

5.带状疱疹

由于患颜面带状疱疹后引起的神经痛,多为老年人,呈持续性的灼痛,无触发点,患病区域有疱疹,或者疱疹消退后持续数月乃至数年,最终多可自然缓解。

三、诊断

(1)采集病史:询问颜面部疼痛性质、部位及伴随的症状等。

(2)因患者惧怕疼痛发作,不敢洗脸、刷牙、进食等而致面部及口腔卫生很差,全身营养状况差,消瘦,精神抑郁,有悲观消极情绪。

(3)有些慢性患者,因经常在疼痛发作时用手揉搓、摩擦面部皮肤,致使患侧面部皮肤粗糙呈褐色,眉毛稀少或缺如。

(4)由于多数患者患三叉神经第二、三支痛,触发点在牙龈,疑为牙痛,不少患者曾有拔牙史,患侧常牙齿缺如。

(5)原发性三叉神经痛神经系统查体可无阳性体征,继发性三叉神经痛大都有阳性体征,主要表现为脑桥小脑角综合征。

(6)特殊检查:原发性三叉神经痛患者多无明显的神经系统阳性体征,也要特别注意继发性三叉神经痛的可能,尤以遇到面部感觉减退者,要详细检查有无其他神经系统体征,并进行必要的特殊检查,如头颅 X 线内听道摄片、电测听、前庭功能试验、脑神经的诱发电位、脑脊液化验、CT、MRI、MRA、DSA 等检查,以明确诊断。

四、鉴别诊断

除继发性三叉神经痛外,应注意与以下几种疾病相鉴别。

(一)牙痛

牙痛也是非常疼的一种疾病,特别是发病的初期,常常到口腔科就诊,被误诊为牙痛,许多患者将牙齿拔掉,甚至将患侧的牙齿全部拔除,但疼痛仍不能缓解。一般牙痛特点为持续性钝痛或跳痛,局限在齿龈部,不放射到其他部位,无颜面部皮肤过敏区,不因外来的因素加剧,但患者不敢用牙齿咀嚼,应用X线检查或CT检查可明确牙痛。

(二)三叉神经炎

三叉神经炎可因急性上颌窦炎、流感、额窦炎、下颌骨骨髓炎、糖尿病、梅毒、伤寒、乙醇中毒、铅中毒及食物中毒等疾病引起。多有炎症感染的病史,病史短,疼痛为持续性的,压迫感染分支的局部时可使疼痛加剧,检查时有患侧三叉神经分布区感觉减退或过敏,可伴有运动障碍。

(三)中间神经痛

中间神经痛患者表现特点如下所述。

1.疼痛性质

发作性烧灼痛,持续时间长,可达数小时,短者也可数分钟。

2.疼痛部位

疼痛主要位于一侧外耳道、耳郭及乳突等部位,严重者可向同侧面部、舌外侧、咽部及枕部放射。

3.伴随症状

局部常伴有带状疱疹,还可有周围性面瘫,味觉和听觉改变。

(四)蝶腭神经痛

本症病因不明,多数人认为由鼻旁窦炎侵及蝶腭神经节引起。

1.疼痛部位

蝶腭神经节分支分布区域的鼻腔、蝶窦、筛窦、硬腭、齿龈及眼眶等颜面深部位。疼痛范围较广泛。

2.疼痛性质

疼痛为烧灼或钻样痛,比较剧烈,呈持续性或阵发性的加重或周期性、反复性发作,发作时一般持续数分钟到几小时。伴有患侧鼻黏膜肿胀,出现鼻塞、鼻腔分泌物增加,多呈浆液性或黏液性。可伴有耳鸣、耳聋、流泪、畏光及下颌皮肤灼热感和刺痛。疼痛可由牙部、鼻根、眼眶、眼球发生,然后扩展至齿龈、额、耳及乳突部,均为一侧性。严重者向同侧颈部、肩部及手部等处放射,眼眶部可有压痛。

3.发病年龄

本病常在 40～60 岁发病,女性较多。

4.缓解疼痛

本病可以用 1％普鲁卡因做蝶腭神经封闭,或用 2％～4％丁卡因经鼻腔对蝶腭神经节做表面麻醉,可使疼痛缓解。

(五)偏头痛

偏头痛也称丛集性头痛,它是一种以头部血管舒缩功能障碍为主要特征的临床综合征。病因较为复杂,至今尚未完全阐明。但与家族、内分泌、变态反应及精神因素等有关。临床表现特点如下所述。

(1)青春期女性多见,多有家族史。

(2)诱发原因多在疲劳、月经、情绪激动不安时诱发,每次发作前有先兆,如视物模糊、闪光、暗点、眼胀、幻视及偏盲等。先兆症状可持续数分钟至半小时之久。

(3)疼痛性质为剧烈性头痛,呈搏动性痛、刺痛、撕裂痛或胀痛,反复发作,每天或数周、数月甚至数年发作一次。伴随有恶心、呕吐、大便感、流泪、面色苍白或潮红。发作过后疲乏、嗜睡。

(4)查体时颞浅动脉搏动明显增强,压迫时可使疼痛减轻。在先兆发作时应用抗组胺药物可缓解症状。

(5)偏头痛还有普通型、特殊型(眼肌麻痹、腹型、基底动脉型)偏头痛,均需要加以鉴别。

(六)舌咽神经痛

本病分为原发性和继发性两大类。它是一种发生在舌咽神经分布区域内的阵发性剧痛,发病年龄多在 40 岁以上,疼痛性质与三叉神经痛相似。临床表现有以下特点。

(1)病因方面,可能为小脑后下动脉、椎动脉压迫神经进入区有关,除此之外,还有脑桥小脑三角处肿瘤、炎症、囊肿、鼻咽部肿瘤或茎突过长等原因。

(2)疼痛部位在患侧舌根、咽喉、扁桃体、耳深部及下颌后部,有时以耳深部疼痛为主要表现。

(3)疼痛性质为突然发作、骤然停止,每次发作持续为数秒或数十秒,很少超过 2 分钟,似针刺样、刀割样、烧灼样、撕裂样及电击样的剧烈性疼痛。若为继发性的疼痛,则发作时间长或呈持续性,诱因和扳机点可不明显,且夜间较重。

（4）诱因常为吞咽、咀嚼、说话、咳嗽、打哈欠。

（5）扳机点：50％以上有扳机点，部位多在咽后壁、扁桃体舌根等处，少数在外耳道。若为继发性的，扳机点可不明显，同时可有舌咽神经损害症状，如软腭麻痹、软腭及咽部感觉减退或消失等。

（6）其他症状：吞咽时常引起疼痛发作，虽然发作间歇期无疼痛，但因惧怕诱发疼痛而不敢进食或小心进些流质。患者因进食、进水少，而变得消瘦，甚至脱水。患者还可有咽部不适感、心律失常及低血压性昏厥等。

（7）神经系统查体无阳性体征。若为继发性的，可有咽、腭、舌后 1/3 感觉减退，味觉减退或消失，腮腺分泌功能紊乱；也可有邻近脑神经受损症状，如第Ⅸ、Ⅹ及Ⅺ对脑神经损害以及霍纳综合征表现。

（七）其他面部神经痛

如青光眼、屈光不正及眼肌平衡失调等眼部疾病；如颞颌关节疾病、颞下颌关节紊乱综合征及颞颌关节炎和茎突过长等。

五、治疗措施

三叉神经痛的治疗方法有多种，大致可归纳为药物治疗、周围支封闭与撕脱治疗、半月神经节射频治疗、微血管减压术治疗、γ 刀与 χ 刀治疗等。

（一）药物治疗

目前应用最广泛，最有效的药物有卡马西平、苯妥英钠等药物。

1.卡马西平

本药属于抗惊厥药。卡马西平可使 70％ 以上的患者完全止痛，20％ 患者疼痛缓解。可长期使用此药止痛，为对症治疗药，不能根治三叉神经痛，复发者再服仍有效。约 1/3 患者可因出现恶心、头晕等症状而停药。用法：开始剂量为 0.1 g，每天 2～3 次，以后逐日增加 0.1 g，每天最大剂量不超过 1.6 g，取得疗效后，可逐日逐次的减量，维持在最小有效量。本药不良反应有眩晕、嗜睡、药物疹、恶心、胃食欲缺乏、复视、共济失调、骨髓抑制及肝功能障碍等。服药初期应检查白细胞、肝功能等，服用期间对以上不良反应要注意观察。

2.苯妥英钠

苯妥英钠为一种抗癫痫药，有的学者认为三叉神经痛为癫痫样放电，使用抗癫痫剂有一定疗效。长期以来，被列为治疗三叉神经痛的首选药物。初期服 0.1 g，每天 2～3 次，以后逐日增加 0.1 g，取得疗效后再减量，亦以最小剂量维持。最大剂量不超过每天 0.8 g。本药疗效不如卡马西平，止痛效果不完全，长期使用止痛效果减弱,因此,目前已列为第二位选用药物。不良反应有共济失调、视力障碍、牙龈增生及白细胞计数减少等,应注意观察。

3.七叶莲

七叶莲有片剂和针剂,应用片剂每次 3 片,每天 3~4 次;应用针剂,每次 4 mL,每天 2~3 次,肌内注射。一般用药 4~10 天见效,与其他药物合用可提高疗效,本药治疗有效率可达 60％以上。

4.其他药物

(1)氯硝西泮:1 mg,每天 2~3 次。

(2)维生素 B_{12}:500 μg,每天 1 次,肌内注射。

(3)野木瓜注射液:2 mL,每天 1~2 次,肌内注射。

(4)山莨菪碱:5~10 mg,每天 3 次,口服;注射剂,10 mg,每天一次,肌内注射。

(二)三叉神经周围支封闭术

封闭治疗的原理是将药物直接注射于三叉神经周围支或半月神经节内,使其神经纤维组织凝固、变性以致坏死,从而造成神经传导中断,神经分布区内痛觉及其他感觉均消失,以麻木代替疼痛。而半月节封闭是用药物破坏节内的感觉细胞。常用注射药物有无水乙醇、5％苯酚溶液、无水甘油、4％甲醛溶液、热水、维生素 B_1、维生素 B_{12} 等。封闭部位:临床上主要是选择三叉神经各分支通过的骨孔处,即眶上孔、眶下孔、颏孔、翼腭窝、卵圆孔等处。由于出圆孔的上颌支、出卵圆孔的下颌支及出眶上裂的眼支的封闭方法简单安全,容易操作,疗效可达 3~8 月之久,复发后可以重复注射,可用于全身情况差、年老体弱者,也用于诊断不明的病例,做封闭术以帮助明确诊断。本项技术以往是治疗三叉神经痛的常用方法之一,目前,三叉神经周围支封闭术大有被射频热凝术替代之势。

(三)三叉神经射频热凝术

1.热凝治疗仪的基本结构

热凝治疗仪一般包括振荡器、温控仪、刺激器和毁损针 4 部分,其工作原理是热凝治疗仪产生的射频电流由电极针经神经组织构成回路产生热量,通过毁损病灶和靶点达到治疗目的。电极针内装有热传感器,可测出被毁损区组织的温度,同时将温度传递给自动控制系统,当温度和时间达到预定参数时,电流即自动断开。射频仪还可以产生刺激方波,用来定位,确定电极的位置。

2.射频治疗三叉神经痛的理论依据

三叉神经纤维的粗细与其传导速度密切相关。感觉神经纤维分为有髓鞘的

A 纤维与无髓鞘的 C 纤维两种。A 纤维按粗细又分为 α、β、γ 和 δ 4 种。它们的传导速度、刺激阈值等各不相同。在外周神经纤维中,只有传入与传出的有髓鞘的 A 纤维和传入的无髓鞘的 C 纤维。一般认为传导痛觉传入冲动的是 A$_δ$ 和 C 类纤维,传导触、温感觉冲动的是直径较大的 A$_α$ 和 A$_β$ 纤维。现在证实较细的 A$_δ$ 和 C 类纤维对射频电流和热的刺激比直径粗的 A$_α$ 和 A$_β$ 纤维敏感。在射频电流的影响下,传导痛觉的纤维一般在 70～75 ℃发生变性,停止传导痛觉冲动,而粗的有髓纤维在这一温度下不会被破坏。因此,利用射频和逐渐加热的方法,可以选择性破坏感觉神经的痛觉传导纤维而相对保留粗触觉传导纤维,达到既可以解除疼痛,又可部分或全部保留触觉的目的。

3.手术适应证、禁忌证及优点

(1)射频治疗三叉神经痛适应证:①经严格、正规药物治疗无效或不能耐受药物不良反应的三叉神经痛患者。②乙醇封闭、甘油注射或其他小手术治疗无效的三叉神经痛患者。③各种手术后复发的三叉神经痛患者。④射频热凝治疗后复发的三叉神经痛患者,可以重复治疗。⑤年龄大不能耐受或不愿接受开颅手术治疗的三叉神经痛患者。

(2)禁忌证:①面部感染者。②肿瘤压迫性三叉神经痛患者。③严重高血压、冠状动脉粥样硬化性心脏病、肝肾功能损害者。④凝血机制障碍,有出血倾向者。

(3)优点:①手术比较安全,严重并发症发生率和死亡率较低。②年老体弱多病者有时也可施行治疗。③操作简便,疗效可靠。④消除疼痛,触觉大部分存在。⑤初次手术不成功,还可重复进行。复发后也可再次治疗,仍然有效。⑥手术费用低廉,治疗成功后可停止药物治疗。

4.手术方法

(1)患者取仰卧位,卵圆孔半月神经节定位穿刺时一般采用 Hartel 前入路穿刺法,即在患者患侧口角外下 3 cm(A)点,患侧外耳孔(B)点及同侧瞳孔(C)点 3 点做 AB 及 AC 连线。

(2)常规消毒、铺巾,用 1‰普鲁卡因行局部浸润麻醉(过敏者改用利多卡因)。

(3)取 A 点为进针穿刺点,使用前端裸露 0.5 cm 的 8 号绝缘电极针,针尖对准同侧卵圆孔,针身保持通过 AB、AC 两线与面部垂直的两个平面上,缓慢进针,直到卵圆孔。

(4)当针头接近或进入卵圆孔时,患者可出现剧痛,穿刺针有一种穿透筋膜的突破感。再进针 0.5～1.0 cm,即可达三叉神经半月神经节,如果针尖抵达卵圆孔边缘而进针受阻,可将针尖左右或上下稍加移动,即可滑过骨缘而进入卵圆孔,一般进针深度为 6～7 cm。

(5)在针尖确实进入卵圆孔后,拔出针芯大多数可见有脑脊液流出,也可拍 X 线平片或行 CT 扫描证实。此时拍侧位片,可见针尖位于斜坡突出处最高处。有条件者,全部过程最好在 X 线荧光屏监视下进行。

(6)根据疼痛分布区的不同调整针尖的位置。

(7)先给予每秒 50 次的方波,延时 1 mm,电压 0.1～0.5 V 进行脉冲电流刺激。如相应的三叉神经分布区出现感觉异常或疼痛,证实电极已达到相应的靶点,否则应重新调整。若需要超过 2 V 的电压刺激才能引起疼痛,提示针尖位置不理想,术后可能效果不佳。在刺激过程中如发现有咬肌或眼球颤动,提示电极接近三叉神经运动根或其他脑神经,也需重新调整电极,直至满意为止。

(8)在电极位置确定准确后,以温控射频热凝对靶点进行毁损,逐渐加温,温度控制在60～75 ℃,分 2～3 次毁损,持续时间为每次0.5～1.0 分钟。对同时多支疼痛者可以多靶点热凝。

(9)若患者仅患有单纯性三叉神经第一、二、三支疼痛,也可以实行疼痛发作区域的眶上神经、眶下神经或侧入路三叉神经第三支的射频热凝治疗。

5.定位方法

选择性射频热凝治疗三叉神经痛的操作关键是靶点定位要准确,能否准确地穿刺到半月神经节内是 Hartel 前入路治疗成功的首要环节。但徒手卵圆孔定位存在着一定的困难,Melker Lindquist 认为,大约 10% 的病例在徒手卵圆孔定位时存在困难。而且射频温控热凝术穿刺过程中可能有一定的危险性,也有导致患者死亡的报道。定位方法可概括为以下 4 种。

(1)临床症状、体征定位:当针头接近或进入卵圆孔时,患者三叉神经分布区可出现类似疼痛发作样剧痛;在射频热凝时,可在三叉神经的相应皮肤支配区出现红斑。据此有助于确定三叉神经的位置。

(2)电生理定位:将热敏电极针插入套管,连接射频热凝治疗仪。具体方法见上述手术方法步骤(7)。

(3)X 线及三维 CT 定位半月神经节射频术手术步骤同上,即在认为穿刺针穿入卵圆孔后进行 X 线摄片或颅底 CT 薄层扫描。CT 扫描时层厚 2 mm,扫描平面经过卵圆孔,然后进行三维 CT 重建,对卵圆孔进行精确定位,根据三维 CT 图像及疼痛分布区调整穿刺针的位置和进针深度,一般不超过 1 cm。神经导航下射频热凝术是在导航引导下进行卵圆孔穿刺。

(4)卵圆孔定位装置的应用:为了精确定位,可利用卵圆孔定向装置,该装置对于初学者来说,对卵圆孔定向和定位都有很大帮助。

6.手术注意事项

(1)术中严格操作规程,慎重掌握穿刺方向和深度。在前入路行半月神经节射频热凝治疗时,穿刺深度一定要控制在 6.0~7.5 cm,不得过深,否则可能伤及颈内动脉、静脉或眶上裂,引起严重的并发症。

(2)对三叉神经第二支疼痛者,从卵圆孔外侧进针较好;对三叉神经第三支疼痛者,从卵圆孔中间进针较好。

(3)对三叉神经第一支疼痛者进行射频热凝治疗时,加热要缓慢,注意保护角膜反射。

(4)射频热凝加热后,应仔细进行面部感觉检查。

(5)在射频热凝时,可在三叉神经的相应皮肤支配区出现红斑,是神经根受热损伤,痛觉丧失的表现。一般情况下,红斑通常在低于产生热凝损伤的温度时即出现。红斑的出现可以作为观察射频治疗是否成功地限于受累三叉神经分布区的客观标志之一。

(6)热凝毁损后,如果痛觉消失,说明手术成功,否则应增加温度,延长时间30秒,直至出现满意的感觉减退为止。

(7)如果电凝温度达到 80 ℃,持续时间不应超过 30 秒。

(8)患者出现感觉减退后,应观察 15 分钟,以便确定破坏是否稳定。

7.手术并发症

射频治疗三叉神经痛的术后并发症发生率为 17%,主要并发症有以下几种。

(1)面部感觉障碍:发生率为 94%,大多数患者表现为触觉减退或麻木。这也证明,疼痛消失也仅能在三叉神经分布支配区的感觉明显减退或消失时才能得到。

(2)眼部损害:以角膜反射减退为主,其发生率为 3%~27%,而明显的神经麻痹占1%~5%。角膜反射一旦消失,应立即带眼罩或缝合眼睑。复视的发生率为 0.3%~3.0%。

(3)三叉神经运动支损害:主要表现为咬肌或翼肌无力,咀嚼障碍。这种情况一般在 6~9 周后恢复。

(4)带状疱疹:一般经面部涂用龙胆紫术后可痊愈。

(5)颈内动脉损伤:少见,但十分危重,一旦发生,应立即停止手术,密切观

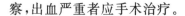

察,出血严重者应手术治疗。

(6)脑脊液漏:很少见。多在腮部形成皮下积液,经穿刺抽吸、加压包扎一般可治愈。

(7)其他:包括脑神经麻痹、动静脉瘘、脑膜炎、唾液分泌异常等。

并发症发生的原因之一是穿刺方向错误。在进入卵圆孔之前,如穿刺方向过于朝前极易刺入眶下裂,造成视神经和相关脑神经损伤,方向过于朝后,可刺伤颅外段颈内动脉,甚至可刺至颈静脉孔,致后组脑神经损伤。如刺入卵圆孔过深或太靠内侧,可损伤颈内动脉和海绵窦及其侧壁有关脑神经。尽管这类并发症发生率很低,但仍应高度警惕。

总之,射频热凝术的并发症有的是难以避免的,严重的并发症少见。并发症出现的原因是多方面的,穿刺不准和穿刺过深以及反复穿刺是其主要原因。在射频治疗研究过程中对部分难治性三叉神经痛患者采用 X 线、三维 CT 和导航进行卵圆孔定位,可提高穿刺成功率及疗效,降低并发症发生率。

8.其他手术方法

(1)侧入路三叉神经射频热凝治疗:适用于三叉神经第三支疼痛。患者取侧卧位,患侧在上,常规消毒、铺巾,局部浸润麻醉。进针点在外耳屏前 2~3 cm,颧弓中点下方约 1 cm,其进针方向斜行向后下,于矢状面呈 110°~115°,与冠状面保持 80°~90°,斜行穿刺,进针 4~5 cm,于翼外板后方触及的颅底即为卵圆孔附近,刺中下颌神经后即出现神经分布区的放射性疼痛,然后行温控射频热凝治疗。穿刺时严格掌握针尖的方向和深度,以求准确刺中目标,否则有刺伤耳咽管、脑膜中动脉、颈内动脉的危险。

(2)眶上神经射频热凝治疗:适用于三叉神经第一支疼痛。患者取仰卧位,于眶上缘中、内 1/3 交界处,扪及眶上孔(或眶上切迹),无菌操作下用 1%~2%利多卡因做皮肤浸润麻醉。用左手固定眶上孔周围的皮肤,右手将电极针刺入眶上孔,刺中神经后可产生额部的放射性疼痛。然后行温控射频热凝治疗。

(3)眶下神经射频热凝治疗:适用于三叉神经第二支疼痛。眶下孔位于眶下缘中点下方 1 cm,稍偏鼻翼外侧处,其管腔向上后外侧倾斜,故皮肤进针点稍低于 1 cm 稍内侧。患者取仰卧位,常规消毒、铺巾,局部浸润麻醉后,左手摸到眶下孔,右手持针,于鼻翼稍偏外侧处进针,刺入眶下孔 0.2~0.5 cm,然后行温控射频热凝治疗。有时在寻找眶下孔时,因上颌骨较薄可误刺入上颌窦内,应予注意。

(四)经皮半月神经节球囊压迫术

Hartel 前方入路法,在侧位 X 线透视、荧光屏指引下穿刺进入卵圆孔,针尖抵达卵圆孔时撤出针芯,通过导管针将球囊导管推送至 Meckel 囊处,注入少量造影剂,观察球囊导管尖端的位置,如正确,继续注入 0.5～1.0 mL以充盈球囊直至凸向后颅窝。根据周围的骨性标志(斜坡、蝶鞍、颞骨岩部)来判断球囊的形状及位置,必要时排空球囊并重新调整导管位置。如出现乳头凸向后颅窝的梨形最为理想。球囊呈梨形提示 Meckel 囊与球囊体积相匹配,三叉神经节及三叉神经在其入口处部分受压。球囊压力为 106.7～266.7 kPa(800～2 000 mmHg),维持时间 3～10 分钟,然后排空球囊,拔出导管及穿刺针,穿刺点压迫 5 分钟。

(五)三叉神经周围支撕脱术

三叉神经周围支撕脱术是可以解除三叉神经相应部位分布区疼痛的一种手术方法,尤适用于第一支痛患者。分眶上神经撕脱术、眶下神经撕脱术和下齿槽神经撕脱术。手术较简捷,可在基层医院实施,且比较安全,年老体弱者或其他不能耐受较大手术的患者均可接受。术后易复发,止痛效果可达半年左右,但可反复实施以缓解疼痛。

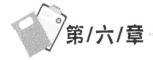

第/六/章

神经外科患者的护理

第一节 脑 疝

当颅腔内某分腔有占位性病变时,该分腔的压力大于邻近分腔,脑组织由高压力区向低压力区移位,导致脑组织、血管及脑神经等重要结构受压或移位,产生相应的临床症状和体征,称为脑疝。

根据移位的脑组织及其通过的硬脑膜间隙和孔道,可将脑疝分为以下常见的3类。①小脑幕切迹疝:又称颞叶疝,为颞叶的海马回、钩回通过小脑幕切迹被推移至幕下。②枕骨大孔疝:又称小脑扁桃体疝,为小脑扁桃体及延髓经枕骨大孔被推挤向椎管内。③大脑镰下疝:又称扣带回疝,一侧半球的扣带回经镰下孔被挤入对侧分腔(图 6-1)。

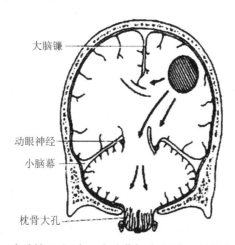

图 6-1 大脑镰下疝(上)、小脑幕切迹疝(中)、枕骨大孔疝(下)

脑疝是颅内压增高的危象和引起死亡的主要原因,常见的有小脑幕切迹疝和枕骨大孔疝。

一、病因与发病机制

(1)外伤所致各种颅内血肿,如硬膜外血肿、硬膜下血肿及脑内血肿。

(2)颅内脓肿。

(3)颅内肿瘤尤其是颅后窝、中线部位及大脑半球的肿瘤。

(4)颅内寄生虫病及各种肉芽肿性病变。

(5)医源性因素:对于颅内压增高患者,进行不适当的操作。如腰椎穿刺,放出脑脊液过多过快,使各分腔间的压力差增大,则可促使脑疝形成。

发生脑疝时,移位的脑组织在小脑幕切迹或枕骨大孔处挤压脑干,使脑干受压移位导致其实质内血管受到牵拉,严重时基底动脉进入脑干的中央支可被拉断而致脑干内部出血,出血常为斑片状,有时出血可沿神经纤维走行方向达内囊水平。同侧的大脑脚受到挤压会造成病变对侧偏瘫,同侧动眼神经受到挤压可产生动眼神经麻痹症状。钩回、海马回移位可将大脑后动脉挤压于小脑幕切迹缘上,致枕叶皮层缺血坏死。移位的脑组织可致小脑幕切迹裂孔及枕骨大孔堵塞,使脑脊液循环通路受阻,颅内压增高进一步加重,形成恶性循环,使病情迅速恶化。

二、临床表现

(一)小脑幕切迹疝

(1)颅内压增高:剧烈头痛,进行性加重,伴躁动不安,频繁呕吐。

(2)进行性意识障碍:由于阻断了脑干内网状结构上行激活系统的通路,随脑疝的进展,患者出现嗜睡、浅昏迷、深昏迷。

(3)瞳孔改变:脑疝初期由于患侧动眼神经受刺激导致患侧瞳孔变小,对光反射迟钝;随病情进展,患侧动眼神经麻痹,患侧瞳孔逐渐散大,直接和间接对光反射均消失,并伴上睑下垂及眼球外斜;晚期,对侧动眼神经因脑干移位也受到推挤时,则出现双侧瞳孔散大,对光反射消失,患者多处于濒死状态(图 6-2)。

(4)运动障碍:钩回直接压迫大脑脚,锥体束受累后,病变对侧肢体肌力减弱或麻痹,病理征阳性(图 6-3)。脑疝进展时可致双侧肢体自主活动消失,严重时可出现去皮质强直状态,这是脑干严重受损的信号。

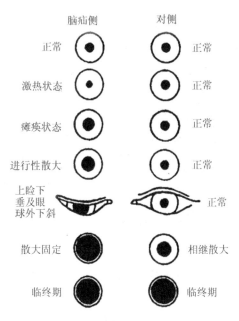

图 6-2　一侧颞叶钩回疝引起的典型瞳孔变化

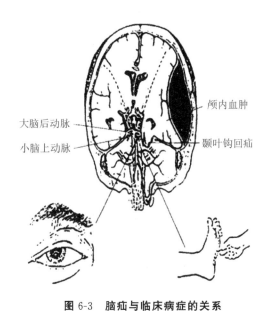

图 6-3　脑疝与临床病症的关系

动眼神经受压导致:同侧瞳孔散大,上睑下垂及眼外肌瘫痪;锥体束受

压导致:对侧肢体瘫痪,肌张力增加,腱反射活跃,病理反射阳性

（5）生命体征变化:若脑疝不能及时解除,病情进一步发展,则患者出现深昏迷,双侧瞳孔散大固定,血压骤降,脉搏快弱,呼吸浅而不规则,呼吸、心跳相继停

止而死亡。

(二)枕骨大孔疝

枕骨大孔疝是小脑扁桃体及延髓经枕骨大孔被挤向椎管中,又称小脑扁桃体疝。由于颅后窝容积较小,对颅内高压的代偿能力也小,病情变化更快。患者常有进行性颅内压增高的临床表现:头痛剧烈,呕吐频繁,颈项强直或强迫头位;生命体征紊乱出现较早,意识障碍、瞳孔改变出现较晚。因脑干缺氧,瞳孔可忽大忽小。由于位于延髓的呼吸中枢受损严重,患者早期即可突发呼吸骤停而死亡。

三、治疗要点

脑疝治疗的关键在于及时发现和处理。

(一)非手术治疗

患者一旦出现典型的脑疝症状,应立即给予脱水治疗,以缓解病情,争取时间。

(二)手术治疗

确诊后,尽快手术,去除病因,如清除颅内血肿或切除脑肿瘤等;若难以确诊或虽确诊但病变无法切除者,可通过脑脊液分流术、侧脑室外引流术或病变侧颞肌下、枕肌下减压术等降低颅内压。

四、急救护理

(1)快速静脉输注甘露醇、山梨醇、呋塞米等强效脱水剂,并观察脱水效果。

(2)保持呼吸道通畅,吸氧。

(3)准备气管插管盘及呼吸机,对呼吸功能障碍者,行人工辅助呼吸。

(4)密切观察呼吸、心跳、瞳孔的变化。

(5)紧急做好术前特殊检查及术前准备。

第二节　面　肌　痉　挛

面肌痉挛是指以一侧面神经所支配的肌群不自主的、阵发性、无痛性抽搐为特征的慢性疾病。抽搐多起源于眼轮匝肌,临床表现:从一侧眼轮匝肌很少的收缩开始,缓慢由上向下扩展到半侧面肌,严重时可累及颈肩部肌群。抽搐为阵发性、不自主痉挛,不能控制,情绪紧张、过度疲劳时可诱发或加重病情。开始抽搐

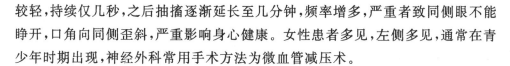

较轻,持续仅几秒,之后抽搐逐渐延长至几分钟,频率增多,严重者致同侧眼不能睁开,口角向同侧歪斜,严重影响身心健康。女性患者多见,左侧多见,通常在青少年时期出现,神经外科常用手术方法为微血管减压术。

一、护理措施

(一)术前护理

1.心理护理

充分休息,减轻心理负担,消除心理焦虑,并向患者介绍疾病知识、治疗方法及术后患者的康复情况,以及术后可能出现的不适和应对办法,使患者对手术做好充分的准备。

2.饮食护理

营养均衡,可进食高蛋白、低脂肪、易消化食物。

3.术前常规护理

选择性备皮(即术侧耳后向上、向下、向后各备皮约 5 cm,尤适用于长发女性)、配血、灌肠、禁食、禁水。

(二)术后护理

(1)密切观察生命体征、意识、瞳孔变化。

(2)观察有无继发性出血。

(3)保持呼吸道通畅,如有恶心、呕吐,立即去枕平卧,头偏向一侧,及时清除分泌物,避免导致吸入性肺炎。

(4)饮食:麻醉清醒 4 小时后且不伴恶心、呕吐,由护士亲自喂第一口水,观察有无呛咳,防止误吸。术后第 1 天可进流食,逐渐过渡至正常饮食。鼓励营养均衡,并适当摄取汤类食物,多饮水,以缓解低颅内压症状。

(5)体位:去枕平卧 4～6 小时,患者若无头晕、恶心、呕吐等不适,可在主管医师协助下给患者垫薄软枕或毛巾垫。如术后有头晕、恶心等明显低颅内压症状,要遵医嘱去枕平卧 1～2 天。术后 2～3 天可缓慢坐起,如头晕不适,应立即平卧,反复锻炼至症状消失,在他人搀扶下可下床活动,注意避免跌倒。

(6)观察有无颅内感染、切口感染。观察伤口敷料,监测体温 4 次/天,了解有无头痛、恶心等不适。

(7)手术效果观察:评估术后抽搐时间、强度、频率。部分患者术后面肌痉挛会立即消失,部分患者需要营养受损的神经,一段时间后可消失。

(8)对患者进行健康宣教,告知完全恢复需要 3 个月时间,加强护患配合。

(9)术后并发症护理。①低颅内压反应:因术中为充分暴露手术视野需要放出部分脑脊液而导致低颅内压。术后根据情况去枕平卧1～3天,如恶心、呕吐则头偏向一侧,防止误吸。每天补液1 500～2 000 mL,并鼓励患者多进水和汤类食物,促进脑脊液分泌。鼓励床上活动下肢,防止静脉血栓形成。②脑神经受累:因手术中脑神经根受损可致面部感觉麻木,不完全面瘫。不完全面瘫者应注意口腔和眼部卫生,眼睑闭合不全者予抗生素软膏涂抹,饭后及时清理口腔。遵医嘱给予营养神经药物,并做好健康指导。③听力下降:因术中损伤相邻的听神经而导致同侧听力减退或耳聋。密切观察,耐心倾听不适主诉,及时发现异常。遵医嘱使用营养神经药物,并注意避免使用损害听力的药物,保持安静,避免噪声。

(三)健康指导

(1)避免情绪激动,去除不安、恐惧、愤怒、忧虑等不利因素,保持心情舒畅。

(2)饮食清淡,多吃含水分、含纤维素多的食物;多食蔬菜、水果。忌烟、酒及辛辣刺激性强的食物。

(3)定期复查病情。

二、主要护理问题

(1)知识缺乏:缺乏面肌痉挛相关疾病知识。

(2)自我形象紊乱:与不自主抽搐有关。

(3)有出血的危险:与手术有关。

(4)有体液不足的危险:与体液丢失过多有关。

(5)有感染的危险:与手术创伤有关。

第三节 脑 膜 瘤

一、疾病概述

脑膜瘤占颅内肿瘤的19.2%,男∶女为1∶2。一般为单发,多发脑膜瘤偶尔可见,好发部位依次为矢状窦旁、大脑镰、大脑凸面,其次为蝶骨嵴、鞍结节、嗅沟、小脑脑桥角与小脑幕等部位,生长在脑室内者很少,也可见于硬膜外。其他部位少见。根据肿瘤组织学特征,将脑膜瘤分为 5 种类型,即内皮细胞型、成纤维细胞型、血管瘤型、化生型和恶性型。

(一)临床表现

1.慢性颅内压增高症状

因肿瘤生长较慢,当肿瘤达到一定体积时才引起头痛、呕吐及视力减退等,少数呈急性发病。

2.局灶性体征

因肿瘤呈膨胀性生长,患者往往以头痛和癫痫为首发症状。根据肿瘤位置不同,还可以出现视力、视野、嗅觉、听觉及肢体运动障碍等症状。老年患者尤以癫痫发作为首发症状多见,颅内压增高症状多不明显。

(二)辅助检查

1.头颅 CT 检查

典型的脑膜瘤,头颅 CT 检查显示脑实质外圆形或类圆形高密度或等密度肿块,边界清楚,含类脂细胞者呈低密度,周围水肿带为轻或中度,且有明显对比增强效应。瘤内可见钙化、出血或囊变,瘤基多较宽,并多与大脑镰、小脑幕或颅骨内板相连,其基底较宽,密度均匀一致,边缘清晰,瘤内可见钙化。CT 增强后可见肿瘤明显增强,可见脑膜尾征。

2.MRI 检查

同时进行 CT 和 MRI 的对比分析,方可得到较正确的定性诊断。

3.脑血管造影

脑血管造影可显示瘤周呈抱球状供应血管和肿瘤染色。同时造影技术也为术前栓塞供应动脉、减少术中出血提供了帮助。

(三)鉴别诊断

需同脑膜瘤鉴别的肿瘤因部位而异,幕上脑膜瘤应与胶质瘤、转移瘤鉴别,鞍区脑膜瘤应与垂体瘤鉴别,桥小脑角脑膜瘤应与听神经瘤鉴别。

(四)治疗

1.手术治疗

手术切除脑膜瘤是最有效的治疗手段,应力争全切除,对受肿瘤侵犯的脑膜和颅骨,亦应切除,以求达到根治。

(1)手术原则:控制出血,保护脑功能,争取全切除。对无法全切除的患者,则可行肿瘤次全切除或分次手术,以免造成严重残疾或死亡。

（2）术前准备：①肿瘤血运极丰富者可术前行肿瘤供应血管栓塞以减少术中出血。②充分备血，手术开始时做好快速输血准备。③鞍区肿瘤和颅内压增高明显者，术前数天酌情使用肾上腺皮质激素和脱水治疗。④有癫痫发作史者，术前应服用抗癫痫药物，预防癫痫发作。

（3）术后并发症。①术后再出血：术后密切观察意识及瞳孔变化，定期复查头部CT，早期处理术后再出血情况。②术后脑水肿加重：对于影响静脉窦和粗大引流静脉的肿瘤切除后，应用脱水药物和激素，预防脑水肿加重。③术后肿瘤残余和复发：需定期复查，并辅以立体定向放射外科治疗等，防止肿瘤复发。

2.立体定向放射外科治疗

因其生长位置，有17%～50%的脑膜瘤做不到全切，另外还有少数恶性脑膜瘤也无法全切。肿瘤位于脑深部重要结构难以全切除者，如斜坡、海绵窦区、视丘下部或小脑幕裂孔区脑膜瘤，应同时行减压性手术，以缓冲颅内压，剩余的瘤体可采用γ刀或χ刀治疗，亦可达到很好效果。

3.放疗或化疗

恶性脑膜瘤在手术切除后，需辅以化疗或放疗，防止肿瘤复发。

4.其他治疗

其他治疗包括激素治疗、分子生物学治疗、中医治疗等。

二、护理

（一）入院护理

（1）入院常规护理；常规安全防护教育；常规健康指导。

（2）指导患者合理饮食，保持大便通畅。

（3）指导患者肢体功能锻炼；指导患者语言功能锻炼。

（4）结合患者的个体情况，每1～2小时协助患者翻身，保护受压部位皮肤。如局部皮肤有压红，可缩短翻身的间隔时间，受压部位应予软枕垫高减压。

（二）术前护理

（1）每1～2小时巡视患者，观察患者的生命体征、意识、瞳孔、肢体活动，如有异常及时通知医师。

（2）了解患者的心理状态，向患者讲解疾病的相关知识，介绍同种疾病手术成功的例子，增强患者治疗的信心，减轻焦虑、恐惧心理。

（3）根据医嘱正确采集标本，进行相关检查。

（4）术前落实相关化验、检查报告的情况，如有异常立即通知医师。

（5）根据医嘱进行治疗、处置，注意观察用药后反应。

（6）注意并发症的观察和处理。

（7）指导患者练习深呼吸及有效咳嗽；指导患者练习床上大小便。

（8）指导患者修剪指（趾）甲、剃胡须，女性患者勿化妆及涂染指（趾）甲。

（9）指导患者戒烟、戒酒。

（10）根据医嘱正确备血（复查血型），行药物过敏试验。

（11）指导患者术前 12 小时禁食，8 小时禁饮水，防止术中呕吐导致窒息；术前晚进半流食，如米粥、面条等。

（12）指导患者保证良好的睡眠，必要时遵医嘱使用镇静催眠药。

（三）手术当日护理

1.送手术前

（1）术晨为患者测量体温、脉搏、呼吸、血压；如有发热、血压过高、女性月经来潮等情况均应及时报告医师，以确定是否延期手术。

（2）协助患者取下义齿、项链、耳钉、手链、发夹等物品，并交给家属妥善保管。

（3）皮肤准备（剃除全部头发及颈部毛发、保留眉毛）后，更换清洁的病员服。

（4）遵医嘱术前用药，携带术中用物，平车护送患者入手术室。

2.术后回病房

（1）每 15～30 分钟巡视患者，注意观察患者的生命体征、意识、瞳孔、肢体活动等，如有异常及时通知医师。

（2）注意观察切口敷料有无渗血。

（3）密切观察引流液的颜色、性状、量等情况并记录，妥善固定引流管，引流袋置于头旁枕上或枕边，高度与头部创腔保持一致，保持引流管引流通畅，活动时注意引流管不要扭曲、受压，防止脱管。

（4）观察留置导尿管患者尿液的颜色、性状、量，会阴护理每天 2 次。

（5）术后 6 小时内给予去枕平卧位，6 小时后可抬高床头，麻醉清醒的患者可以协助其床上活动，保证患者舒适。

（6）保持呼吸道通畅。

（7）若患者出现不能耐受的头痛，及时通知医师，遵医嘱给予止痛药物，并密切观察患者的生命体征、意识、瞳孔等变化。

（8）精神症状患者的护理：加强患者安全防护，上床挡，需使用约束带的患者，应告知家属并取得同意，定时松解约束带，按摩受约束的部位，24 小时有家属陪护,预防患者自杀,同时做好记录。

(9)术后 24 小时内禁食水,可行口腔护理,每天 2 次。清醒患者可口唇覆盖湿纱布,保持口腔湿润。

(10)结合患者的个体情况,每 1～2 小时协助患者翻身,保护受压部位皮肤;如局部皮肤有压红,可缩短翻身的间隔时间,受压部位应予软枕垫高减压。

(四)术后护理

1.术后第 1～3 天

(1)每 1～2 小时巡视患者,注意观察患者的生命体征、意识、瞳孔、肢体活动等,如发现有头痛、恶心、呕吐等颅内压增高症状及时通知医师。

(2)注意观察切口敷料有无渗血。

(3)密切观察引流液的颜色、性状、量等情况并记录,妥善固定引流管,并保持引流管引流通畅,不可随意放低引流袋,以保证创腔内有一定的液体压力。若引流袋放低,会导致创腔内液体引出过多,创腔内压力下降,脑组织迅速移位,撕破大脑上静脉,从而引发颅内血肿。医师应根据每天引流液的量调节引流袋的高度。

(4)观察留置导尿管患者尿液的颜色、性状、量,会阴护理每天 2 次。

(5)术后引流管放置 3～4 天,引流液由血性脑脊液转为澄清脑脊液时,即可拔管,避免长时间带管形成脑脊液漏。拔除引流管后,注意观察患者的生命体征、意识、瞳孔等变化,切口敷料有无渗血、渗液及皮下积液等,如有异常及时通知医师。

(6)加强呼吸道的管理,鼓励深呼吸及有效咳嗽、咳痰,如痰液黏稠不易咳出可遵医嘱予雾化吸入,必要时吸痰。

(7)术后 24 小时如无恶心、呕吐等麻醉后反应,可遵医嘱进食,由流食逐步过渡到普食,积极预防便秘的发生。

(8)指导患者床上活动,床头摇高,逐渐坐起,逐渐过渡到床边活动(做好跌倒风险评估),家属陪同。活动时以不疲劳为宜。

(9)指导患者进行肢体功能锻炼;进行语言功能锻炼。

(10)做好生活护理,如洗脸、刷牙、喂饭、大小便等,定时协助患者翻身,保护受压部位皮肤,预防压疮的发生。

2.术后第 4 天至出院日

(1)每 1～2 小时巡视患者,注意观察患者的生命体征、意识、瞳孔、肢体活动等,如发现有头痛、恶心、呕吐等颅内压增高症状及时通知医师;注意观察切口敷料有无渗血。

（2）指导患者注意休息，病室内活动，活动时以不疲劳为宜。对高龄、活动不便、体质虚弱等可能发生跌倒的患者及时做好跌倒或坠床风险评估。

（五）出院指导

1.饮食指导

指导患者进食高热量、高蛋白、富含纤维素、维生素丰富、低脂肪、低胆固醇食物，如蛋、牛奶、瘦肉、鱼、蔬菜、水果等。

2.用药指导

有癫痫病史者遵医嘱按时、定量口服抗癫痫药物。不可突然停药、改药及增减药量，以避免加重病情。

3.康复指导

对肢体活动障碍者，户外活动必须有专人陪护，防止发生意外，鼓励患者对功能障碍的肢体经常做主动和被动运动，防止肌肉萎缩。

第四节　垂　体　腺　瘤

垂体腺瘤是发生于腺垂体的良性肿瘤。如果肿瘤增大，压迫周围组织，则出现头痛、视力减退、视野缺损、上睑下垂及眼球运动功能障碍等压迫症状。治疗一般以手术为主，也可行药物和放疗。手术治疗包括开颅垂体瘤切除术和经口鼻或经单鼻蝶窦垂体瘤切除术。垂体瘤患者有发生垂体卒中的可能。垂体卒中为垂体肿瘤内突然发生出血性坏死或新鲜出血。典型症状：突然头痛，在1～2天内眼外肌麻痹、视觉障碍、视野缺损及进行性意识障碍等。如发生上述情况应按抢救程序及时进行抢救。

一、护理措施

（一）术前护理

1.预防手术切口感染

为预防手术切口感染，经蝶窦垂体腺瘤切除术患者应在术前3天常规口服抗生素，用复方硼酸溶液漱口，用呋麻液滴鼻，每天4次，每次双侧鼻腔各2～

3滴,滴药时采用平卧仰头位,使药液充分进入鼻腔。

2.皮肤准备

经蝶窦手术患者需剪鼻毛,应动作轻稳,防止损伤鼻黏膜致鼻腔感染。近来多采用电动鼻毛修剪器,嘱患者自行予以清理,再由护士检查有无残留鼻毛,此法提高了患者的舒适度,更易于接受,亦便于护士操作。观察有无口鼻疾病,如牙龈炎、鼻腔疖肿等。如有感染存在,则改期手术。

3.物品准备

备好奶瓶(有刻度标记,并预先在奶嘴上剪好"＋"字开口,以准确记录入量,便于患者吸吮)、咸菜、纯橙汁、香蕉、猕猴桃等含钾、钠高的食物。

4.术前宣教

向患者讲解有关注意事项,消除恐惧,取得配合。

(二)术后护理

(1)卧位未清醒时,取平卧位,头偏向一侧,清醒后拔除气管插管。无脑脊液鼻漏应抬高床头15°～30°。有脑脊液鼻渗/漏者,一般去枕平卧3～7天,具体时间由手术医师决定,床头悬挂"平卧"提示牌。

(2)患者术后返回病室时,需经口吸氧。先将氧流量调至2～3 L/min,再将吸氧管轻轻放入患者口腔中并用胶布将管路固定于面部,防止不慎脱落。及时吸除口腔及气管插管的内分泌物,维持呼吸道通畅。

(3)生命体征的监测:麻醉清醒前后应定时测量生命体征,特别注意观察瞳孔的对光反射是否恢复。

(4)拔除气管插管指征及方法:①双侧瞳孔等大(或与术前大小相同);②瞳孔对光反射敏感;③呼之能应,可遵医嘱做简单动作;④将口腔内分泌物吸除干净;⑤术中无特殊情况;⑥拔除气管插管时,患者应取平卧位,头偏向一侧,抽出气囊中的空气,嘱患者做吐物动作,顺势将插管迅速拔出。

(5)伤口护理:如无脑脊液鼻漏者,术后3天左右拔除鼻腔引流条,用呋麻液滴鼻,每天4次,每次2～3滴,防止感染。如有鼻漏,术后5～7天拔除鼻腔引流条。拔除鼻腔引流条后勿用棉球或纱布堵塞鼻腔。

(6)口腔护理:如经口鼻蝶窦入路手术,口腔内有伤口,应每天做口腔护理,保持口腔内的清洁。由于术后用纱条填塞鼻腔止血,患者只能张口呼吸,易造成口腔干燥、咽部疼痛不适,此时,应用湿纱布盖于口唇外,保持口腔湿润,减轻不适,必要时可遵医嘱予以雾化吸入或用金喉健喷咽部。

(7)术后并发症的护理。

脑出血:常在术后24～48小时内发生,当患者出现意识障碍(昏睡或烦躁)、瞳孔不等大或外形不规则、视物不清、视野缺损、血压进行性升高等症状时,提示有颅内出血可能,应及时通知医师,必要时做急诊CT或行急诊手术。如未及时发现或采取有效措施,将出现颅内血肿、脑疝,甚至危及患者生命。

尿崩症和(或)水、电解质紊乱:由于手术对神经垂体及垂体柄有影响,术后一过性尿崩症发生率较高,表现为大量排尿,每小时尿量200 mL以上,连续2小时以上即为尿崩症。需监测每小时尿量,准确记录出入量,合理经口、经静脉补液,必要时口服抗利尿剂如醋酸去氨升压素,或静脉泵入垂体后叶素控制尿量,保持液体出入量平衡。水、电解质紊乱则可由手术损伤下丘脑或尿崩症致大量排尿引起,易造成低血钾等水、电解质紊乱,临床上每天早晨监测血电解质情况,及时给予补充。

脑脊液鼻漏:由于术中损伤鞍隔所致,常发生于术后3～7天,尤其是拔除鼻腔填塞纱条后,观察患者鼻腔中有无清亮液体流出。因脑脊液含有葡萄糖,可用尿糖试纸粉色指示端检测,阳性则提示有脑脊液鼻漏(如混有血液,也可呈现假阳性,需注意区分)。此时,患者应绝对卧床,去枕平卧2～3周。禁止用棉球、纱条、卫生纸填塞鼻腔,以防逆行感染。

垂体功能低下:由机体不适应激素的变化引起,常发生于术后3～5天。患者可出现头晕、恶心、呕吐、血压下降等症状。此时,应先查血钾浓度,与低血钾相鉴别。一般用生理盐水100 mL＋琥珀酸氢化可的松100 mg静脉滴注后可缓解。

(三)健康指导

(1)出院后患者可以正常进食,勿食刺激性强的食物及咖啡、可乐、茶类。

(2)患者应适当休息,通常1～3个月后即可正常工作。

(3)出现味觉、嗅觉减退多为暂时的,无需特殊处理,一般自行恢复。痰中仍可能带有血丝,如果量不多,属于正常情况,不需要处理。

(4)注意避免感冒,尽量少到人员密集的公共场所,如超市、电影院。

(5)如果出现下列情况要考虑肿瘤复发,及时复查。一度改善的视力、视野再次出现障碍;肢端肥大症患者血压、血糖再次升高;库欣综合征或者脸色发红,皮肤紫纹不消退或者消退后再次出现,血压升高。

(6)如出院后仍需继续服用激素,应遵医嘱逐渐减少激素用量,如出现厌食、恶心、乏力等感觉,可遵医嘱酌情增加药量。甲状腺激素可遵医嘱每2周减量1次,在减量过程中,如果出现畏寒、心悸、心率缓慢等情况,可根据医嘱酌情增加药量。

(7)如果出现厌食、恶心、乏力、畏寒、心悸等症状,应考虑到垂体功能低下,应及时到当地医院就诊或回手术医院复查。

(8)如果每天尿量超过 3 000 mL,应考虑多尿甚至尿崩症的可能。应及时去当地医院诊疗或回手术医院复查。

(9)出院后应定期复查,复查时间为术后 3 个月、6 个月和 12 个月。

二、主要护理问题

(一)潜在并发症

(1)窒息:与术后麻醉未醒,带有气管插管有关。

(2)出血:与手术伤口有关。

(3)脑脊液鼻漏:与手术损伤鞍隔有关。

(4)垂体功能低下:与手术后一过性的激素减低有关。

(二)有体液不足的危险

液体不足与一过性尿崩症有关。

(三)生活自理能力部分缺陷

生活自理能力部分缺陷与卧床及补液有关。

(四)有皮肤完整性受损的危险

皮肤完整性受损与长期平卧有关。

参 考 文 献

[1] 高一鹭.神经外科诊疗常规[M].北京:中国医药科技出版社,2020.

[2] 刘峰.现代神经外科常见病诊疗与护理[M].北京:科学技术文献出版社,
2020.

[3] 赵继宗.神经外科学[M].北京:中国协和医科大学出版社,2020.

[4] 丁德武.现代神经外科疾病诊疗与护理[M].长春:吉林大学出版社,2018.

[5] 郭良文.临床常见神经外科疾病学[M].汕头:汕头大学出版社,2019.

[6] 王文杰.现代神经外科疾病诊治[M].开封:河南大学出版社,2021.

[7] 李勇.神经外科常见病诊治进展[M].昆明:云南科技出版社,2020.

[8] 方占海.神经外科手术精要[M].天津:天津科学技术出版社,2019.

[9] 王泉亮.神经外科基础与临床[M].郑州:郑州大学出版社,2019.

[10] 朱超.现代神经外科手术治疗[M].长春:吉林大学出版社,2019.

[11] 王清华.现代神经外科技术与临床[M].昆明:云南科技出版社,2019.

[12] 周焜.神经外科常见病症临床诊治[M].北京:中国纺织出版社,2020.

[13] 葛建伟.神经外科基础理论与手术精要[M].北京:科学技术文献出版社,
2020.

[14] 何锦华.神经外科疾病治疗与显微手术[M].北京:科学技术文献出版社,
2020.

[15] 安宏伟.神经外科疾病学[M].天津:天津科学技术出版社,2020.

[16] 陈兆哲.神经外科常用手术解析[M].郑州:郑州大学出版社,2019.

[17] 顾更诗.临床神经外科治疗精要[M].北京:科学技术文献出版社,2019.

[18] 王义彪.临床神经外科实践指南[M].天津:天津科学技术出版社,2020.

[19] 刘立军.神经外科疾病手术及诊疗[M].北京:科学技术文献出版社,2019.

[20] 孙圣礼.精编神经外科诊疗学[M].天津:天津科学技术出版社,2019.

[21] 夏佃喜.临床神经外科诊疗[M].长春:吉林科学技术出版社,2019.

[22] 李俊德.神经外科诊疗新进展[M].天津:天津科学技术出版社,2019.

[23] 李彩.现代神经外科手术治疗精要[M].长春:吉林大学出版社,2019.

[24] 马新强.神经外科诊疗基础与手术实践[M].昆明:云南科技出版社,2019.

[25] 刘兆才.神经外科疾病临床诊疗[M].长春:吉林科学技术出版社,2019.

[26] 朱成伟.现代神经外科疾病诊疗新进展[M].哈尔滨:黑龙江科学技术出版社,2019.

[27] 邓昌武.现代神经外科诊疗学[M].长春:吉林科学技术出版社,2019.

[28] 倪炜.神经外科诊疗规范与新进展[M].北京:科学技术文献出版社,2019.

[29] 杨涛.精编神经外科诊疗基础与技巧[M].长春:吉林科学技术出版社,2019.

[30] 吕守华.神经外科疾病临床诊疗思维[M].北京:中国纺织出版社,2019.

[31] 杨冬旭,陈会召,王晓宁.神经外科与临床诊断[M].南昌:江西科学技术出版社,2019.

[32] 薄勇力,施宇,郭志钢.神经外科疾病诊疗与并发症处理[M].南昌:江西科学技术出版社,2018.

[33] 曾祥武,许宏武,唐晓平,等.现代神经外科诊疗技能[M].北京:科学技术文献出版社,2018.

[34] 李新星.新编神经外科疾病诊治[M].北京:中国人口出版社,2018.

[35] 闫玉章.实用神经外科临床解析[M].天津:天津科学技术出版社,2018.

[36] 梁长鸣.微创手术治疗颅脑损伤临床效果分析[J].中国伤残医学,2021,29(2):7-8.

[37] 江瑜,王敏娟,李亚军.烟雾病的发病机制、诊断和治疗研究[J].医学信息,2021,34(8):41-44,49.

[38] 冯世庆.脊髓损伤基础研究的现状和展望[J].中华实验外科杂志,2021,38(7):1193-1198.

[39] 郭昆典,洪桢.癫痫诊断技术的研究进展[J].重庆医科大学学报,2021,46(7):744-749.

[40] 周超.高血压脑出血合并脑疝患者行开颅减压术前联合微创穿刺术的临床价值[J].中国现代药物应用,2021,15(9):51-53.